Stephan Pálos

Atem und
Meditation

W0056731

Stephan Pálos

Atem und Meditation

Moderne chinesische Atemtherapie

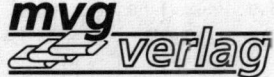

Die Deutsche Bibliothek – CIP-Einheitsaufnahme

Pálos, Stephan:
Atem und Meditation : moderne chinesische Atemtherapie /
Stephan Pálos. – München ; Landsberg am Lech : mvg-verl.,
1994
   (mvg-Paperbacks ; 483)
   ISBN 3-478-08483-0
NE: GT

Das Papier dieses Taschenbuchs wird möglichst umwelt-
schonend hergestellt und enthält keine optischen Aufheller.

Titel der im Scherz Verlag erschienenen Originalausgabe:
„Atem und Meditation"
© 1968 by Scherz Verlag Bern und München für Otto Wilhelm Barth Verlag

Veröffentlicht mit freundlicher Genehmigung des Scherz Verlages, Bern, in
der Taschenbuchreihe des mvg-verlags im verlag moderne industrie AG,
München/Landsberg am Lech

Umschlaggestaltung: Gruber & König, Augsburg
Druck- und Bindearbeiten: Presse-Druck Augsburg
Printed in Germany 080 483/294602
ISBN 3-478-08483-0

INHALTSVERZEICHNIS

VORWORT

von Dr. Martin Parkinson
Acupuncture Research Centre Guildford, England

Chinesische Heilkunst (von Professor Stephan Pálos) war das bedeutsamste Ereignis im exklusiven Bereich der Studien über chinesische Wissenschaft und Zivilisation seit 1929. Seit dem 17. Jahrhundert, als die jesuitischen Wissenschaftler und die holländischen und deutschen Ärzte das Wesentlichste der chinesischen und japanischen Kultur aus dem Orient in den Westen brachten, hat es keine fruchtbare Anregung mehr für unsere westliche Medizin gegeben.

Nun erscheint *Atem und Meditation,* das erste Buch, das ausschließlich diesem Thema gewidmet ist.

Meine erste Begegnung mit Professor Stephan Pálos erfolgte aufgrund seines Werkes *A Hagyományos Kinai Orvoslás*,* Budapest 1963, das am Morgen meiner Abfahrt zum 12. Internationalen Kongreß für Akupunktur in Paris eintraf. Sogleich war eine Beziehung hergestellt, dank der Klarheit seiner Anordnung, den angemessenen Beispielen und der wissenschaftlichen Bedeutung dieses Buches. Wenn ich auch kein Ungarisch verstand, so war ich doch ganz allgemein mit dieser Materie vertraut. Viele Delegierte wurden von meiner Begeisterung für das Werk angesteckt und wünschten, es wäre in deutscher und französischer Sprache zugänglich.

Alle Werke von Professor Pálos tragen das Kennzeichen gründlichster Gelehrsamkeit, das Vertrauen des erfahrenen Sinologen, das Freisein von einer pseudo-chinesischen Medizin, zugleich das Merkmal des Nicht-Traditionalisten, dessen Arbeiten, auf Berichte aus vierter Hand gestützt, Quelle ständiger Mißverständnisse sind. Professor Pálos' Übersetzungen stammen aus erster Hand und aus original klassischen und zeitgenössischen Texten. Zuständige Sinologen sind in Europa selten, noch seltener aber sind Sinologen, die den Willen und die Fähigkeit haben, sich mit Themen aus der traditionellen chinesischen Medizin zu beschäftigen. Von diesen gibt es nur

---

* *Chinesische Heilkunst,* Bad Windsheim 1966.

zwei, die verantwortlich und erfahren genug sind, um objektive und genaue Werke zu schreiben, Werke, die als gründliche, wissenschaftlich fundierte Arbeiten gelten können und deren Hinweise unparteiisch als wahr bestätigt werden können. Die Namen dieser beiden Sinologen sind bekannt, wo immer auch die traditionelle chinesische Medizin in allen ihren Aspekten ernsthaft betrachtet wird. Es sind: Professor Dr. med. und Dr. phil. Franz Hübotter († 1967) und der Autor des vorliegenden Werkes *Atem und Meditation*, Professor Stephan Pálos.

Wenn man die Reihe der Sinologen überblickt, die wirklich beigetragen haben zu unserem Verständnis der traditionellen chinesischen Medizin in Westeuropa, so stehen nur wenige Namen auf der Ehrenliste: M. Boym, W. Du Halde, Ten Rhyne, P. Amiot, F. Hübotter und S. Pálos. Soulié de Morant, der so vieles erfand und ein seltsames Gebilde erdachte: »Die französische oder moderne Akupunktur«, kann nicht zu ihnen gezählt werden. Heute gibt es einige »Sinologen« mehr, die an der chinesischen Medizinwissenschaft, vor allem an der Akupunktur interessiert sind, aber meist sind sie nur sich selbst wichtig und zeichnen sich aus durch einen Mangel an Wissen und durch ihre klägliche Anpassung. Merkmal aller ihrer Werke ist das Fehlen der Integration und die Verkrüppelung durch ungelehrten Dilettantismus.

Atem und Meditation ist sowohl traditionell und authentisch wie zeitnah. Hier findet man eher eine Technik der Beruhigung als eine Anhäufung von Beruhigungsmitteln. Der moderne Mensch ist verkrampft und nicht entspannt, durch Angst in übersteigerte Aktivität gestoßen, seiner selbst und seiner Umgebung entfremdet. Das Wesen der Achtsamkeit ist verlorengegangen, ebenso die höchste individuelle Kraftmöglichkeit. Wenn man lernt, vollkommenen Atemrhythmus zu gewinnen und zu erhalten, entfernt man nicht nur das Hindernis schlechter Funktionen (Krankheit), schließlich läßt das Ich sogar die quälende Subjekt-Objekt-Dualität fallen, die das Bewußtsein beherrscht und die Lebensenergien in Konflikte treibt. Loslassen der Energie unterstützt den Fortschritt der schöpferischen und fruchtbaren Arbeit. Dennoch ist der Beginn der Atemübungen stets mit Gefahr verbunden, wenn die geeignete Führung fehlt. Dies wurde immer wieder festgestellt von dem Taoistischen Hsien, den

Zenbuddhistischen Mönchen, den Yogameistern oder dem verstorbenen Dr. Wilhelm Reich. Solche Übungen nehmen äußere Energien auf und setzen innere Kräfte frei, die einen übermäßigen Einfluß auf den Betreffenden ausüben. Sie erheben ihn zu einer ekstatischen Erfahrung oder treiben ihn in die Tiefe der Verzweiflung. Ohne Führung können die Atemübungen darum gefährlich sein wie ein unüberwachter Versuch mit L. S. D. 25.

Weder Akupunktur noch Atemtherapie sollte von Menschen ausgeführt werden, die nicht genügend unterrichtet sind in der traditionellen Medizin, und die keinen Sinn für Verantwortung und Berufsmoral haben. Die westliche Medizin öffnet nicht das Tor zu den Geheimnissen und Verflechtungen der orientalischen Medizin. Viele westliche Mediziner, die über diese Themen schreiben, wissen nicht, daß Nadelstiche oder auch nur ein 10 bis 15 Sekunden andauernder Druck auf bestimmte therapeutische Zentren Gehirnschaden, Frühgeburt, selbst Tod hervorrufen können, während Mißbrauch der Atemmethoden augenblicklich zur Spaltung der Persönlichkeit führen kann wie auch L. S. D. 25, und die Einlieferung in ein Nervensanatorium notwendig macht. Das Manipulieren der Sauerstoffversorgung kann Energie, Ekstase, Schlaf oder Tod verursachen. CO_2 kann ebenso gefährlich sein wie L. S. D. 25 oder andere Arzneimittel.

Der psychologisch richtige Augenblick für die Einführung der wirklichen traditionellen Technik der Atemtherapie mag für den Westen gekommen sein. Vielleicht kann das Luftpotential und das ganze Spektrum seiner Bestandteile ein Instrument sein für die ausgedehnte Erforschung der Welt des erweiterten Bewußtseins, für Reisen in den inneren Raum.

Professor Pálos hat ein authentisches Lehrbuch zusammengestellt, das auf seltenen Texten und zeitgenössischem klinischem Material aus China aufbaut.

EINLEITUNG

Die traditionelle chinesische Medizin bewahrt, ebenso wie die Meditationspraxis und die anderen Gebiete der chinesischen Kultur, jahrtausendealte überlieferte Werte. Der Ursprung dieser Überlieferungen reicht teilweise bis in die Zeit vor der Entstehung der chinesischen Schrift zurück; sie wurzeln in dem allgemeinen menschlichen Verhalten, das sich in allen geographischen Breiten und zu allen Zeiten entwickeln konnte, wo auch immer ein Mensch dachte, litt oder anderen helfen wollte – eben in diesem Sinne lebte. Die Zeit hat an den Verhaltensformen nur so viel geändert, daß der Mensch nicht mehr wie früher für sich alleine steht, sondern die Möglichkeit hat, die alten Erfahrungen mit seinen heutigen zu vergleichen und abzustimmen. Außerdem stehen ihm – in medizinischer Hinsicht – Forschungsmethoden zur Verfügung, mit denen er schneller und sicherer zu sichtbaren Erkenntnissen gelangen kann. In unserem Falle bedeutet dies, daß die Haltung zielbewußter, in ihren Methoden übersichtlicher und einfacher wird und damit viel weniger Risiken in sich birgt, als das früher der Fall war.

Die Erfahrungen müssen immer mit den Theorien übereinstimmen. Sonst gelangen die theoretischen Erkenntnisse auf einen falschen Weg und ihre praktische Anwendung würde verfälscht werden. Kann man aus den Einzelerfahrungen keine logische Konsequenz ziehen, dann gehen diese verloren und verlieren auch den aus ihnen zu gewinnenden Wert. Ist aber das Gebiet der Theorie zu sehr begrenzt, dann kann die gesamte Wirklichkeit der einzelnen Erfahrungen nicht in ihrem vollen Umfange erfaßt werden und es würde der allumfassende Wert der theoretischen Darstellung verlorengehen.

Der Leser kann aber mit Recht fragen: Was für eine Beziehung besteht zwischen der Atemtherapie und der Meditation? Wie können die Methoden und Erfolge der chinesischen Atemtherapie den Weg zur Meditation ebnen?

Es ist nicht zu verkennen, daß die Anfänge der chinesischen Medizin, ja, sogar ihre ganze Entwicklung mit den klösterlichen Erfahrungen eng verbunden sind. Die klösterliche Medizin in Asien spielt auch heute eine wichtige Rolle. Die Meditation ist eine ernstzunehmende therapeutische Möglichkeit. Da die Klöster (besonders die buddhistischen) die engste Verbindung mit dem alltäglichen Leben hatten, und die Mönche wußten, daß eine richtige Meditation oder auch nur ein richtiges Nachdenken ohne Bezug zur alltäglichen Realität nutzlos wäre, ergab sich selbstverständlich das Verlangen danach, um anderen zu helfen und ihre Wege zu erleichtern.

Die Meditation ist Widerspiegelung des konkreten Lebens. Der Vorgang der Meditation spielt sich im menschlichen Körper ab, beansprucht die fünf Sinnesorgane und auch das »Denkorgan«. So ist die Meditation ebenso eine physiologische, biologische und psychologische Tätigkeit und Frage, wie eine »religiöse« Frage und Tätigkeit.

Die Meditation gehört einfach zum Menschen. Obwohl sie meist unbewußt ausgeübt wird, kann ohne sie keine vernünftige oder intuitive Tat ausgeführt werden. Der Mensch strebt spontan nach Konzentration, schon im alltäglichen Leben, in dem noch nicht das Geistige, sondern die Sinnesorgane die Vorherrschaft besitzen.

In China wurden Erkenntnisse der Medizin wie der Meditation zunächst durch mündliche Überlieferung weitergegeben und erst später schriftlich fixiert. Unser Forschungsgebiet – die moderne chinesische Atemtherapie und ihre Beziehungen zur Meditationspraxis – bildet darin keine Ausnahme. Auch in China wurden die Überlieferungen erst viel später niedergelegt, als sie entstanden sind. Die Niederschriften geben auch nicht den reinen Erfahrungsgehalt wieder. Die verschiedenen Lehren mit ihren Terminologien, die im Verlauf der chinesischen Geschichte entstanden sind, haben die Niederschriften der heilkundlichen Praxis mit ihrer Begriffswelt durchsetzt. Deshalb ist es Aufgabe des heutigen Forschers, jene alten Erfahrungen von diesen sachfremden Aussagen zu befreien, damit das medizinisch Brauchbare wieder rein zutage tritt und mit den heutigen allgemeingültigen medizinischen Terminologien in Einklang gebracht werden kann. Es ist aber ebenso wichtig – in unserem Falle – auch auf die Elemente der meditativen Praxis hinzuweisen. Bei der chinesischen Atemtherapie müssen also nicht nur die philosophischen Begriffe, sondern auch die taoistischen und buddhistischen religiösen Begriffe umbenannt werden. Damit soll keinesfalls behauptet werden – eher das Gegenteil –, daß diese Bezeichnungen wertlos sind, die große Schwierigkeit liegt aber darin, daß man hinter den philosophischen oder religiösen Begriffen auf dem Gebiete der Atemtherapie diejenigen allgemeinen Gesichtspunkte herausfinden muß, die aufgrund geographischer, zeitlicher oder wissenschaftlicher Unterschiede unter anderen Bezeichnungen bekannt geworden sind.

Dieses Buch setzt sich zum Ziel, den interessierten Leser durch einen Querschnitt der bisher veröffentlichten Überlieferungen in die moderne chinesische Atemtherapie einzuführen und auf die Beziehungen zur Meditation hinzuweisen. Die chinesische Atemtherapie kann als eine gute Vorstufe oder als eine Vorschule zur Meditation betrachtet werden. Die Meditationspraxis wird hier als allgemeingültige menschliche Erfahrung bewertet und kann ebenso christlich wie auch buddhistisch oder taoistisch ausgeübt werden.

Eine gewisse Ähnlichkeit der alterprobten chinesischen Atemtherapie mit dem hierzulande besonders aktuellen autogenen Training des Berliner Professors Dr. H. J. Schultz ist unverkennbar, obwohl zwischen diesen beiden Systemen ein Zeitunterschied von einigen Tausend Jahren besteht. Es liegt nachgerade auf der Hand, daß die lang und intensiv erprobten Erfahrungen der chinesischen Atemtherapie auch die westliche Methode des autogenen Trainings enorm bereichern und ergänzen können. Dafür aber ist wichtigste Voraussetzung, daß beide Systeme nur von kompetenten und praxiserfahrenen Fachkräften unterrichtet und übermittelt werden.

Es ist nicht die Absicht des Verfassers, ein Lehrbuch im eigentlichen Sinne zu schreiben, weil die theoretischen Kenntnisse nur einen Teil des gesamten Gebietes ausmachen können. Ohne eine praktische Unterrichtung können die Atemübungen nicht nur für einen Kranken äußerst schädlich sein, sondern auch bei dem Gesunden zu Schäden führen. Das gleiche gilt für die Ausübung der Meditation. Das Ziel des Buches ist nur, die moderne chinesische Atemtherapie aufgrund der Originalquellen und persönlichen Erfahrungen darzustellen, wie sie heute in den Kliniken und auch in den Klöstern (wenn auch teilweise mit anderen Zielsetzungen) ausgeübt wird. Die modernen chinesischen atemtherapeutischen Forschungen werden nicht nur in Rotchina, sondern auch in Formosa und Hongkong von verschiedenen buddhistischen Autoren und Klöstern veröffentlicht. Die Übungen der Zen-Meister werden auch mit wissenschaftlichen Methoden in den Kliniken erforscht.

Entsprechend dem bisher Gesagten ist das Buch in zwei Teile aufgeteilt. Im ersten Teil wird der Versuch unternommen, den Leser mit den theoretischen Grundlagen der chinesischen Atemtherapie vertraut zu machen und auf die meditativen Beziehungen hinzuweisen. Es folgen dann die praktischen Übungen beider Gebiete und die wissenschaftliche Darstellung des heutigen Standes der Forschung auf diesen Gebieten.

Im zweiten Teil finden Sie Texte aus alten und neuen chinesischen atemtherapeutischen Büchern, taoistische und buddhistische Darstellungen heilkundlichen oder meditativen Inhalts und verschiedene Anamnesen und Berichte der Patienten oder Mönche in der Übersetzung des Autors.

Möge dieses Buch dazu beitragen, das heutige Wissen um die Medizin (insbesondere die Psychotherapie) und die Meditation durch das alte überlieferte Gut der chinesischen Atemtherapie zu bereichern.

Für die Umschreibung der chinesischen Namen wurde das den wissenschaftlichen Ansprüchen am besten genügende *Giles-Wade-System* gewählt und für die tibetischen und indischen Namen die allgemeingültige wissenschaftliche Transkription.

Der Autor möchte seine tiefe Dankbarkeit den folgenden Herren und ehrwürdigen Mönchen für die Übermittlung ihrer wertvollen Erfahrungen und die vielen praktischen Hinweise aussprechen:

Dr. med. Wang Pin-jen,

Dr. med. Chan Kui Lam (The Institute of Present-day

Chinese Medicine/Hongkong),

Chinesische Ärztegesellschaft/Peking,

Prof. Dr. biol. Kim Bong Han, Pyongyang/Nordkorea,

Kam Chi-shing,

Fu Ting-yüan,

Ehrw. Saddhāloka Bhikkhu, Bangkok/Thailand,

Ehrw. Chhi Med Rig Dzin Lama, Santiniketan/India,

Ehrw. Cheng Yüan Kassapa, Singapore,

Ehrw. Lobsang Dargyay,

Ehrw. Tulku Yishe Thondup,

Ehrw. Tulku Jampal Lobsang,

Tai Ping Book Company, Hongkong. (Bildmaterial)

Mein Dank gebührt auch Herrn Dr. med. Martin J. Parkinson (Acupuncture Research Centre Guildford, England) für sein wertvolles Vorwort, sowie Herrn Karl Rabus und dem Ehrw. Saddhāloka Bhikkhu, die mit ihrer freundlichen Hilfeleistung und Korrektur des Manuskriptes die würdige Erscheinung dieses Buches ermöglichten. Auch möchte der Autor nicht versäumen, dem Verlag zu danken, der es ermöglicht hat, die chinesische Atemtherapie einer breiteren Öffentlichkeit zugänglich zu machen.

I. TEIL

THEORIE UND PRAXIS

1. Kapitel

ALLGEMEINES ÜBER DIE
ATEMTHERAPIE UND QUELLENHINWEISE

Im Jahre 1955 wurde durch das Wirken des Arztes *Liu Kui-chên* das
wissenschaftliche Interesse an dem System der chinesischen atemtherapeutischen Überlieferungen geweckt. Der Arzt erfuhr durch mündliche und schriftliche Mitteilungen von den alten atemtherapeutischen Heilverfahren und probierte diese Methoden zuerst an sich
selbst, später an Lungenkranken, Neurasthenikern, Magen- und
Darmkranken aus mit Erfolg. Aus diesem Anlaß ließ die Regierung
der Volksrepublik China zuerst in T'angschan, dann später in
Schanghai und anderen Städten Chinas atemtherapeutische Heilanstalten errichten. Der Arzt *Liu Kui-chên* veröffentlichte im Jahre
1957 in einem Buch seine Ergebnisse über die Methoden und Erfolge, die er in seinem Sanatorium erzielen konnte.

Dieses Buch erweckte die Aufmerksamkeit der chinesischen und
später auch der sowjetischen medizinischen Fachkreise. Die darin
enthaltenen medizinischen Erkenntnisse verdienten besonderes Interesse, weil sie in den meisten Punkten mit den modernsten medizinischen und psychologischen Erkenntnissen in Übereinstimmung zu
bringen waren. Die atemtherapeutischen Institute von T'angschan
und Schanghai widmeten sich deshalb weiterhin ganz besonders der
experimentellen Anwendung dieser Methoden. Später übernahm
auch die Sowjetunion diese Heilverfahren und wendete sie zur Behandlung von Lungenkrankheiten in der Heilanstalt Krim an. Die
dort durchgeführten Behandlungen von etwa 500 Lungenkranken
wurden mit wissenschaftlichen Erläuterungen und den Berichten
über die Erfolge in einem Fachartikel 1958 veröffentlicht unter dem
Titel »Atemtherapie im sowjetischen Krim-Sanatorium«.[1]

Um die alten atemtherapeutischen Heilmethoden wieder auf breiter Ebene anwenden zu können, mußten die seit Jahrtausenden
angesammelten mündlichen und schriftlichen Erfahrungen erst einmal gesichtet, überprüft und systematisch zusammengestellt, sowie
ihr wissenschaftlicher Wert festgestellt und bekanntgemacht werden.

Es war ein weiteres Ziel der Forschungen, mit modernen Meßmethoden die Erfahrungen zu bewerten, die physiologischen Zusammenhänge darzustellen und zu erklären, die Abgrenzung des Anwendungsgebietes und den Platz der chinesischen Atemtherapie innerhalb der heutigen Medizin festzustellen. Letztere Arbeit wird noch mehrere Jahrzehnte in Anspruch nehmen, weil es so viele Probleme gibt in bezug auf die jahrtausendalten Traditionen, daß diese nicht in so kurzer Zeit alle geklärt werden können.

Bisher hat die Bearbeitung der alten Quellen bereits sehr viele interessante Tatsachen zutage gebracht. Das bisher als ältestes bezeichnete schriftliche Dokument stammt aus der Zeit des 6. Jahrhunderts vor unserer Zeitrechnung und besteht aus zwölf Jadeplättchen, auf denen folgender Text eingraviert ist:

»Beim Atmen muß man so vorgehen: Man behält (den Atem), und er sammelt sich. Wenn er sich gesammelt hat, dehnt er sich aus. Wenn er sich ausdehnt, geht er nach unten. Wenn er nach unten geht, wird er ruhig. Wenn er ruhig geworden ist, wird er fest. Wenn er fest geworden ist, beginnt er zu keimen. Wenn er ausgekeimt ist, wächst er. Wenn er gewachsen ist, muß man ihn wieder zurückdrücken. Wenn er zurückgedrückt ist, erreicht er den Scheitel. Oben drückt er dann gegen den Scheitel, unten drückt er abwärts. Wer dieses befolgt, lebt; wer das Gegenteil davon tut, stirbt.«[2]

Außer den Jadeinschriften wurden noch weitere Texte, sogar Textsammlungen gefunden, die aus den Jahrhunderten vor unserer Zeitrechnung stammen. Unter diesen Texten ist einer von besonderer Bedeutung, nämlich die »Innere Heilkunde des Gelben Kaisers« (Huang-ti Nei-ching). Dieses Werk wurde vermutlich durch Li Chukuo (um 26 v. Chr.) aus Ärztebüchern, Heilkräuterbüchern und Bruchstücken heilkundlicher Werke des chinesischen Altertums zusammengestellt. In diesem Buch werden auch die Grundlagen der Atemübungen erörtert.[3] Das Alter und die Authentizität der einzelnen Teile dieser Sammlung können zeitlich nicht mehr genau festgestellt werden, jedoch kann man annehmen, daß einzelne Teile noch älter sind als die oben erwähnten Jadeinschriften.

Außerdem ist bekannt, daß zu den religiösen Übungen beider Religionen Chinas, dem Taoismus und dem Buddhismus, Atemübungen gehören. Zu der Literatur dieser beiden geistigen Richtungen gehören sehr viele alte Schriften, unter denen sich nicht nur Anweisungen zu Atemübungen, sondern auch ganze Werke über dieses Thema befinden. Die weiteren Forschungen ergaben, daß ein bestimmter Teil dieser Übungen von den Anhängern beider Richtungen überwiegend zu heilkundlichen Zwecken verwendet wurde. Deshalb erstreckte sich die wissenschaftliche Erforschung auch auf die schriftlichen Überlieferungen des Taoismus und des Buddhismus. Um einen besseren Überblick zu erhalten, betrachten wir kurz die Grundlagen dieser beiden geistigen Strömungen und ihre Beziehungen zu den Atemübungen.

Die als *Taoismus* bezeichnete Geistesrichtung entwickelte sich zwischen dem 4. und 3. Jahrhundert vor der Zeitrechnung. Bis in die neuesten Zeiten hat der Taoismus einen ganz bedeutenden Einfluß auf die Entwicklung der chinesischen Philosophie, Literatur, aber auch auf die Medizin ausgeübt. Es wird uns überliefert, daß ein als *Lao Tan* oder *Lao-Tzû* bekannter Weiser eine Gedichtsammlung verfaßt haben soll, die früher unter dem Namen *Lao-tzû*, später als *Tao-tê Ching* (»Kanonisches Buch über den Weg und die Tugend«) bezeichnet wurde. In diesem Buch wird das erste Mal der Begriff *Tao* (Weg) erwähnt, womit ein allgemeingültiges Naturgesetz bezeichnet wird. Der Gesetzmäßigkeit dieses »Weges« sind alle Lebewesen sowie die ganze Natur untergeordnet. Durch diesen »Weg« werden die Natur als Makrokosmos und die Menschen und alle Lebewesen als Widerspiegelung des Makrokosmos – d.h. als Mikrokosmos – geführt. So wird es für den Menschen zur Aufgabe, nach der Erkenntnis dieser allumfassenden Gesetzmäßigkeit in Einklang mit ihr zu handeln und sein Leben auf sie abzustimmen. Dadurch tritt eine innere Wandlung ein, die weiser und erfahrener macht und ermöglicht, die Allgültigkeit des Makrokosmos in sich selbst wirksam werden zu lassen. So wird der Mensch befreit, und durch seine Rückkehr und Einschmelzung zu und mit der Ordnung des Alls hört seine eingeschränkte Individualität auf.

Die Darlegungen der taoistischen Anschauungen bildeten einerseits eine gute Grundlage für eine alltägliche Lebensführung, anderseits haben sie den Typ des taoistischen Eremiten entwickelt. Diese, meistens in Waldeinsamkeit zurückgezogen lebenden Menschen, strebten durch Anwendung innerer und äußerer Übungen danach, ihren Körper und ihren Geist ganz dem All anzupassen und seiner Gesetzmäßigkeit auszuliefern, um dadurch die überkörperliche Sphäre der Weisen, der »Unsterblichen« *(Hsien)* zu erreichen. Im Interesse einer solchen Verwirklichung haben sie auch verschiedene Atemübungen und gymnastische Übungen ausgeführt.[4]

Hier sollen nicht die soziologischen Zusammenhänge des Taoismus ausführlicher erörtert, sondern nur die medizinhistorischen Inhalte betrachtet werden. Die taoistische Auffassung der Begriffe von der »Freisetzung (Befreiung) der Energiezirkulation (von Hindernissen)« oder von dem: »Wirf das Alte heraus, nimm das Neue auf« *(T'u-ku Na-hsin)* diente nicht nur der Erlangung eines geistig gehobeneren Zustandes, sondern enthielt auch medizinische Heilerfahrungen. Die Eremiten haben die Übungen nicht nur allein für sich ausgeführt, sondern auch ihren Schülern weitergegeben. Wenn auch die Form der Überlieferungen meistens religiösen Charakter aufweist, bezweckten sie doch letzten Endes ausgesprochen präventive und therapeutische Anwendungsmöglichkeiten. Es wurde dadurch nämlich eine spürbare physische und psychische Stärkung der Eingeweihten erreicht sowie eine Steigerung der Widerstandsfähigkeit gegenüber verschiedenen Krankheiten. Durch die medizinischen Erklärungen der einzelnen Textstellen des *Tao-tê Ching* und auch des mit *Chuang-tzû* betitelten späteren Werkes kann die Richtigkeit der oben genannten Feststellungen belegt werden. Es ist hierbei nicht gedacht an die Entartungen des späteren Taoismus, an seine Abwege in die Richtung der Magie oder Alchemie. Es kann aber grundsätzlich festgestellt werden, daß ein Teil der Benennungen in den heute angewandten Atemübungen unbestreitbar auf taoistischen Ursprung zurückzuführen sind. So beispielsweise *Nei-kung* (Innere Bearbeitung), *Yang-shêng* (Ernährung des Lebens, Pflege der natürlichen Anlagen), *Ch'i-kung* (Bearbeitung der Energie), *T'ai-hsi* (Embryonalatmung), *Tao-yin-shu* (Kunst der Atemführung).

Die andere große Richtung, die sich seit dem Altertum mit Atem- und Bewegungsübungen befaßte, war der *Buddhismus.* Dieses Lehrsystem entstand im 6. Jahrhundert vor unserer Zeitrechnung in Indien, gleichsam als Gegensatz zu dem alten indischen patriarchalischen Kastensystem. Der Buddhismus kam zum ersten Mal im 1. Jahrhundert nach unserer Zeitrechnung nach China und erlebte um das 6. bis 7. Jahrhundert seine Blütezeit. Der Gründer dieser Lehre war der *Buddha* (Erleuchtete), dessen ursprünglicher Name *Gautama Siddhartha* war (ca. 560—483), einer der größten Gestalten der Kulturgeschichte.

In den von ihm gelehrten »Vier Edlen Wahrheiten« *(Ariya-sacca)* wies er auf das Wesen des Leidens hin. Er zeigte dessen Ursprung und auch die Möglichkeiten der Leidensüberwindung und faßte diesen Weg in seinem »Edlen Achtfachen Pfad« *(Atthangika-magga)* zusammen; dieser besteht aus der rechten Erkenntnis, der rechten Gesinnung, der rechten Rede, der rechten Tat, der rechten Lebensführung, der rechten Anstrengung, der rechten Vergegenwärtigung und der rechten Vertiefung. Bei diesen »Wegen« ist nicht nur das meditative Leben, sondern gerade auch das praktische Leben von besonderer Wichtigkeit. Diese praktischen Hinweise stehen in enger Beziehung zu einem physischen und psychischen Ruhezustand, zu dessen Erlangung auch Atemübungen und verschiedene, ohne Anstrengung auszuführende Bewegungsübungen notwendig sind.

Der Buddhismus hat einen großen Einfluß auf die chinesische Kulturgeschichte ausgeübt. Das nach China hinübergelangte Erbe des Buddhismus hatte, außer der Überlieferung der religiösen Lehren, auch vom medizinischen Standpunkt aus gesehen einen nicht genügend zu schätzenden hohen Wert. Unter dem religiösen Schrifttum des Buddhismus befanden sich auch viele Werke von ausgesprochen medizinischem Charakter. Diese Werke sowie andere aus dem indischen Kulturgut, die ins Chinesische übertragen wurden, bildeten einen neuen Abschnitt auch in der Geschichte der Heilkunde des damaligen China. Leider wurden wegen der damals in China herrschenden Lehrauffassungen viele wertvolle indische Heilmethoden, besonders auf dem Gebiet der Chirurgie (Nasenplastik, Ventral-Operationen, Amputationen usw.) nicht beachtet. Denn nach der konfuzianischen Lehre mußte der von den Vorfahren erhaltene Körper wieder unversehrt bzw. unverändert an die Ahnen zurückgegeben werden. Die konfuzianische Lehre, die dritte große geistige und vor allem gesellschaftliche Kraft Chinas, soll wegen seiner fehlenden Beziehungen zur Atemtherapie nicht weiter betrachtet werden.

Der Buddhismus hat außer seinen eigentlichen Lehren auch noch einen großen Teil indischer Traditionen weitergegeben, die er zur

Zeit seines Entstehens und seiner Entwicklungsgeschichte von den anderen indischen Lehrsystemen in seinen Bestand mit aufgenommen hat; so vor allem die *Yoga-Überlieferungen*. Bei allen Yoga-Richtungen, besonders aber beim *Hatha-Yoga* – denn dieser beabsichtigt, die innere Befreiung durch die Kontrolle und Herrschaft über die physischen Funktionen des Körpers zu fördern – spielen die Körperhaltungen *(Asana)* und die Atemübungen *(Prānāyāma)* eine besondere Rolle. Diese Haltungen und Übungen wurden in der ersten Zeit nicht zu Heilzwecken angewendet, wurden aber später zum Gebrauch durch die Laienbuddhisten weitergegeben und gelangten somit in das Wissensgut der chinesischen Heilkunde.

Im Jahre 526 kam angeblich *Bodhidharma,* einer der bedeutendsten Persönlichkeiten des indischen Buddhismus, der Gründer der sogenannten *Ch'an*-Schule, nach China. Diese Schule wurde in Japan »*Zen*« genannt, was Meditation, Versenkung bedeutet. Bodhidharma erachtete alle äußeren Formalitäten für unwichtig und betonte statt dessen die wichtige Stellung der Meditationsübungen. Die Mönche wurden aber nicht nur in den Meditationsmethoden unterrichtet, sondern auch in den für die Meditation unerläßlichen Vorbedingungen. Hierzu gehörte die richtige Atemführung, die eine gute Konzentration und auch eine gesunde physische Verfassung fördern kann. Für die Mönche hatte er zwölf verschiedene Abhärtungsübungen zusammengestellt (Siehe Textsammlung, S. 193). Denn nach seiner Auffassung sind nur solche Mönche für das meditative Leben geeignet, die einen vollkommen gesunden und starken Körper besitzen, deren Geist ganz frei ist, damit sie nicht in die Fangnetze verschiedener Illusionen geraten können. Die von ihm aufgebauten Übungen wurden zuerst im *Shao-lin-Kloster* (in der heutigen Honan-Provinz) angewandt, später wurden diese Übungen von den Mönchen auch an die Laienbuddhisten weitergegeben.

Im 7. Jahrhundert wurde auch in Tibet der Buddhismus allgemein eingeführt. Die tibetischen Mönche lernten zu dieser Zeit auch die von Bodhidharma überlieferten Übungen kennen. Die damals noch vorherrschende vorbuddhistische Bon-Religion hatte auch ihre eigenen Übungen, die sich dann mit der Überlieferung des Bodhidharma zu einer neuen Form ausbildete. Als aber im 8. Jahrhundert *Padmasambhava,* der »Vater des Lamaismus«, aus Indien noch weitere

Übungen mit nach Tibet brachte, vermischten sich die Yogaübungen, die indischen buddhistischen Übungen, die alteingesessenen Bon-Traditionen und das überlieferte Erbe Bochidharmas zu einer neuen Einheit. Diese Methoden sind seit dieser Zeit meist auch für den tibetischen Buddhismus charakteristisch, obwohl sie als Gemeingut aller Schulen gelten (z.B. *gTum-mo,* die Erlangung der inneren, gesteigerten körperlichen Wärme; *'Pho-ba,* die Methode der Bewußtseinsübertragung, usw.). Sie wurden auch von den großen Weisen des tibetischen Buddhismus (Telopa, Naropa, Marpa, Milaraspa) angewendet, aber wegen der möglichen Gefahr für den Ausübenden nur besonders Auserwählten weitergegeben und nicht in die Medizin eingeführt.

Schließlich sollen noch zwei Dinge festgehalten werden. Zuerst, daß sich die hier zu schildernden chinesischen atemtherapeutischen Methoden und die Yogaübungen im gewissen Sinne voneinander unterscheiden. Abgesehen von dem Ziel der Übungen, das in dem ersten Fall medizinischer Art und im zweiten Falle religiöser Art ist, sind die chinesischen Übungen einfach und für fast jeden Menschen geeignet, während die Yogaübungen komplizierter und wegen der Möglichkeit gefährlicher Auswirkungen nur besonders geschulten Menschen zu empfehlen sind. Die weiteren wesentlichen Unterschiede werden an passender Stelle noch näher erläutert werden.

Die zweite Feststellung bezieht sich auf den Ursprung der chinesischen und indischen Atemübungen. Nach dem bekannten Orientalisten *H. Maspero* sind die chinesischen Atemübungen wahrscheinlich nicht von indischer Herkunft.[5] Nach seiner Auffassung bildeten sich beide Systeme unabhängig voneinander aus und wurden wahrscheinlich erst später miteinander in Zusammenhang gebracht. Dies kann auch dadurch bestätigt werden, daß die bereits oben erwähnten Jadeinschriften aus dem 6. Jahrhundert vor unserer Zeitrechnung stammen, als China noch keine nachweisbaren Verbindungen zu Indien unterhielt.

Aufgrund des bisher Gesagten kann ein besserer Überblick über die medizinischen Traditionen gewonnen werden, die eine starke Durchsetzung mit taoistischen und buddhistischen Terminologien aufweisen. Auf diese Termini wird in diesem Buch jeweils an entsprechender Stelle aufmerksam gemacht werden.[6]

Die mündlichen Überlieferungen waren immer dort von großer Bedeutung, wo man wertvolle und seltene physische oder psychische Erfahrungen weiter vermitteln wollte. Auch in der chinesischen Heilkunst gibt es unzählige solcher mündlichen Überlieferungen. Die Art und Weise der Weitergabe solcher Kenntnisse war besonders streng festgelegt. Die dazu auserwählte Person erhielt nicht nur die Erfahrung des jeweils letzten Meisters, sondern erhielt zugleich das gesamte überlieferte Wissen der Linie der Ahnen, die vor dem letzten Meister diese Tradition pflegten. Dementsprechend können wir heute Schlüsse auf den lokalen und zeitlichen Ursprung einer mündlichen Überlieferung ziehen.

Der bereits erwähnte Arzt *Liu Kui-chên* hat als Schüler die chinesischen Atemübungen und die Atempraxis selbst kennengelernt. Auch er zählt in seinem Werk die ganze Linie der Überlieferung auf. Dadurch ist uns bekannt, daß die Kenntnisse seiner Meister aus der Endzeit der *Ming-Periode* oder dem Anfang der *Ch'ing-Periode* stammen, und daß er der sechste »Eingeweihte« ist, dem die Traditionen aus jener Zeit übermittelt wurden.

Die Weitergabe der Erfahrungen und Geheimnisse wurde von der *dreifachen Verbotsregel* abhängig gemacht, nach der der Vater sie nicht an den Sohn, die Ehefrau nicht an die Schwiegersöhne weitergeben durfte und sie außerdem keinem Junggesellen übermittelt werden durfte. Ebenso durfte dieser Personenkreis nicht nach diesen Methoden behandelt werden.[7]

Im heutigen China hat sich das alles grundsätzlich gewandelt. Viele Familiengeheimnisse und mündliche Überlieferungen, die durch Generationen streng bewahrt worden waren, wurden der Öffentlichkeit zugänglich gemacht, so vor allem die medizinischen Erfahrungen. Solche Familiengeheimnisse hatte beispielsweise *Chi Tê-shêng* über die Behandlung bei Schlangenbissen oder andere über die Heilung von verschiedenen Krankheiten weitergegeben.

In gleicher Weise werden auch viele mündlich überlieferte atemtherapeutische Geheimnisse veröffentlicht. Sie werden erst von Fachleuten sorgfältig überprüft; denn man ist bestrebt, Aberglauben und Wunderglauben von dem wirklichen Erfahrungswert abzusondern. Die Veröffentlichung des Buches von *Liu Kui-Chên* oder des Arztes *Chou Ch'ien-ch'uan* ist ein gutes Beispiel für das heutige Vorgehen der Forschung.

Unter den schriftlichen Unterlagen des Altertums und dieser Traditionen befindet sich die bereits erwähnte Sammlung: »Innere Heilkunde des Gelben Kaisers«. Obwohl das Buch in seiner heutigen Form von verschiedenen Fachleuten nicht für vollständig authentisch gehalten wird, gehört es doch zu den Werken, auf die sich alle alten und neueren chinesischen medizinischen Schriften berufen. In den beiden, von *Su-Wên* und *Ling-shu* genannten Teilen dieser Sammlung befinden sich auch mehrere Anmerkungen über die Atemübungen. So werden dort beispielsweise bei der Behandlung verschiedener Nierenkrankheiten und anderer Erkrankungen besondere Atem- und Körperübungen vorgeschrieben, oder in den ersten drei Kapiteln die Grundlagen der Atemtherapie erörtert.[8] Ausführlich wird über die Yin-Yang-Kraftverhältnisse und ihre Zusammenhänge mit dem Organismus und über die Fünf Elemente sowie über die Beziehungen zwischen den Jahreszeiten und den Atmungsformen geschrieben.[9]

Atemtherapeutische Hinweise können wir auch noch in anderen alten heilkundlichen Werken finden, so beispielsweise in den folgenden Werken:

Shang-han Lun (Über die Fieber) von *Chang Chung-ching* im 2. bis 3. Jahrhundert nach unserer Zeitrechnung.

Chin-kui Yao-lüeh (Kurze Fassung des Goldenen Schreines) vom gleichen Verfasser.

Pao P'u-tzû von dem taoistischen und alchimistischen Arzt *Ko Hung* aus der ersten Hälfte des 4. Jahrhunderts. Obwohl das Buch kein heilkundliches Werk ist, enthält es viele medizinisch brauchbare Beobachtungen und auch Atemübungen.

Ch'ien-chin-fang (Die Tausend-Dukaten-Rezepte) von *Sun Szûmiao,* einem berühmten taoistischen Arzt aus der Anfangszeit der T'ang-Dynastie.

Pên-ts'ao Kang-mu (Arzneibuch). Verfasser ist der berühmte Pharmakologe und Arzt *Li Shih-chên* (1518–1593).

Zuletzt muß noch der Name des bedeutenden Arztes *Hua T'o* genannt werden (um das 2. bis 3. Jahrhundert). Wenn auch sein schriftliches Werk vernichtet ist, so wird doch in verschiedenen geschichtlichen Aufzeichnungen erwähnt, daß er Körperstärkungsübungen zusammengestellt hatte, die er aus den Bewegungsformen von Tieren wie Tiger, Hirsch, Bär, Affe und Vögeln abgeleitet hat.[10]

Es erscheint hier sehr wichtig, in der folgenden Aufstellung einige jener Werke zu erwähnen, die sich ganz besonders mit der Atemtherapie beschäftigen:

Yang-shêng Yen-ming-lu (Aufzeichnungen über die Erhaltung und Verlängerung des Lebens) von *T'ao Hung-ching,* einem Arzt, Magier und Pharmakologen des ausgehenden 5. Jahrhunderts nach unserer Zeitrechnung.

Ping-yüan Lun (Abhandlung über die Ursache der Krankheiten). Der Verfasser war *Ch'ao Shih* aus der Sui-Zeit. Das Werk analysiert die Körper- und Atemübungen und bringt ausführliche Einzelheiten.

I-chin Ching (Das Buch der leichten Muskeln). Ein buddhistisches Werk. Verfasser ist angeblich *Bodhidharma;* aus dem 6. Jahrhundert.

Pao-shêng Mi-yao (Sammlung über die Geheimnisse der Bewahrung des Lebens). Zusammengestellt von *Ts'ao Shih-Heng;* aus der Ming-Zeit. Bei der Beschreibung der einzelnen Krankheiten werden die entsprechenden Atemübungen und Bewegungen ausführlich behandelt.

Die folgenden Werke sind von unbekannter (höchstwahrscheinlich taoistischer) Herkunft und von unbekannten Verfassern:

Yen-shou-shu (Das Buch des langen Lebens),

Yang-hsing-shu (Das Buch von der Erhaltung der menschlichen Natur).

T'ai-hsi Ching (Das Buch der Embryonalatmung). Dieses Buch ist wahrscheinlich identisch mit dem *T'ai-hsi K'ou-chüeh* (Magische Formel der Embryonalatmung) betitelten Werk, welches *H. Maspero* ausführlich behandelt hat [11] und auf das sich *Stiefvater* in seinem Buch bezieht. [12]

T'ai Ch'ing Tao-yin Yang-shêng Ching (Die Erhaltung des Lebens durch Bewegungsübungen). Auch hier sind Verfasser und Entstehungszeit unbekannt.

Tsun-shêng Pa-chien (Acht Kapitel über das Mitgehen der Tätigkeiten mit der Lebensenergie), ein Werk des Ming-Zeitalters vom Verfasser *Kao Lien* (gestorben 1591).

Ching-tsuo Yao-chüeh (Zusammenfassung des Stillsitzens in Versen), buddhistisches atemtherapeutisches Werk aus der Ming-Zeit von *Yüan Liao-fan.*

T'ai-i Chin-hua Tsung-chih (Grundprinzipen der Goldenen Blume des Absoluten Eins-Seins), taoistisches Werk aus etwa der Zeit des 17. Jahrhunderts. Dieses Buch ist in einer deutschen Übertragung von *Richard Wilhelm* mit einem psychologischen Kommentar von *C. G. Jung* erschienen: »Das Geheimnis der Goldenen Blüte«.[13]

Yin Shih-tzû Ching-tsuo-fa (Die Methode des Stillsitzens von Yin Shih-tzû). Dieses Werk befaßt sich mit den buddhistischen atemtherapeutischen Methoden; es erschien 1914 von dem Verfasser *Chiang Wei-chiao.*

O-mei-shih-êrh-chuang Shih-mi (Die zwölf Übungen der O-mei-Schule mit Erläuterungen) ist eine Sammlung alter (buddhistischer) atemtherapeutischer Erfahrungen in Form von mündlicher Überlieferung. Es wurde erstmals von dem Arzt *Chou Ch'ien-ch'uan* 1960 veröffentlicht.

Ch'i-kung Yao-êrh-liao-fa Ch'üan-shu (Sammlung atemtherapeutischer und pharmakologischer Methoden) von *Chou Ch'ien-ch'uan.* Das Werk enthält die modernen heilkundlichen Forschungsergebnisse des berühmten Arztes. In diesem Buch werden Überlieferungen religiöser und weltlicher Art aller Schulen veröffentlicht. Erscheinungsjahr: 1962.

Eine Schatzkammer taoistischer Erfahrungen ist die große Sammlung der Schriften alter Taoisten unter dem Namen *Tao Tsang (Ching).* Diese Sammlung enthält 1464 Werke und wurde im Jahre 1962 in Taipei neu herausgegeben.

Eine andere Fundgrube alter medizinischer Kenntnisse ist die Sammlung *Ku-chin T'u-shu Chi-ch'êng* (Sammlung alter und neuer Bilder und Bücher). Sie wurde erstmals im Jahre 1726 veröffentlicht und dann wieder nach 1949; sie besteht aus 800 Heften. Der medizinische Teil umfaßt 12 Buchbände und erschien gesondert 1962–63 in Peking.

Die chinesischen Autoren erwähnen außer den oben genannten noch viele weitere Werke; unsere Forschungen beschränken sich jedoch meistens auf die bisher genannten sowie auf einige, noch im Laufe des Buches zu erwähnende neuere Werke.

Die bisher im Westen auf diesem Gebiet erschienenen Werke sind meistens kulturhistorischer und medizingeschichtlicher Art. Dieses Buch aber befaßt sich nicht mit der Würdigung verschiedener westlicher atemtherapeutischer Bücher, sondern hat zum Ziel, die moderne chinesische Atemtherapie darzustellen.

Im heutigen China liegt eine große Schwierigkeit, auch in der Atemtherapie, darin, den Aberglauben von den praktisch brauchbaren Erfahrungen zu trennen. Dieses stellt aber nur einen Teil der Probleme dar. Eine andere, nicht geringere Aufgabe ist es, das ganze theoretische System der alten Medizin in modernem medizinischem Sprachgebrauch wiederzugeben, zu erklären und zu werten. Die Auffassung der chinesischen Medizin über den menschlichen Körper, über seine einzelnen Organe und deren Funktionen sowie über die Meridiane (d.h. Leistungssysteme) enthält nämlich Kenntnisse, die sich in gewissem Sinne von den westlichen wissenschaftlichen Vorstellungen unterscheiden, obwohl die aus den Erfahrungen abgeleiteten Erfolge in vielen Fällen besser sind als die mancher westlichen Methoden.

Dieses Erfahrungsgut und seine Überlieferungen stehen in ganz engem Zusammenhang mit der atemtherapeutischen Theorie und Praxis. Deshalb kann vor dem praktischen Teil nicht auf eine kurze theoretische Einführung verzichtet werden.

2. Kapitel

DIE THEORETISCHEN GRUNDLAGEN
DER CHINESISCHEN MEDIZIN

Das Yin-Yang-Prinzip und die Fünf Elemente

Auch die Heilkunst hat aus der alten, klassischen chinesischen An-
schauungsweise den Grundsatz übernommen, daß der menschliche
Organismus einen verkleinerten Makrokosmos darstellt: den Mikrokosmos. Dementsprechend stehen die körperlichen Prozesse mit den
in der Natur wirkenden Elementen, Kräften und Prozessen in einer
untrennbaren Verbindung. Hinter dieser Auffassung steht auch die
Erkenntnis und die Erfahrung, daß der Mensch nicht aus der Natur
herausgelöst werden kann, daß er mit dem gesamten Kosmos in einer
engen Abhängigkeit steht, da er selbst einen Teil dieses Kosmos
bildet. Aufgrund dieser Tatsache wird die Natur als Makrokosmos
und der Mensch als Mikrokosmos nach den gleichen Gesetzmäßig-
keiten geführt.

Wenn man das Wesen und den darin enthaltenen rationalen Kern
betrachtet, ist diese Auffassung unbedingt richtig, wenn auch die
daraus gezogenen Schlußfolgerungen manchmal zu falschen Analogien führen konnten. In der Natur kann man den Wechsel von Tag
und Nacht beobachten wie bei den Menschen den Wach- und den
Schlafzustand. So wie man in der Natur die Aufeinanderfolge der
Jahreszeiten erleben kann, so geht der Mensch durch die verschiedenen Entwicklungsstufen von der Geburt über das Jugendalter, die
Reife bis zum Alter. Die Periode eines Gedankens vom Entstehen bis
zu seinem Vergehen oder die Aufeinanderfolge von Aus- und Einatmungen sind als Widerspiegelung des Mikrokosmos ähnlich den
Gezeiten von Ebbe und Flut im Makrokosmos.

Deshalb kann, nach Auffassung der traditionellen Heilkunst, der
Mensch nur dann richtig handeln, wenn er sein Tun mit der Natur in
Einklang bringt. Diese Erkenntnis könnte sehr gute praktische Hinweise für ein gesundes Leben geben, wenn man von den übertriebe-
nen Analogien absieht. Im ersten bis dritten Kapitel des *Su-wên* steht

29

beispielsweise, daß im Frühjahr meistens die Leberkrankheiten häufig sind, im Sommer die Herzkrankheiten und Wechselfieber, im Herbst muß man besonders auf die Lungen achtgeben und im Winter auf die Nieren. Die Zeit des gesunden Ausruhens soll von den Zeiten des Sonnenaufgangs und des Sonnenuntergangs abhängig gemacht werden. Nach den oben erwähnten Kapiteln des *Su-wên* leben die Menschen nur dann richtig, wenn sie zur Zeit des Sonnenaufgangs aufstehen und mit dem Sonnenuntergang schlafen gehen, also im Sommer früher aufstehen und später schlafen gehen als im Winter.

Eine solche, als »kosmomorphisch« zu bezeichnende Auffassung wirft aber weitere Fragen auf und bedarf weiterer Erklärungen. In der Natur ebenso wie im menschlichen Körper sind die gleichen ständigen Wechselerscheinungen zu beobachten. Eine solche Wechselerscheinung tritt immer mit einer bestimmten Periodizität auf. Im Ablauf der einzelnen Perioden gibt es Punkte, von denen ausgehend genau das Gegenteil eines vorher beobachteten Zustandes oder einer Funktion zu erfahren ist. So ist die Nacht das Gegenteil vom Tag, die Dunkelheit vom Licht, das Sterben steht der Geburt gegenüber, das Aufwachsen dem Absterben, die Flut der Ebbe, der Vollmond dem Neumond, die Fülle der Leere, das Wasser dem Feuer, das Männliche dem Weiblichen, das Wachsein dem Schlafe und das Ausatmen dem Einatmen.

Aus der Betrachtung solcher Gegensätze haben die alten Chinesen die Erkenntnis gewonnen, daß in der Natur wie auch im menschlichen Organismus ein ständiger Kampf der entgegengesetzten Kräfte herrscht. Wenn auch dieses Kräftepaar anscheinend gegeneinander wirkt, bildet es doch eine Einheit, weil diese Kräfte sich gegenseitig ergänzen, indem sie ihre Polarität unterstreichen. Dies soll praktisch die beiden »Gesichter« der in allen Erscheinungen sich widerspiegelnden Kraft der allumfassenden Energie darstellen.

Wenn eine in einer Richtung wirkende Kraft die Oberhand gewinnt, beginnt sogleich eine anscheinend entgegengesetzte Kraft zu wachsen, bis diese schließlich das Übergewicht gewinnt und die andere Kraft scheinbar aufgehoben wird. Diese Schwankungen der beiden Kraftrichtungen sind in der Natur und auch im menschlichen Organismus wellenförmig periodisch. Geben wir beispielsweise dem Tag ein positives Zeichen, dann merkt man, wie im Verlauf des Tages langsam sein negativer Gegenpol, nämlich der Abend, zu wachsen beginnt, bis sich die Nacht mit voller Kraft durchgesetzt hat; zugleich aber beginnt sich periodisch das nächste Positive, nämlich die Morgendämmerung des kommenden Tages vorzubereiten.

In ähnlicher Weise kann der Einatmungsprozeß als positiv bezeichnet werden. Mit dem Sich-Auffüllen der Lungen aber wird schon der negativ zu benennende Ausatmungsprozeß vorbereitet. Die negative »Kraft« erhält das Übergewicht, aber auch dieser Zustand bleibt nicht von Dauer, und die neue Einatmung wird eingeleitet.

Dieses Wechselspiel, die Schwankungen der beiden Kraftrichtungen des Positiven und des Negativen, entspricht dem Wesen aller Lebenserscheinungen, und die Regelmäßigkeit solcher periodischer Schwankungen entspricht dem gesunden Zustand. Also kann, nach chinesischer Vorstellung, ein Krankheitszustand so erklärt werden, daß er durch das Auftreten von unregelmäßigen Perioden der beiden Kraftrichtungen entsteht.

Die altchinesische Philosophie hat die beiden gegeneinanderwirkenden Polarkräfte mit den Begriffen *Yin* und *Yang* bezeichnet. Darüber wird erstmals in dem Anhang des »Buches der Wandlungen« *(I Ching)* geschrieben. Ursprünglich bedeutete das »Yin« die nördliche und das »Yang« die südliche, von der Sonne beschienene Seite eines Berges. An den Begriffskreis des »Yin« schlossen sich die Begriffe des Negativen, der Kälte, des Dunkels und des Weiblichen an, während das »Yang« das Positive, Männliche, das Licht und die Wärme verkörpert. Nach dem *Su-wên* ist »das Yin und das Yang das Gesetz des Himmels und der Erde (d. h. des Weltalls und des Menschen), der Regler von allem, der Erzeuger der Wandlungen und der Grund von Geburt und Tod«.[14]

Als praktische Folgerung aus diesen Theorien kann gesagt werden, daß eine Krankheit eine Disharmonie des Gesamtorganismus ist, während Gesundheit volle Harmonie bedeutet. Als »Yin-Krankheiten« werden solche Krankheiten bezeichnet, deren Symptome in einer Unterfunktion, etwa zu niedrigem Blutdruck oder Blässe, bestehen, während im Gegensatz dazu die »Yang-Krankheiten« sich durch gesteigerte Organtätigkeit, zum Beispiel Entzündungen, zu hohen Blutdruck, Schmerzen oder Rötungen, äußern.

Der »reine Yin-« bzw. der »reine Yang-Zustand« ist aber jeweils nur in gewissen Phasen als solcher zu erfahren, während sonst die beiden Prinzipien in einem ungleichen Kraftverhältnis zueinander stehen. Aufgrund der makrokosmischen Analogie wechseln sich auch im menschlichen Organismus ständig ein reiner, mittelmäßiger oder schwacher Yang-Zustand mit einem schwachen, mittleren oder reinen Yin-Zustand ab, mit dem er gleichzeitig eine Harmonie bildet. Gemäß den altchinesischen Beschreibungen existieren in allen Yin-Zuständen auch Yang-Zustände und in allen Yang-Zuständen bestehen Yin-Zustände. Diese Auffassung könnte nach der westlichen medizinischen Terminologie mit der Sympathikus-Parasympathikus-Wechselbeziehung verglichen werden, jedoch besitzt das Yin-Yang-Prinzip eine umfassendere Gültigkeit.

Die Äußerung der allgemeinen Kraft in ihren beiden Richtungen kann nur in der Materie erkannt werden. Die Materie aber besteht aus verschiedenen Bestandteilen, den Elementen. Das Kapitel *Hung Fan* aus dem »Buch der Schriften« *(Shu Ching)* der Han-Zeit führt fünf solcher Elemente *(Hsing,* wörtlich Begleiter, Mitgefährte) auf: das Holz, das Feuer, die Erde, das Metall und das Wasser.

Die Elemente können zueinander in einem helfenden und ergänzenden Verhältnis stehen, oder aber sie wirken gegeneinander und zerstören gegenseitig ihre Wirkungen. Diese Erkenntnis kann auf sehr alten Erfahrungen beruhen, worauf bereits auch *Needham* hingewiesen hat.[15]

Vielleicht kann man daraus solche Zusammenhänge ersehen, wie daß das Holz dem Feuer »hilft«, das Feuer der Erde, die Erde dem Metall, das Metall dem Wasser und das Wasser dem Holz.

In entgegengesetzter Richtung zerstört das Feuer-Element das Erd-Element, Erde und Wasser stehen sich gegenüber, das Wasser dem Feuer, das Feuer dem Metall und das Metall »zerstört« das Holz.

Eine Weiterführung der ursprünglichen Theorie erbrachte dann viele Irrtümer. Jedoch war auf dem Gebiet der traditionellen Medizin die abgeleitete Schlußfolgerung aus der Theorie der Fünf Elemente in vielen Fällen richtig, weil diese mit alten praktischen Erfahrungen verknüpft worden war. Die Erklärung der Tätigkeit der Organe ist beispielsweise auch mit der Theorie der Fünf Elemente verbunden, aber die Schlußfolgerungen sind nach unseren heutigen Kenntnissen manchmal unrichtig. Gleichfalls waren auch die Medikamente nach diesen Elementen eingeteilt, und hier ist auch heute die Theorie der Fünf Elemente unentbehrlich, und zwar nicht wegen der Theorie, sondern wegen der auf ihr beruhenden praktischen Erfahrungen.

Das Yin-Yang-Prinzip und die Auffassung der Fünf Elemente gehören in der chinesischen Medizin eng zusammen. In den Fünf Elementen kann jeweils die Yin- oder Yang-Kraftrichtung verstärkt oder abgeschwächt in Erscheinung treten: Deshalb wurde bei der Behandlung die Zugehörigkeit des erkrankten Organes zu seinem entsprechenden Element, das Gleichgewichtsverhältnis von Yin und Yang und die dazu passende Therapie festgestellt.

Der Vollständigkeit halber sei erwähnt, daß das Yin-Yang-Prinzip und die Theorie der Fünf Elemente auch mit den einzelnen Tagesabschnitten sowie mit den Zyklus-Zeichen des chinesischen Kalenders in Verbindung gebracht worden sind. Die daraus abgeleiteten Folgerungen sind manchmal von Bedeutung und können auch mit den heutigen kosmobiologischen, meteorobiologischen Forschungen in Einklang gebracht werden (z. B. die maximale oder minimale Wirksamkeit der Medikamente während der verschiedenen Tages- und Jahreszeiten). Trotzdem förderten die daraus entstehenden Verallgemeinerungen den Aberglauben und verhinderten dadurch eine positive Weiterentwicklung der Medizin.

Der menschliche Organismus

Das Yin-Yang-Prinzip und die Theorie der Fünf Elemente tritt im menschlichen Körper in folgendem Zusammenhang in Erscheinung: Man unterscheidet zwischen den fünf »*passiven*« Yin- oder Speicher-Organen und den fünf Yang- oder aktiven »*aufarbeitenden*« Organen.

Die fünf Yin-Organe sind die Lunge, die Milz, das Herz, die Niere und die Leber. Diese zusammen werden als *Tsang* (Speicher) bezeichnet. Im Gegensatz dazu stehen die als *Fu* (Aufarbeiter) bezeichneten Yang-Organe, der Dickdarm, der Magen, der Dünndarm, die Blase und die Galle.

Im Laufe der Zeit wurde zu diesen *Tsang-* und *Fu-*Organen noch je ein weiteres hinzugezählt, nämlich zu den *Tsangs* der *Hsin-pao* (Herzbeutel) und zu den *Fus* der *San-chiao* (dreifacher Erwärmer). Der letztere ist kein »Organ«, sondern ein Funktionskreis, der die chemische Umwelt des Organismus regelt und aus dem Zusammenwirken von Atmung (oberer Erwärmer), Verdauung (mittlerer Erwärmer) und urogenitalem System (unterer Erwärmer) besteht.

Dagegen reguliert der »Herzbeutel« außer dem peripheren Blutkreislauf auch die Zusammensetzung des Blutes und die Blutversorgung der Yin-Organe, ist aber kein »Organ« und hat mit dem europäischen medizinischen Herzbeutelbegriff nichts gemeinsam.

Laut der traditionellen Auffassung stehen die einzelnen Organe auch in ihren Funktionen in einer engen Verbindung. Nach unserer heutigen Formulierung gehören sie in das Gefüge des vegetativen Nervensystems. Damit kehren wir wieder zum Yin-Yang-Prinzip und zur Fünf-Elemente-Theorie zurück.

Die allwirksame Energie, die sich in den Elementen, das heißt in der Materie und in dem Yin-Yang-Kraftverhältnis ausdrückt, wird in dem menschlichen Organismus auf folgende Weise verkettet:

Je zwei Yin- und Yang-Organtätigkeiten sind so verbunden, daß sie zusammen den Yin- und Yang-Charakter eines gleichen Elementes bilden. Demgemäß würde der allwirksame Energiestrom einen einheitlich verbundenen Energiekreislauf bilden, wie er in dem folgenden Schema dargestellt ist:

Leber	(Yin, Holz)	Lunge	(Yin, Metall)
Galle	(Yang, Holz)	Dickdarm	(Yang, Metall)
»Drei Erwärmer«	(Yang, Feuer)	Magen	(Yang, Erde)
»Herzbeutel«	(Yin, Feuer)	Milz	(Yin, Erde)
Niere	(Yin, Wasser)	Herz	(Yin, Feuer)
Harnblase	(Yang, Wasser)	Dünndarm	(Yang, Feuer)

Hinter dieser anscheinend trockenen theoretischen »Anatomie« finden sich auch teilweise ernstzunehmende Erfahrungen. Vor einer genaueren Erläuterung muß jedoch der Leser erst mit dem Zusammenhang zwischen den Körperorganen und der Hautoberfläche vertraut gemacht werden.

Im chinesischen Altertum wurden an der Hautoberfläche solche Punkte festgestellt, durch deren Beeinflussung Schmerzen gelindert werden können. Später wurden auch noch andere Punkte gefunden, bei deren Behandlung mit Nadelstich, Erwärmung oder Massage die Tätigkeit entsprechender Organe geregelt werden konnte.

Diese Punkte wurden später so zusammengestellt, daß alle auf ein Organ wirkenden Punkte in einem *Ching* (Faden, Leitung, »Meridian«) dargestellt werden konnten. Entsprechend den zwölf und den zusätzlichen zwei »Organen« wurden also insgesamt vierzehn »Hauptmeridiane« festgelegt. Im Laufe der Zeit wurden noch weitere »Nebenmeridiane«, »Sondermeridiane« und sogar »Muskelmeridiane« entwickelt. Alle diese Meridiane beschränken sich auf ganz bestimmte Gebiete des Organismus. Ebenso müssen die einzelnen Organe verschieden behandelt werden, je nachdem ob sie sich in Überfunktion oder in Unterfunktion befinden. Im ersten Fall muß die Tätigkeit gedämpft werden, das heißt, der Energieüberfluß wird abgeleitet, während im zweiten Fall die Tätigkeit verstärkt werden muß, das heißt, die Behinderung des Energiestromes muß aufgehoben werden.

In dieser Hinsicht hat die schon oben erwähnte Energieverkettung eine besondere Bedeutung. Die medizinische Erfahrung zeigt nämlich, daß die Tätigkeit eines Organes nicht nur durch den zu diesem Organ gehörenden Meridian verstärkt werden kann, sondern auch durch die Beeinflussung des in der Energieverkettung vor diesem Organ liegenden Organs. Bei der Sedierung kann außer der Behandlung des betreffenden Organs auch noch das nachfolgende Organ sediert werden. Eine weitere Erklärung der physiologischen und biologischen Zusammenhänge dieser Feststellungen wird zur Zeit erarbeitet.[16]

Die Energie

Entsprechend der chinesischen Auffassung beruht die im Organismus, also in der Materie wirksame Bewegung auf der Energie der beiden gegensätzlichen Kräfte und deren regelmäßigen Schwingungen. Das Yin-Yang-Kräftepaar weist aber letztlich auf die Existenz einer einzigen Kraft hin, die sich auf verschiedene Art und in verschiedenen Erscheinungsformen widerspiegelt. Obwohl diese Kraft scheinbar gegensätzliche Erscheinungen aufweist, ist sie in Wirklichkeit einheitlich, harmonisch, in ständigem Gleichgewicht, in ihrer Grundtendenz ausgleichend, überall existent; und so, wie sie im Makrokosmos mit folgerichtiger Regelmäßigkeit und Unerbittlichkeit wirkt, erscheint sie auch im Mikrokosmos, im menschlichen Organismus. Diese alles umfassende Energie haben die alten Chinesen *Ch'i* genannt. Das Leben mit diesem *Ch'i* in Übereinstimmung bringen, bezeichneten sie als *Tao* oder »Weg«.

Die Erklärungen des Begriffes *Ch'i* in den Wörterbüchern zeigen, auf welchen Ursprung er zurückzuführen ist. So bedeuten sie dort »Luft, Dampf, Hauch, Veranlagung, Temperament, Kraft, Atmosphäre, Lebenshauch oder lebenspendende Energie«.[17] Die Bedeutung von »Luft, Dampf und Hauch« ist dem griechischen Begriff *Pneûma* ähnlich, oder dem tibetischen Begriff *rLung* oder dem indischen *Prāna*.

Die altchinesischen Ärzte haben alle Interpretationen des Begriffes *Ch'i* für wichtig gehalten, doch haben sie darunter meistens eine allgemeine Energie verstanden. Diese Energie zirkuliert im ganzen Körper, durchströmt die Meridiane, reguliert den Aufbau, das Wachstum und den Abbau des Organismus und bringt den allgemeinen Gleichgewichtszustand des Körpers hervor.

Mit *Ch'i* bezeichnete man auch die Aus- und Einatmung *Ch'u-ch'i* (Ausatmen) und *Ju-ch'i* (Einatmen) sowie die menschlichen Emotionen; in moderner Terminologie benennt man damit einen besonderen neurobiologischen Umstand, demgemäß jemand *Ch'i* beispielsweise für das Gehen oder die Wahrnehmung von Wärme und Kälte hat. Mit anderen Worten bezeichnet das *Ch'i* die Tätigkeit des neurohormonalen Systems. Die Atemtherapie, die den chinesischen Namen *Ch'i-kung* führt, bedeutet wörtlich übersetzt die »Übung des Atmens«, »Ausprägung des Atmens« und zugleich auch die »Bearbeitung der Energie«, nämlich die Regulierung und Lenkung der Energie. Die chinesische Medizin besteht bedingungslos auf der Berücksichtigung der beiden verschiedenen Bedeutungen von Atmung und Energie, weil nach ihrer Auffassung nur die beiden Bedeutungen zusammen den wirklichen Inhalt des Begriffes *Ch'i* wiedergeben können.[18]

36

Als Vergleich ist es interessant, die tibetische und die indische Auffassung von »Atmung-Energie« anzuführen. Die tibetische buddhistische Medizin hat hierfür den Begriff *rLung* (Wind, Hauch, Atmosphäre, Luft und Energie). Dieser ist dem chinesischen *Ch'i* ähnlich. Das *rLung* bildet gemeinsam mit der Galle und dem Schleim die drei Hauptsäfte des Körpers. Das *rLung* zirkuliert auch in allen Adern, im ganzen Körper, bringt alle absichtlichen und reflektorischen Bewegungen hervor und auch die verschiedenen physiologischen Veränderungen. Das *rLung* tritt im menschlichen Körper in fünf Erscheinungsformen auf; bei der Atmung, als Fähigkeit zum Sprechen, als Ursache der Muskelbewegungen, als Ursache der Verdauung und der Assimilation und endlich als Ursache der Ausscheidungen.[19]

Die indische Auffassung über *Prāna* ist den obengenannten Begriffen sehr ähnlich. Die indische Philosophie und damit die Medizinphilosophie vertritt den Standpunkt, daß alles Leben nichts anderes ist als der Strom des *Prāna* in Gestalt der Materie, also der kontinuierliche Strom des Seins. Für die mit Vernunft begabten Wesen ist die unmittelbarste Erscheinung des *Prāna* der Gedanke, und die der Natur des *Prāna* am besten geeignete Wirkungsebene die *Citta*, die meistens mit »Denksubstanz« übersetzt wird. Wenn die betrachtende Person die grundsätzliche Wirkungsweise der *Citta* erlebt und erkannt hat, wenn ihr deren Existenz und Funktionsgrundlagen offenbar geworden sind und wenn sie diese unter ihre bewußte Kontrolle genommen hat, dann bedeutet dies im Grunde, daß sie die Herrschaft über *Prāna,* das heißt die Energie in der materiellen Welt, gewonnen hat. Durch diese Beherrschung ist das Individuum in der Lage, aus sich heraus auch auf die außerhalb seiner Person existierenden Energiewellen des *Prāna* einzuwirken.

Im Bereich der groben Materie ist für die organischen Lebewesen der primärste und feinste Träger des *Prāna* die Luft. An diesem alles erfüllenden Strom nimmt das Individuum teil. Im grobmateriellen Stoffwechsel wird die lebenspendende Materie der Nahrung entnommen, diese kann sogar wochenlang eingeschränkt oder entbehrt werden; die Luftaufnahme jedoch, also der *Prāna-Strom* kann nur für sehr kurze Zeit entbehrt werden. Beim Ausbleiben der Atmung würde nach wenigen Minuten das Bewußtsein schwinden und der

Tod eintreten. Deshalb vertritt die indische Philosophie die Auffassung, daß der Mensch sich durch die Regulierung der Atmung am Geschehen der kosmischen Kräfte beteiligen kann, weil dieser *Prāna* auch in seinen physischen Lebensvorgängen eine primäre Rolle spielt.[20]

Es ist schwer zu entscheiden, welche dieser obengenannten Auffassungen zuerst entstanden ist, oder ob sie voneinander unabhängig waren. Es scheint sicher zu sein, daß durch buddhistische Übermittlung die Lehre vom *Prāna* auch nach Tibet und nach China gebracht worden ist, allerdings erst relativ spät, so daß der Weg der Verschmelzung nicht mehr nachgezeichnet werden kann. Denn als der Begriff des *Prāna* nach China kam, bestand dort schon seit langer Zeit das Wissen um den Begriff des *Ch'i*.

3. Kapitel

DIE GRUNDLAGEN DER ATEMTHERAPIE

Die Aus- bzw. Einatmung des Menschen ist eine physiologische und biologische Notwendigkeit. Diese geschieht auf dem Wege über die Lungen- und Gewebsatmung. »Die Lungenatmung hat die Aufgabe, den in den Geweben aufgenommenen Sauerstoff des Blutes zu ersetzen und die gebildete Kohlensäure abzugeben; sie dient dem Gasaustausch. Sie bildet Ende und Anfang eines Kreisprozesses zwischen Lungenatmung (äußerer Atmung) einerseits und Gewebsatmung (innerer Atmung) andererseits, wobei der Blutkreislauf als Mittler fungiert. In rhythmischer Folge wechseln Einatmung (Inspiration) und Ausatmung (Expiration) miteinander ab, wobei durch Vergrößerung des Thoraxinnenraums während der Inspiration Außenluft in die Lungen einströmt, wodurch dort der O_2-Druck erhöht und der CO_2-Druck erniedrigt wird, und wobei durch die anschließende Verkleinerung des Thoraxinnenraums ein Teil der in der Lunge befindlichen Luft nach außen befördert wird. Auf diese Weise wird die Voraussetzung für den entscheidenden Vorgang, den Gasaustausch, gegeben«.[21]

Außer dieser medizinischen Erklärung müssen wir auch solche Erfahrungen zur Kenntnis nehmen, die für den Fachmann ebenso wie für den Laien von Natur aus selbstverständlich sind.

Wenn wir einen gesunden schlafenden Menschen beobachten, dann sehen wir, daß er regelmäßig und langsam atmet. Biologisch betrachtet ist sein Organismus im Ruhezustand; deshalb ist sein Organismus nur gering in Anspruch genommen, wodurch auch die Oxygenaufnahme und die Kohlendioxydabgabe verringert werden.

Betrachten wir den gleichen Menschen beim Erwachen, dann ist folgendes zu beobachten: Der Rhythmus der Ein- und Ausatmung wird etwas beschleunigt, der Mensch gähnt und reckt seine Glieder, er macht einige tiefe Atemzüge, er nimmt also mehr Luft zu sich und gibt mehr Luft ab. Im Vergleich zu seinem Schlafzustand hat sich also seine Atmungsform geändert. Auch die Ärzte des chinesischen Altertums machten schon die Erfahrung, daß nach dem Erwachen mit der Verstärkung der Tätigkeit des »Gehirns« (heute: der Gehirnrinde) zugleich die Atmung intensiviert wird.

Beobachten wir nun weiter die Menschen bei ihren verschiedenen Tätigkeiten, wie sie miteinander sprechen, wie sie sich im Straßenverkehr verhalten, wie die einen sich grämen und die anderen sich freuen, wie sie miteinander streiten, wie die Künstler selbstvergessen sich ihrem Schaffen hingeben, dann können wir erkennen, daß alle diese Menschentypen auch ganz verschiedene Atmungstypen verkörpern. Zugleich ist feststellbar, daß die äußeren Bewegungsabläufe, die Erschütterungen, Emotionen und Impulse auch den allgemeinen Atmungstyp des Wachzustandes ständig beeinflussen. Die Atmungsform des gesammelten und vertieften Wachzustandes hat eine große Ähnlichkeit mit der Atmungsform des Schlafzustandes.

Gemäß der chinesischen medizinischen Auffassung können sich die äußeren und inneren Umstände in starkem Maße auf die Veränderung von Atmungsformen auswirken, sehr oft schon wegen der wechselnden »Gedankensprünge«. Kann aber der Mensch seine Atmung etwas beruhigen, dann folgt auch eine Beruhigung der »Denksubstanz«. Diese Harmonisierung wirkt sich dann später auch auf die Tätigkeit des Gesamtorganismus aus. Von dieser grundlegenden Erfahrungswirklichkeit kann man sich jederzeit überzeugen. Friedliche Menschen atmen ruhiger als streitende und streitsüchtige Menschen. Sieht man einen aufgeregten, sich auf die Lippen beißenden Menschen, dann merkt man sofort, daß seine Atmung ebenso arhythmisch und sprunghaft ist wie seine außer Kontrolle geratenen Gedanken.

Aus solchen und ähnlichen Beobachtungen haben die alten Chinesen den Schluß gezogen, daß das Gleichgewicht des Gesamtorganismus mit einer ruhigen, tiefen und regelmäßigen Atmung in Beziehung steht, und daß der Erfolg einer entsprechenden Atemregulierung dem gesunden Zustand gleichkommt, also der »ungestörten Zirkulation der Energie«. Die Magengeschwüre und die Blutdruckstörungen sowie Nervenkrankheiten können in enger Verbindung mit den Atmungsformen, aber auch mit der arhythmischen Geistestätigkeit stehen; ihre traurige Statistik beweist die Richtigkeit solcher Annahmen.

Aufgrund des bisher Gesagten sind die atemtherapeutischen Methoden geeignet, teils durch die Atmung als dem inneren Faktor und teils durch Bewegungsübungen als dem äußeren Faktor einen ruhigeren Zustand des Organismus herbeizuführen, eine Ausbildung krankhafter Reaktionen mit zu verhindern oder bereits entstandene Krankheiten wieder auszuheilen.

Die Regulierung der äußeren und inneren Faktoren hängt mit den Kausalbedingungen der traditionellen Heilkunst eng zusammen. Demgemäß werden die Krankheitsursachen in äußere und innere Ursachen aufgeteilt. Die Personen, die Atmungs- und Bewegungsübungen durchführen, schließen sich gegen den Einfluß schädlicher Faktoren ab, oder sie neutralisieren deren Auswirkungen und machen ihre schädigenden Einflüsse unwirksam.

Die *äußeren* Krankheitsursachen sind der Wind, die Kälte, Hitze, Feuchtigkeit, Trockenheit und Feuer; diese werden zusammen als die »sechs bösen Ursachen« oder »sechs Schädigungsursachen« bezeichnet.[22] Sie stehen in Zusammenhang mit den Witterungsveränderungen und spiegeln hier vor allem die einzelnen territorialen Klimaeinflüsse in China wider.

Unter den äußeren Einflüssen verstand man später auch noch die Epidemien, die durch Nahrungsmittel und Getränke verursachten Störungen, die Erschöpfungszustände, das übertriebene Geschlechtsleben, die Verletzungen, auch solche durch Schlangenbiß und tollwütige Tiere, die Eingeweideparasiten, die Vergiftungen und die Vererbungsfaktoren.[23]

Bei den *inneren* Krankheitsursachen sind vor allem die Emotionen von besonderer Bedeutung. Diese können in extremen Fällen sogar krankhafte Prozesse hervorrufen, die von der chinesischen Heilkunde als die »sieben emotionellen Störungen« oder als die »sieben krankhaften Gefühlszustände« bezeichnet werden. Es sind dies die Freude, der Zorn, die Sorge, »Gedanken«, der Kummer, die Angst und der Schrecken.[24] Die Wirklichkeit ihres Daseins braucht nicht ausführlicher bewiesen zu werden, weil sie auch in der westlichen Neurologie und Psychotherapie sehr eingehend berücksichtigt werden. Die übermäßige Freude, bei der jemand »seinen Verstand verliert«, der Zorn, der jemanden erbleichen oder sein Blut in Wallung geraten läßt, der ständige Angstzustand eines Hypochonders, die besessenen Gedanken eines manisch-depressiv Veranlagten, ein vor

Kummer vergehender Mensch und der auf unvorhergesehene Ereignisse folgende Schrecken: Sie alle sprechen für die Richtigkeit der chinesischen Einteilung. Bei der Feststellung der Krankheitsursachen werden heute selbstverständlich auch die Ätiologie und die Pathologie der modernen Medizin mit berücksichtigt.

In der Praxis der Atemtherapie sind als äußere Krankheitsursachen nur die »sechs bösen Ursachen« erwähnt, dazu rechnet man außerdem noch die Erschöpfungszustände: Diese und die inneren Ursachen können durch Atem- und Bewegungsübungen heilsam beeinflußt werden. Nur der indische und der tibetische Yoga beeinflussen in gewissen Fällen mit Hilfe ganz spezieller Atemübungen und Praktiken auch die oben erwähnten anderen äußeren Krankheitsursachen. Nur sehr wenige wissenschaftliche Werke berichten darüber. Die unwissenschaftlichen Darstellungen über solche »wunderbaren Fähigkeiten« verursachen mehr Schaden, als daß sie zur Aufklärung beitragen.

Die verschiedenen Arten und Besonderheiten der Atemtherapie

Die in alten Schriften gebrauchten Fachbegriffe ändern sich jeweils nach der Anwendung der verschiedenen Übungen, die bei den Taoisten oder bei den Buddhisten gebräuchlich war. Heutzutage sind solche Unterscheidungen nicht mehr von Bedeutung; sie sind höchstens noch vom medizinhistorischen Standpunkt aus von Interesse.

Die modernen chinesischen atemtherapeutischen Werke teilen dieses gesamte Fachgebiet in drei verschiedene, jedoch eng miteinander zusammenhängende Übungsbereiche ein. Sie unterscheiden:

1. *Nei-yang-kung,* d. h. die »inneren erhaltenden Übungen«,
2. *Ch'iang-chuang-kung,* d. h. die »(inneren) Stärkungsübungen«, und
3. *Pao-chien-kung,* d. h. die »(äußeren) Kräftigungsübungen« (wörtlich: »die Gesundheit schützenden Übungen«).[25]

Einige Werke fassen die ersten beiden Übungsbereiche zu einem Gebiet zusammen und benennen es *Ching-kung* (Stille Arbeit). Sie unterscheiden sich von dem letzteren oft als *Tung-kung* (Bewegungs-

Arbeit) bezeichneten System.[26] Der Arzt hat die Aufgabe, aus den oben genannten drei Übungsbereichen die geeignetsten Übungen für den Patienten auszusuchen.

Vor einer ausführlichen praktischen Darstellung der drei Übungsbereiche soll hier eine kurze Zusammenfassung der wesentlichen Aufgaben dieser Übungen gebracht werden.

Die *inneren erhaltenden Übungen* werden so ausgeführt, daß der Patient in sitzender Haltung, in Rücken- oder in Seitenlage sich völlig entspannt, dann die eigentliche Atemübung durchführt, wobei er an ein ganz bestimmtes, ihm vom Arzt gegebenes Wort oder an einen Gegenstand denken soll. Wenn dann seine körperliche und psychische Verfassung vollkommen zur Ruhe gekommen ist, hört er mit der »aktiven« Übung auf und »verweilt« in einem ganz gelockerten Zustand.

Die *inneren Stärkungsübungen* werden gleichfalls in sitzender oder in liegender Haltung ausgeführt; hier sind meistens zwei Sitzhaltungen gebräuchlich: Bei der einen wird eine Fußsohle auf den gegenüberliegenden Schenkel aufgelegt (*Siddhasana*) und bei der anderen Haltung liegen beide Fußrücken auf den Schenkeln (*Padmasana*). Hier werden auch andere Atemübungen verwendet als bei den »inneren erhaltenden Übungen«, nämlich die »stille Atmung«, die »tiefe Atmung« und die »gegensätzliche Atmung«. Während dieser Atemformen genügt es, die Aufmerksamkeit auf einem Körperpunkt ruhen zu lassen, ohne an einen besonderen Gegenstand oder an ein Wort zu denken.

Wahrscheinlich sind die »inneren Stärkungsübungen« älteren Ursprungs, weil in alten medizinischen Schriften und auch unter den taoistischen und buddhistischen Methoden immer diese bevorzugt zu finden sind. Die neueren chinesischen atemtherapeutischen Veröffentlichungen erwähnen jedoch zuerst meist die »inneren erhaltenden Übungen«, weil ihre heilkundliche Bedeutung größer zu sein scheint als die der »inneren Stärkungsübungen«.

Die *äußeren Kräftigungsübungen* bestehen aus langsamen Bewegungsfolgen, die mit natürlichen und ruhigen Atemzügen ausgeführt werden.

In diesem Buch soll das gesammelte, bisher bekannt gewordene Material, nach diesen drei Übungsbereichen geordnet, betrachtet werden. Die moderne chinesische Fachliteratur bezeichnet diese drei Übungsbereiche mit dem Sammelbegriff *Ch'i-kung,* das bedeutet »Atemtherapie«.

In der heutigen Deutung der traditionellen Heilkunst stellt sich die *Besonderheit* der Atemtherapie wie folgt dar[27]:

1. Der Patient heilt sich im Grunde genommen selbst. Der Arzt, der die Übungen leitet, hilft nur mit, daß die Krankheit überwunden werden kann. Die erreichten Übungserfolge stärken den Optimismus des Patienten. Dies erweist sich besonders bei Gesundheitsstörungen, welche mit Depressionen verbunden sind, als sehr bedeutsam.

2. Die Atemtherapie beinhaltet »innere« Übungen, die einen gewissen Gegensatz zu den »äußeren« Übungen bilden. Weil der Patient meist nicht an »innere« Übungen gewöhnt ist, muß erst eine Verbindung zwischen dem Atmen und dieser besonderen Form des Bewußtwerdens entwickelt werden. Dafür bedarf es der Geduld auf seiten des Patienten ebenso wie dessen Vertrauen gegenüber dem Therapeuten. Auch soll der Patient Gleichmut zeigen und keine Sensationen erwarten. Denn als Folge regelmäßiger Atemübungen können nach einer gewissen Zeit synästhetische Empfindungen auftreten, wie beispielsweise Chromopsie (Farbsehen), die Empfindung der Schwerelosigkeit usw., Erlebnisbereiche, denen einzelne Taoisten und Buddhisten besonderen Wert beigemessen haben.

3. Es sollen Mentalität, Ernährungsgewohnheiten und Umwelt des Patienten berücksichtigt werden. So kann es zweckmäßig sein, die Atemtherapie mit anderen Heilmethoden zu kombinieren. Pseudoreligiöse Verzückungen des Patienten sowie in Zusammenhang mit dieser Therapie häufig anzutreffende okkulte Vorstellungen sind zu vermeiden bzw. zu korrigieren.

4. Die Atemübungen wirken auf die Funktionen der inneren Organe nur langsam ein. Deshalb ist wichtig, daß auf natürliche und ungezwungene Weise geübt wird. Das bewußte Streben nach raschem Erfolg, ein unruhiges, ungeduldiges Üben, kann schweren Schaden verursachen. Es verhindert nicht nur den gewünschten Erfolg, es kann auch schädliche physiologische Veränderungen hervorrufen. Darum soll der Patient nur nach Vorschrift des Arztes und nicht nach seinem eigenen Gutdünken üben.

5. Die Therapie umfaßt »Bewegung und Ruhe«. Für die erstrebte Harmonisierung sind beide Komponenten erforderlich. Ganztägiges Nichtstun ist genausowenig gesundheitsfördernd wie unablässiges Üben.

6. Als sehr wichtig erweist sich eine gleichmäßige, ruhige Umgebung. Damit der Patient zur Entspannung kommt, muß vor allem auch innerhalb des Sanatoriums eine friedliche Atmosphäre herrschen. Der Arzt muß ferner den Appetit des Patienten aufmerksam beobachten, damit weder durch Hungergefühle, noch durch Übersättigung der Übungserfolg beeinträchtigt wird.

7. Verspürt der Patient während der Übungen Müdigkeit, dann soll er sich nicht weiter mühen, weil Überanstrengung zu unangenehmen Folgen führen kann. Dagegen sagt das während des Übens aufkommende angenehme Gefühl der Entspannung und Beruhigung, daß sich das angestrebte »Stillwerden« eingestellt hat. Die chinesischen Ärzte bezeichnen dies in der Sprache der modernen Physiologie als einen Zustand, in dem die Gehirnrinde eine »spezielle Schutzhemmung« aufweist.

8. Im Verlaufe der Übungen können infolge der »inneren Energie« dyskinetische Phänomene auftreten. Es handelt sich hierbei um natürliche Reaktionen, welche, zusammen mit besonderen Empfindungsqualitäten, für einen bestimmten Vertiefungsgrad der Hemmung der Gehirnrinde als charakteristisch gelten. Wenn sich nämlich eine verhältnismäßig tiefe Hemmung bereits über einen großen Teil der Gehirnrinde erstreckt und das Bewegungszentrum plötzlich einen Reiz erhält, dokumentiert sich dieser Impuls in ungeordneten Bewegungen des Patienten. In therapeutischer Sicht gilt es als äußerst schädlich, solche Bewegungen willkürlich hervorzurufen. Diese Bewegungsphänomene sind von sekundärer Bedeutung. Der Patient soll deshalb seinen Ruhezustand zu bewahren suchen; er darf also nicht zugeben, daß durch diese Bewegungsmechanismen die angestrebte psychosomatische Harmonisierung beeinträchtigt wird.

In den atemtherapeutischen Werken findet man im allgemeinen diese acht Besonderheiten, die für die ganze Atemtherapie charakteristisch sind.

Schließlich ergibt sich noch die Frage, welche Krankheiten durch die Atemtherapie behandelt werden können.

Alle Übungsbereiche haben teilweise vorbeugenden Charakter und verhindern die Ausbildung von verschiedenen Krankheiten durch die Harmonisierung des Gesamtorganismus. Nach alten chinesischen Beiträgen ist die Atemtherapie auch geeignet, Krankheiten der inneren Medizin und neurologische Fälle zu heilen.[28] Heute ist man der Auffassung, daß höchstwahrscheinlich die altchinesischen Ärzte nur an eine unterstützende Wirkung dieser Heilmethoden bei inneren Krankheiten dachten, so beispielsweise bei Milz-, Leber- oder Nierenerkrankungen. Diese Vermutung wird durch die Tatsache gestützt, daß die heutigen chinesischen Ärzte bei der Behandlung dieser Krankheiten auch andere, teils westliche, teils chinesische Methoden kombiniert verwenden. Für die Heilung der inneren Krankheiten kennt man heute wirkungsvolle Methoden; die alten chinesischen Methoden müssen jedoch erst weitgehend einer wissenschaftlichen Überprüfung unterworfen werden. So scheint es erforderlich zu sein, daß man den Wirkungskreis der Atemtherapie enger begrenzen muß, als es die alten Ärzte getan haben.

Nach den modernen chinesischen klinischen Daten jedoch kann die Atemtherapie bei Erkrankungen des Verdauungsapparates, des respiratorischen Apparates (z.B. Rippenfellentzündung, Lungenentzündung, Tbc) und des Herzens mit Erfolg angewendet werden. Die moderne chinesische Fachliteratur erwähnt außerdem noch als sekundäre Bedeutung der Heilatmung, daß als Folge ihrer Anwendung auch rheumatische Gelenkschmerzen, Erkrankungen des urogenitalen Systems oder neurologische Fälle schneller und wirksamer geheilt werden können.

Der wirkliche Wert der Atemtherapie besteht jedoch darin, daß die durch unrichtige Konditionierung entstandenen und bereits chronisch gewordenen Krankheiten in den meisten Fällen mit mehr Erfolg behandelt werden, als dies mit den allgemein bekannten europäischen Methoden der Fall ist. Die Hauptbedingung für den Patienten ist, daß er durch regelmäßige Ausführung der Übungen in sich ein neues und richtiges Gewohnheitssystem entwickelt, und daß er dieses auch später immer beibehält. Im Lauf der weiteren Ausführungen, besonders in den im zweiten Teil des Buches gebrachten Anamnesen, kann diese Hauptzielsetzung besonders bewiesen werden.

Die alten wie auch die neueren Fachbücher erwähnen die Um-

stände, unter denen die atemtherapeutischen Methoden nicht angewendet werden dürfen.[29] Es sind dies Infektionskrankheiten, Gei-
steskrankheiten, Geschlechtskrankheiten sowie alle Verstopfungen
des respiratorischen Apparates, der Nasengänge und der Mundhöhle,
etwa bei Schnupfen, Mandelentzündung, starker Erkältung.

4. Kapitel

DIE GRUNDFORDERUNGEN DES ÜBENS

1. *Sung-ching Wei Chu* (Hauptaufgabe: »Entspannung« und »Stillwerden«)
2. *I-chi'i Ho'i* (Vereinigung von Aufmerksamkeit und Atmung)
3. *Lien-yang Hsiang-chien* (»Wechselseitigkeit von Üben und Verweilen«)

Um den vollen therapeutischen Heilerfolg zu erreichen, sind grundlegende Vorbedingungen erforderlich. Diese werden von den chinesischen Ärzten als: »Die drei wichtigsten Forderungen« zusammengefaßt.[30]

Die *erste* Forderung verlangt das Erlernen des »Entspannens« und des »Stillwerdens«. *Sung* (Entspannen) heißt, daß der Kranke lernt, seinen ganzen Körper mit allen Gliedern vollkommen zu lockern. Das bezieht sich auch auf die Atemübungen und die gymnastischen Übungen, die in einem »gelockerten«, »losgelassenen« und »ausgewogenen« Zustand durchgeführt werden sollen.

Die »äußeren« Bewegungsübungen stehen im Gegensatz zu den in der westlichen Welt gebräuchlichen, mit Kraftanstrengung ausgeübten Bewegungen, wie sie vor allem bei den Sportlern beobachtet werden können. Solche Bewegungen sind natürlich nicht für eine Therapie geeignet, da sie keuchenden Atem und damit Atemknappheit hervorrufen, was einer Beruhigung des Gesamtorganismus und der Gehirnrinde in keiner Weise dienlich ist.

Das *Ching* (Stillwerden) bedeutet, die Denksubstanz in einen ruhigen Zustand »fallen zu lassen«. Der sich so übende Patient hält sich fern von allen von außen eindringenden Erregungen und Reizen. Nach der Erkenntnis der alten chinesischen Ärzte besteht ein sich gegenseitig bedingender Zusammenhang zwischen der äußeren und inneren Entspannung: Lockert der Patient seine Muskulatur, dann entspannt sich auch leichter die Tätigkeit seines gesamten Denkkomplexes, so daß sich die umherirrenden Gedanken sammeln. Die Tätigkeit der angespannten und konzentrierten Denksubstanz wirkt sich auf die Anspannung der Muskulatur aus. Weil dies jederzeit zu beobachten ist, achten die traditionellen Ärzte während der Übungen darauf, ob die Muskulatur des Patienten gut entspannt ist. Daraus schließen sie auf den Grad des erreichten Ruhezustandes.

Die *zweite* Forderung betrifft das Erlernen der »Vereinigung von Aufmerksamkeit und Atmung«. Nach chinesischer Auffassung muß die Aufmerksamkeit auf einen einzigen Gegenstand gerichtet werden, und die Atmung muß »leicht, weich und ausgewogen« sein. Diese Eigenschaften bezeichnen eine natürliche, ohne Kraftanstrengung ausgeführte und selbstverständliche Atmungsweise. Das Ausgerichtetsein der Konzentration ist deshalb wichtig, weil es die Ausbildung und Beständigkeit einer entsprechenden Atmungsform ermöglicht. Diese Aufmerksamkeit darf aber ebenfalls niemals angespannt oder krampfhaft sein; sie muß als einfacher und ruhiger Beobachter die Wechselbewegungen von Ein- und Ausatmung begleiten. Diese einfache Sammlung der Aufmerksamkeit ist auch bei den chinesischen Patienten nicht leicht zu erreichen, obwohl sie nach ihren eigenen Traditionen rascher eine bestimmte Konzentration erreichen müßten, als dies bei westlichen Patienten anzunehmen ist.

Es wird öfter erwähnt, daß manche Patienten die die Übungen begleitende Aufmerksamkeit als eine Art von Arbeit ansehen, anstatt sich einfach in die Rolle des Zuschauers zu versetzen. Bisher haben diese Patienten auch geatmet, aber ohne ihre Aufmerksamkeit jemals darauf gerichtet zu haben; jetzt ist es ihre Aufgabe, diesen Vorgang zu einem Gegenstand der bewußten Wahrnehmung zu machen. Dies aber muß mit ganz selbstverständlicher Natürlichkeit vor sich gehen. Manche Patienten strengen überflüssigerweise den Bauch bei der Atmung an, manche unterdrücken sogar mit Absicht die Atemzüge. Daraus ergibt sich, daß sie weder richtig atmen noch den Atem »regeln« können. Sie haben noch keinerlei Kenntnis davon, daß, je ruhiger und gelassener das Gehirn und das Nervensystem sind, desto langsamer auch die Atmung ohne besondere Kraftanstrengung verläuft. Deshalb wird betont, daß die Aufmerksamkeit immer durch die Atmung gelenkt werden soll und niemals umgekehrt.

Die *dritte* Forderung verlangt die »Wechselseitigkeit von Üben und Verweilen«. Im allgemeinen weiß der Patient wohl, was er zu tun, nicht aber, was er zu lassen hat. Das Letztere nennt man *Yang,* das heißt »Verweilen« oder »Ernähren«. Die Bedeutung dieses alten taoistischen Fachbegriffes kann damit umschrieben werden, daß der Patient das »Nicht-Eingreifen« *(Wu-wei)* erlernen muß. Bei den Buddhisten wird dieser Zustand als »der Unentstandene, Unerschaffene, Ungewordene» *(Asankhrtā)* bezeichnet. Der Übende muß nämlich auch genau wissen, wie und wann er mit den inneren oder äußeren Übungen aufhören muß. Er muß wissen, daß er das Üben, entsprechend den Anforderungen seines Organismus, nach dem natürlichen Wechselspiel des Yin und Yang, der Passivität und Aktivität, mit dem »Nicht-Üben« austauschen muß, sich darauf verlassend, daß die Natur den Organismus besser reguliert als eine von dem individuellen wollenden Bewußtsein gesteuerte Tätigkeit.

Das »Verweilen« ist also ein Zustand der vollkommenen passiven Ruhe; diese ist im allgemeinen nicht zu erwerben. Die Kranken sind entweder deprimiert, also in passivem Zustand, und halten die Übungen für nur zweitrangig, oder aber sie verlassen die gesunde Passivität und üben in falschem Übereifer. Das wirkt sich dann so aus, »als würden wir auf ein gut brennendes Feuer – das bereits eine genügend große Hitze ausstrahlt – noch weitere Holzscheite legen und das Feuer schüren, damit es noch stärker brennt«. Dies ist Ansicht der traditionellen Ärzte. Das allgemeingültige Prinzip, alle Einseitigkeiten zu vermeiden, verlangt, daß der Patient nicht übermäßig übt, sich aber auch nicht zu sehr gehen lassen soll. Keine Einseitigkeit kann eine Harmonisierung des Organismus fördern.

Im Laufe dieser Darstellung wurden oder werden öfter solche modernen physiologischen Fachausdrücke erwähnt, wie etwa der »Ruhezustand der Gehirnrinde«, die »Vertiefung der kortikalen Hemmung«, der »Zustand der speziellen Schutzhemmung«. Aus der Anwendung dieser und ähnlicher Begriffe kann man ersehen, daß die traditionellen Ärzte heute die theoretischen und praktischen Beziehungen der Atemtherapie auf der Grundlage der *Pawlowschen* Lehren über die Physiologie zu erklären versuchen. Die »drei Forderungen«, alle Eigenschaften der Atemtherapie, sogar die gesamte traditionelle Medizin, können mit dem Pawlowschen Nervismus in Einklang gebracht werden.[31]

Die chinesischen Ärzte denken, daß die jahrtausendealten Traditionen der Atemtherapie, ausgenommen die Verfälschungen späterer

Zeiten, erfahrungsgemäß dieselben Tatsachen darstellen, die von Pawlow mit Hilfe der verschiedenen wissenschaftlichen Methoden des Westens zusammengestellt worden sind. So ergänzen sich die alten chinesischen und die Pawlowschen Erfahrungen. Die altchinesischen Beobachtungen können durch die Pawlowschen Lehrsätze in einer Weise erklärt werden, daß sie dadurch einen festen Platz in der modernen Medizin einzunehmen vermögen.

Die Pawlowschen Erkenntnisse über den unbedingten und den bedingten Reflexmechanismus sowie die Experimente in bezug auf das Entstehen von Hemmungen sind allgemein bekannt. Die Kommentatoren der chinesischen Atemtherapie sind der Meinung, daß während der einzelnen Atemübungen oder physische Bewegungsfolgen durch äußere oder innere Einflüsse gewisse bedingte Reflexe ausgebildet werden. Die Aufeinanderfolge der Reizwirkungen wandelt sich im neurophysiologischen Bereich zur Erscheinung der Nervenreizung um. Die einzelnen Reize laufen entlang der Nervenfasern in das zentrale Nervensystem, wo die Reize nach den entsprechenden Umschaltungen auf andere Bahnen überführt werden und dadurch bis zum entsprechenden funktionierenden Organ kommen. Dort wandeln sich die Nervenreize um und lösen einen spezifischen Vorgang in den ausführenden Zellen aus. Auf diese Weise werden alle Nervenreize mit dem Gesamtorganismus so verbunden, daß sie immer auf dem Funktionsverhältnis von Ursache und Wirkung (Kausalität) beruhen. Die Wirkungen der nacheinander und ständig gegebenen Reize können das allgemeine positive Funktionieren des Organismus auf einen Ruhezustand hin beeinflussen, ebenso wie auch die Krankheiten als Wirkungen der negativen Konditionierung betrachtet werden können, abgesehen davon, daß diese Konditionierung durch die Einwirkung äußerer oder innerer Reize entstanden ist.[32]

Es ist auch von großer Bedeutung, wie der Zustand des »Verweilens« nach den Pawlowschen Theorien von den traditionellen Ärzten erklärt wird. Dieser Zustand der vollkommen passiven Ruhe, der von den modernen chinesischen Ärzten als »Weder-Erwachtsein-noch-Schlafen« *(Szû-shui-fei-shui-ti Yang-tzû)* und von den Buddhisten als »Weder-Wahrnehmung-noch-Nicht-Wahrnehmung« *(Fei-hsiang-fei-fei-hsiang)* bezeichnet wird, ist mit moderner Terminologie als »spezielle Schutzhemmung« umschrieben.

Die Identität zwischen der modernen chinesischen medizinischen und der alten buddhistischen Auffassung weist darauf hin, daß es sich hier um eine übernommene buddhistische Methodik handelt, die auch in den ältesten religiösen Schriften des Buddhismus niedergelegt worden war. Diese Vermutung wird dadurch bestärkt, daß die buddhistische Darstellung und die heutige klinische Praxis zur Beruhigung des Körpers und der Denktätigkeit auch stufenweise identisch ist. Eine genaue Darstellung der buddhistischen Vertiefung findet sich im Textteil dieses Buches (Seite 173).

Pawlow bestätigt, daß die Hemmungsvorgänge in der Funktion der Gehirnrinde ein entscheidende Rolle spielen; für die Gehirnzellen wird dadurch eine wertvolle physiologische Ruhe herbeigeführt. Während dieser Zeit ändert sich nicht nur die Tätigkeit der Gehirnrinde, sondern es ändern sich auch die vegetativen Automatismen und die reflektorischen Vorgänge. Für die Verwirklichung dieses Zustandes ist es notwendig, daß die Tonizität der Gehirnrinde, also der Reizzustand sich abschwächen kann, damit die Hemmung sich dementsprechend ausbreiten (irradiieren) kann. Für eine Verminderung des Reizzustandes ist es notwendig, die äußeren Reize abzuschwächen und dann völlig auszuschalten, also eine stille Umgebung zu sichern und die Haupt-Exterozeptoren (Augen, Ohren, Nase, usw.) auszuschalten.

Die biologische Bedeutung des Ruhezustandes (»Verweilens« [Yang] oder »Schutzhemmung«) besteht teils darin, daß er eine schnellere Regeneration der Nervenzellen und damit eine bessere Arbeitsfähigkeit ermöglicht, teils darin, daß er die einzelnen Zellen vor der völligen Erschöpfung bewahrt, die durch eine ihre Fähigkeiten übersteigende Belastung entstanden ist.[33]

Je schwächer das Nervensystem ist, desto weniger kann es eine Überbelastung ertragen. Um so leichter können sich dann auch neurotische Symptome entwickeln, die auf eine Störung der normalen Funktionen hinweisen. Die »Schutzhemmung« kann als Folge einer funktionalen Überbelastung in den ermüdeten Nervenzellen entstehen, sie kann aber – künstlich herbeigeführt – auch als ein Mittel der Beruhigung zur Anwendung kommen. Aufgrund dieser Auffassung haben die Forscher im Westen, als sie die Krankheiten des Nervensystems, die allgemeinen neurotischen Zustände oder die traumatischen Neurosen beeinflussen wollten, verschiedene, den Schlafzustand hervorrufende bedingte Reize angewandt. Die gleichen Ziele sollten im Westen auch die verschiedenen Schlafmittel und die Hypnose erreichen.

In bezug auf die letzteren Mittel betonen die Chinesen, daß der Wert der »inneren erhaltenden Übungen« größer ist als die verschiedenen Schlafmittel oder die Hypnose.[34] Zwar braucht man länger, um sie zu erlernen, aber die »inneren erhaltenden Übungen« haben keine solche Nachwirkungen wie Schlafmittel und Hypnose.

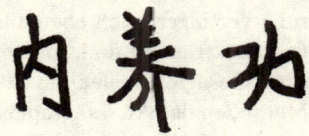

Nei-yang-kung
DIE »INNEREN ERHALTENDEN ÜBUNGEN«
Kurze Zusammenfassung

Übungs-Phase	1. Allgemeine Vorbereitung 2. Körperhaltung (Sitzen auf dem Stuhl, Liegen auf dem Rücken, Seitenlage) 3. *Sung*, physische Ruhe *Ching*, geistige Stille 4. *Fang*, (Muskulatur)-Lockerung 5. Atemübungen (sechs verschiedene Varianten)	Aktive Yang-Phase
Ruhe-Phase	6. *Shou*, Gesammeltsein, oder *Fang*, Losgelöstheit, (innerliche) Lockerung, Völlige Ausschaltung der bewußten Tätigkeit	Passive, Yin-Phase

Abb. 1: Zusammenfassung der »inneren erhaltenden Übungen«

Die Pawlowschen Lehren von der Schutzhemmung beziehen sich auf den Schlafzustand. Der während der »inneren erhaltenden Übungen« erreichte Zustand ist das »Weder-Erwachtsein-noch-Schlafen«. Obwohl er mit dem Schlafzustand nicht identisch ist, weist er doch viele Ähnlichkeiten auf. Wegen dieser »Spezialität« haben die Chinesen diesen Zustand als »spezielle Schutzhemmung« bezeichnet. Die Reizbarkeit und Tonizität der Muskulatur verringert sich, der Herzschlag wird verlangsamt, der Blutdruck sinkt; die Atemzüge werden weniger, aber tiefer. Der alveoläre CO_2-Druck wird erhöht, was darauf hinweist, daß die Reizbarkeit des Atmungszentrums sich vermindert. Die Tränen- und Speichelausscheidung und die Gallen- und Harnabsonderung verringern sich ebenfalls, während die anderen Verdauungsorgane unverändert funktionieren.[35]

Aufgrund des bisher Gesagten stellen die chinesischen Ärzte fest, daß die einzelnen Methoden der Atemtherapie auch wissenschaftlich erklärbar sind, obwohl sie früher nur auf Erfahrung beruhten. Die genaueren Erklärungen der einzelnen Zusammenhänge sollen in der Zukunft weiter ausgearbeitet werden.

5. Kapitel

Nei-yang-kung

DIE »INNEREN ERHALTENDEN ÜBUNGEN«

Bisher haben wir einen Überblick über die Grundsätze, die Hauptbedingungen und die Aufgaben gegeben, von deren richtiger Anwendung und Beachtung es abhängt, ob der Patient geheilt wird oder das Heilverfahren erfolglos bleibt. Auf den bisher gezeigten Grundlagen wird das Übungssystem der *inneren erhaltenden Übungen,* der *inneren Stärkungsübungen* und der *äußeren Kräftigungsübungen* aufgebaut. In der weiteren Betrachtung sollen vor allem jene Methoden behandelt werden, die in den atemtherapeutischen Heilanstalten im heutigen China angewendet werden, und die auch von den sowjetischen Fachleuten übernommen worden sind. Von diesen Methoden wird zuerst das System der *inneren erhaltenden Übungen* ausführlich dargestellt werden.

Die traditionellen Ärzte verstehen unter diesen Übungen ein System, das nach vorgeschriebenen Körperhaltungen mit einer äußerlichen und innerlichen Entspannung anfängt, mit konzentrierten Atemübungen weitergeführt wird, und nach einer bestimmten Zeit mit dem Aufhören des Übens und mit einem passiven Ausruhen beendet wird. Dementsprechend müssen zuerst die für das Üben geeigneten objektiven und subjektiven Umstände, die Körperhaltungen, die einzelnen Atmungsmethoden und zuletzt die Art des Ausruhens betrachtet werden.

Die chinesischen atemtherapeutischen Sanatorien und ihre Umgebung sind still und sauber. Die durch die Umgebung hervorgerufene Atmosphäre trägt wesentlich zur Förderung eines Ruhezustandes bei. Die Krankenzimmer sind einfach, gut gelüftet, und an den Wänden hängen oft erklärende Leitsätze für den Patienten, welche Reihenfolge der Übungen er einhalten soll.[36]

Bevor der Patient mit den Übungen beginnt, sollte er seinen Körper entleeren, nach Bedarf ein wenig trinken, die engsitzenden Kleidungsstücke lockern, damit er sich nicht während der Übungen beengt fühlt und dadurch die Konzentration verliert. Sind seine Atmungswege verstopft, zum Beispiel bei Schnupfen, darf er einige Tage nicht üben, bis er ganz ausgeheilt ist.

Auch seine *geistige* Vorbereitung ist wesentlich. Der Patient soll sich aller störenden Gedanken entledigen, so »wie man«, nach einer chinesischen Redewendung, »seine Habseligkeiten beiseite räumt«. Er muß alle seine bisherigen unregelmäßigen und unrichtigen Verhaltensweisen aufgeben. Die Vorbedingung der Übungen ist eine ungezwungene, ruhige und heitere Einstellung.

Nach dieser Vorbereitung muß man eine »feste und angenehme« *Körperhaltung* einnehmen.[37] Bei den »inneren erhaltenden Übungen« sind die sitzende Haltung, die Rücken- oder die Seitenlage gebräuchlich. Für die sitzende Haltung wird ein Stuhl ohne Lehne verwendet, der meistens verstellbare Beine hat, damit der Patient so sitzen kann, daß die Unterschenkel um 90 Grad abgewinkelt ruhen. Wenn die Knie zu hoch oder zu niedrig liegen, ist eine Entspannung nicht gut möglich. Wenn sich der Patient hinsetzt, sucht er sich durch leichtes Beugen des Körpers die ruhigste und angenehmste Körperstellung aus, in der die Wirbelsäule gerade ausgerichtet ist und die einzelnen Rückenwirbel »wie Scheiben übereinander« geschichtet sind. Der Kopf wird vorne leicht angehoben und »liegt« auf den

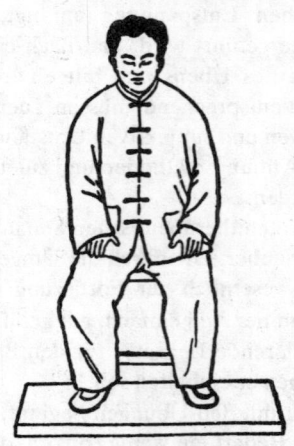

Abb. 2: Sitzende Haltung bei den »inneren erhaltenden Übungen«

Halswirbeln. Ist die Körperhaltung vollkommen richtig, dann kann weder der Kopf noch der Körper aus der eingenommenen Haltung fallen. Die Arme und Hände liegen locker auf den Knien.

Wenn eine gute stabile, jedoch entspannte Körperhaltung eingenommen worden ist, dann ist es nicht mehr erforderlich, während der Übungen die Brust vorzustrecken oder die Schultern zu bewegen, und der Oberkörper schwankt in keine Richtung, weil er gleich einer Statue auf einem festen Sockel ruht. Die Augen werden weder ganz geöffnet, noch ganz geschlossen. Sind sie ganz geöffnet, dann dringen äußere optische Reize zu sehr ein, so daß sie die Sammlung des Patienten beeinträchtigen. Sind die Augen ganz geschlossen, kann er leicht schläfrig werden.

Vor der eigentlichen Übung muß der Patient prüfen, ob er in der jetzt eingenommenen Haltung genügend leicht und frei atmen und später den Körper völlig »vergessen« kann. Fühlt er sich noch nicht ganz in der richtigen Haltung, dann muß er diese ein wenig verändern.

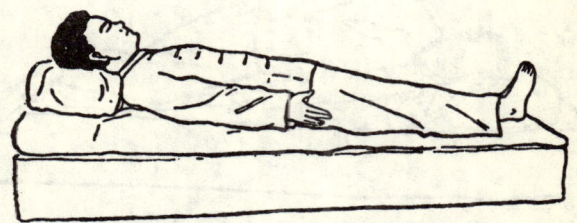

Abb. 3: Rückenlage bei den »inneren erhaltenden Übungen«

Zum Liegen werden Betten mit halbharten Matratzen (auf Brettern) verwendet. Beim Liegen auf dem Rücken bekommt der Patient als Unterlage ein Kissen für den Kopf, den Nacken und die oberste Schulterpartie, so daß er nicht zu hoch oder zu niedrig ruht. Wenn es kälter ist, braucht man noch eine leichte, nicht zu warme Decke. Der Patient liegt gerade und entspannt, beide Arme sind am Körper entlang ausgestreckt und die Handteller nach unten gewendet. Der Mund bleibt geschlossen, und die Augen sind, wie bei der sitzenden Haltung, halb geöffnet.

Bei der Seitenlage wird ein flacheres Kissen verwendet, das nur unter den Kopf gelegt wird. Es bleibt dem Patienten überlassen, auf welcher Seite er liegen will. Der Arm, auf dem er liegt, ruht nicht direkt unter dem Körper, sondern etwas vorgeschoben, und der Unterarm ist leicht abgewinkelt, etwa zwanzig Zentimeter vor dem Kopf mit nach oben gerichteter Handinnenfläche. Der andere Arm liegt bequem auf dem Oberschenkel. Es ist am besten, das Bein, auf dem man liegt, etwas nach vorne zu schieben, damit nicht beide Beine direkt übereinanderliegen.

Im Interesse einer geeigneten und ruhigen liegenden Haltung läßt der Arzt den Patienten die Haltung ruhender Tiere beobachten, damit sie diese nachahmen können. Der Patient muß bewußt beobachten, wie das Tier sich mehrmals hin- und herbewegt, bis es die endgültige und bequemste Ruhelage gefunden hat. Es muß auch die Atmungsweise des Tieres beobachtet werden, die gleichmäßig, regelmäßig und den Bedürfnissen angepaßt ist.

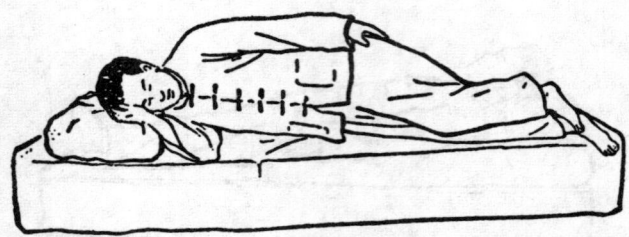

Abb. 4: Seitenlage bei den »inneren erhaltenden Übungen«

Die medizinischen Bücher erwähnen, daß man bei den Übungen in der Seitenlage einen verhältnismäßig leeren Magen haben sollte, während die Übungen in der Rückenlage und im Sitzen auch mit normal gefülltem Magen durchgeführt werden können. Die »inneren erhaltenden Übungen« dürfen niemals mit ganz leerem Magen oder mit einem Hungergefühl ausgeführt werden.[38] In diesem Punkt unterscheiden sich die Übungen auch von den *Yogaübungen,* bei denen meistens ein leerer Magen vorgeschrieben ist. Die Ärzte ordnen für die Kranken, die noch nicht gut sitzen können oder stark abgemagert sind, die ersten Übungen in der Rückenlage an.

Nach Einnahme der entsprechenden Körperhaltung atmet der Patient in seinem bisher gewohnten Atemrhythmus einige Minuten weiter. Dann beginnt er seinen Körper und seine Gedanken bewußt zu »lockern«. Das heißt auf chinesisch *Fang*. Zuerst bläst er durch den Mund die Luft heraus und entspannt gleichzeitig bewußt die Kopf- und Halsmuskulatur. Um eine bessere Aufmerksamkeit zu erreichen, ist während aller Phasen der Entspannung vorgeschrieben, an ein bestimmtes, einsilbiges, vom Arzt gegebenes Wort zu denken. Solche Worte sind beispielsweise: *Sung* (Ruhe), *Fang* (lockern) oder *Ching* (Stille).

Nach der Entspannung der Kopf- und Halsmuskulatur macht der Patient einige Atemzüge durch die Nase, dann bläst er wiederum durch den Mund die Luft aus, entspannt gleichzeitig die Schulter- und Armmuskulatur und denkt dabei an das gegebene Wort. In der gleichen Weise muß die Muskulatur von Brust, Rücken, Taille, Bauch und Beinen gelockert werden.

Kurze *Zusammenfassung* der Übung:

Ausatmen durch den Mund, gleichzeitige Entspannung der einzelnen Körperabschnitte und an ein Leitwort denken. Danach mehrmals aus- und einatmen durch die Nase. Dies wird wiederholt bis zur bewußten Entspannung des ganzen Körpers.

Nach einer *anderen Methode* entspannt der Patient seine Muskulatur vom Kopf bis zu den Zehen unabhängig von einer bewußt ausgeführten Atmung. Diese Methode ist leichter zu erlernen, aber in ihrer Wirksamkeit schwächer. Die zuerst erwähnte Entspannungsübung wird von den Ärzten besonders empfohlen. Sie hat aber den Nachteil, daß das Erlernen langwierig ist und daß anfangs Spannungen auftreten können.

Gelingt es dem Patient, die Entspannungsübungen leicht und natürlich durchzuführen und diese mit einer stillen und konzentrierten Gedankenführung in Einklang zu bringen, dann sind sie geeignet, eine mühelose Beruhigung der Gehirnrinde zu erreichen. Diesen Vorgang nennen die Chinesen *Sung,* das heißt »beruhigen«, und *Ching,* das heißt »still werden«. Dieser Zustand ist passiv und nicht nur mit Absicht hervorgerufen. Die Teilnahme des Patienten geht nur soweit, daß er seinem Organismus überlassen muß, in einen Ruhezustand zu geraten. Hier muß der Leser noch einmal auf die Wechselbeziehung zwischen der Entspannung der Muskulatur und der Gehirnrinde aufmerksam gemacht werden: Die Spannung der Muskulatur überträgt sich auch auf die Gehirnrinde und ruft dort eine Anspannung hervor. Eine beruhigte und ausgeglichene Gehirnrindentätigkeit ist leicht vom Arzt an der Tonizität der Muskulatur zu kontrollieren.

Nach den Erfahrungen der chinesischen Fachärzte können allein schon diese Übungen, wenn sie eine Zeitlang regelmäßig ausgeführt werden, dazu beitragen, ein verbessertes Allgemeinbefinden, einen gesünderen Appetit, einen tieferen Schlaf und eine gute Regulation des Blutdrucks zu erreichen.[39]

Nach dieser Entspannung folgen die eigentlichen Atemübungen. Diese bestehen aus der regulierten Ausatmung, Einatmung und der Atempause. Eine Atempause ist nicht bei allen Übungen vorgeschrieben, wie an entsprechender Stelle noch gezeigt wird. Das Ziel dieser Übungen liegt darin, eine unregelmäßige Aus- und Einatmung wieder zur Regelmäßigkeit zu bringen, eine grobe Atmungsform zu verfeinern, eine flache, nicht tiefgehende Atmung zu vertiefen und eine kurzatmige Atemform zu dehnen.

Vor einer ausführlicheren Darstellung der einzelnen Übungstypen müssen zuerst die anatomischen und physiologischen Zusammenhänge der Atmungsvorgänge aufgezeigt werden.

Es ist bekannt, daß beim *Einatmen* der Brustraum nach zwei Richtungen hin vergrößert wird. Die äußeren Zwischenrippenmuskeln und in besonderen Fällen auch die Hilfsmuskulatur der Atmung (Kopfwender, großer und kleiner Brustmuskel, vorderer, mittlerer und hinterer Rippenheber und hinterer, oberer Sägemuskel als die wichtigsten) heben die Rippen, wodurch der Brustumfang erweitert wird. Gleichzeitig flachen sich die Kuppen des Zwerchfells ab. Das bedingt eine Vergrößerung des Brustraumes nach unten. Steht bei der Atmung die Beanspruchung der Brustmuskulatur im Vordergrund, dann spricht man von einer Brustatmung. Sie ist bei Frauen häufiger. Man stellt ihr die hauptsächlich bei Männern vorkommende Bauchatmung (diaphragmale oder abdominale Atmung) gegenüber, bei welcher das tiefertretende Zwerchfell die Baucheingeweide verdrängt, wodurch die Bauchdecke deutlich vorgewölbt wird.

Das *Ausatmen* ist normalerweise ein passiver Vorgang, da nach dem Erschlaffen der Atemmuskulatur der Brustkorb von selbst wieder in seine frühere Lage zurückkehrt. Hierbei wirkt sich vor allem die große Elastizität der Rippenknorpel aus. Im Bedarfsfall tritt auch hier eine Hilfsmuskulatur in Aktion (hinterer unterer Sägemuskel, viereckiger Lendenmuskel, innere Zwischenrippenmuskel, Bauchmuskel).[40]

Aus- und Einatmung können als gegensätzliche Vorgänge betrachtet werden: Die Ausatmung ist ein passiver, Yin-Vorgang, die Einatmung ein aktiver, Yang-Vorgang. Die Atemtherapie hilft dem Patienten, den größtmöglichen Teil seiner Lungen in den Atmungsvorgang wieder miteinzubeziehen. Deshalb ist es für die Patienten beiderlei Geschlechts erforderlich, auch die Bauchatmung durchzuführen. Auf diese Atmungsform weisen die chinesischen Werke meistens mit den Bezeichnungen »tiefe« oder »lange« Atmung hin.

Die häufigsten Arten der *inneren erhaltenden Atmungsübungen*[41]:

1. Ein- und Ausatmen durch die Nase. Bei der Einatmung berührt die Zungenspitze den Gaumen des Oberkiefers, vor der Ausatmung ist eine Atempause. Die Einatmung, die Atempause und die Ausatmung bilden zusammen eine Periode. Während dieser Periode denkt der Patient auf jeder dieser drei Stufen an ein bestimmtes einsilbiges Wort, wie *Sung* (Entspannungs), *Ching* (Stillwerden), *Fang* (locker). Die Zahl der einsilbigen Wörter wird später bis zu neun Worten gesteigert, so daß das erste Wort während der Einatmung gedacht wird, das letzte Wort während der Ausatmung und die übrigen sieben während der Atempause. Die Anzahl der während einer Periode anzuwendenden Worte wird nach Anweisungen des Arztes gewählt.

2. Die Ein- und Ausatmung geschieht wieder durch die Nase. Nach einer verhältnismäßig kurzen Einatmung kommt eine Atempause und eine Ausatmung. Danach folgt eine lange Einatmung und, ohne Atempause, gleich die Ausatmung. Bei der ersten Phase (Einatmung, Atempause und Ausatmung) denkt der Patient an drei einsilbige Worte, auf jeder Stufe eine Silbe. Bei der zweiten Phase wird an

nichts gedacht. Nach Erkenntnis chinesischer Ärzte kann diese Methode unter anderem am besten den Appetit steigern. Die Methode muß aber mit großer Vorsicht angewendet werden, besonders bei älteren Leuten, bei Herz- und Lungenkranken und bei Patienten mit schwacher körperlicher Verfassung.

3. Die Ein- und Ausatmung geschieht gleichzeitig durch Nase und Mund. Man muß den Mund nicht besonders weit öffnen. Nach der Ausatmung hebt sich die Zungenspitze leicht gegen den oberen Gaumen; gleichzeitig macht der Übende eine Atempause und denkt an ein gegebenes Wort. Nach der Atempause läßt er die Zunge wieder fallen, atmet durch Mund und Nase ein und dann gleich ohne Atempause wieder aus.

Diese Methode wendet man besonders bei Erkrankungen der Atemwege (Bronchitis, Tracheitis) an, bei Patienten, die kraftlos und mit Unterbrechungen atmen sowie bei Neurasthenikern.

Die obigen Methoden werden besonders im Sanatorium von *T'angschan* angewendet. In einer anderen, der zweitgrößten Atemheilanstalt, die in *Schanghai* liegt, kommen noch andere Übungstypen zur Anwendung. In den anderen atemtherapeutischen Sanatorien Chinas werden die Methoden dieser beiden größten Sanatorien geübt.

In dem Sanatorium von *Schanghai* werden außer den oben schon genannten Methoden auch noch die folgenden Arten von Übungen angewendet[42]:

4. Ein- und Ausatmung durch die Nase. Der Patient nimmt das Ein- und Ausströmen der Luft an der Nasenspitze ruhig wahr und denkt bei allen Perioden an das Wort *Ching* (Ruhe). Die innere Bedeutung beruht darauf, daß durch die Ein- und Ausatmung sich von Natur aus diese Ruhe verwirklicht. Diese Übung wird als *T'iaohsi,* das heißt »geordnetes Ausruhen« oder »reguliertes Atmen«, bezeichnet.

5. Nach einer Ausatmung durch den Mund folgt eine Einatmung durch die Nase. Die Übung fängt mit der Ausatmung an. Während dieser Ausatmung denkt der Übende an das Wort *Sung* (Entspannung), zieht den Bauch leicht ein und läßt seine Zungenspitze abfallen. Bei der Einatmung denkt er an das Wort *Ching* (Ruhe), läßt die Bauchdecke locker und nimmt die Zungenspitze an den oberen Gaumen.

6. Diese Übung ist ähnlich der vorigen, aber nach der Einatmung, wenn der Patient die Bauchmuskulatur entspannt hat, legt er noch eine kleine Atempause ein und denkt dabei an *Ch'iang-chien,* das heißt »Kraft und Gesundheit«.

Auf den ersten Blick erscheinen die Übungen kompliziert, aber in den atemtherapeutischen Sanatorien führt der Arzt diese Übungen immer zuerst selbst vor. Der Patient darf erst damit beginnen, wenn der Arzt sich davon überzeugt hat, daß er alle Übungen verstanden hat. Das Ziel ist nämlich, diese Übungen reflektorisch auszuüben. Deshalb ist es notwendig, über die Übungen genau Bescheid zu wissen. Den geeignetsten Übungstyp für den Patienten und seinen jeweiligen Zustand wählt der Arzt selbst aus den obigen Übungen aus.

Je mehr aber eine Übung zur Gewohnheit wird, desto mehr kann die Aufmerksamkeit wieder nachlassen. Um diese genügend wach zu halten, besteht für alle diese Übungen die Vorschrift, daß der Patient während der Ausführung seine Aufmerksamkeit immer auf einen Körperpunkt richten und diese auch daran »festhalten« muß. Es werden meistens zwei Körperstellen bevorzugt: die große Zehe und der sogenannte *Tan-t'ien-* (wörtlich: »Zinnoberfeld«)-*Punkt,* etwa fünf Zentimeter unter dem Nabel.

Der *Tan-t'ien-Punkt* (japanisch *Tanden*) wird in den alten taoistischen und buddhistischen Schriften ebenso wie in den modernen atemtherapeutischen Publikationen erwähnt. Nach medizinischen Beobachtungen berichten fast alle Patienten übereinstimmend, daß sie nach etwa zwanzig Tage lang regelmäßig durchgeführten Übungen das Gefühl empfinden, daß die Luft bei der Einatmung bis zu diesem Punkt hin gelangt. Der Zustand wird im allgemeinen so bezeichnet, daß »die Energie *(Ch'i)* den *Tan-t'ien*-Punkt erreicht hat«. Die chinesischen Ärzte haben hierfür die Erklärung, daß etwa diese Zeit von zwanzig Tagen erforderlich ist, um eine entsprechend gute Bauchatmung zu erlernen; das bereits erwähnte Gefühl ist nur eine Begleiterscheinung, die anzeigt, daß die erwünschte Wirkung eingetreten ist.

Weiterhin wurde beobachtet, daß der Patient, der »seine Aufmerksamkeit auf der großen Zehe ruhen läßt«, bei regelmäßiger Übung nach einer gewissen Zeit dort eine angenehme Wärme empfindet. Über diese Erscheinung wird aber kein weiterer Kommentar gegeben, nur soviel, daß sie nicht auf Einbildung beruhen kann.[43]

Nach chinesischer Auffassung können die Atemübungen der »inneren erhaltenden Übungen« den Appetit des Patienten steigern, eine gute Peristaltik fördern und den Blutkreislauf vorteilhaft anregen und regulieren.[44] Der durch die Atemübungen hervorgerufene ruhigere Zustand der Gehirnrinde fördert die Beruhigung des gesamten Organismus. Die Beherrschung des Bauchatmens hat eine Steigerung des Bauchdruckes zur Folge. Die Eingeweide werden innerlich besser durchmassiert, die Lage des Magens wird angehoben und deshalb können die Patienten mit Magensenkung leichter geheilt werden.

Den Abschluß der »inneren erhaltenden Übungen« bildet die *Phase des Ausruhens,* das bedeutet, des völligen Ausgeschaltetseins aller bisherigen bewußten Tätigkeit.[45] Diese Phase besteht darin, daß der Patient nach der ersten Halbzeit der Atemübungen und auch am Ende dieser Übungen – eine solche »Übungszeit« dauert nämlich nach ärztlicher Vorschrift etwa fünfzehn bis dreißig Minuten – für einige Minuten alle Tätigkeit aufgibt und seine Aufmerksamkeit nur zwanglos auf dem *Tan-t'ien-Punkt* oder auf der großen Zehe »ruhen läßt«. Diese Phase wird von den tratitionellen Ärzten als das *Shou,* das heißt »Gesammeltsein«, bezeichnet. Das Wort entstammt höchstwahrscheinlich der buddhistischen Terminologie.

Nach einer *anderen Methode* unterläßt der Patient jegliche irgendwie ausgerichtete Aufmerksamkeit und überläßt sich einem völlig tätigkeitslosen Zustand, so als wäre er unfähig, an irgend etwas zu denken oder etwas zu fühlen. In diesem Zustand des »Weder-Erwachtseins-noch-Schlafens« verweilt er eine Zeitlang. Der Zustand wird von den traditionellen Ärzten auch mit dem alten buddhistischen Begriff *Fang,* das heißt »Losgelöstheit«, bezeichnet.

Es muß wiederum besonders betont werden, daß die Phase des Ausruhens einen wesentlichen Bestandteil der »inneren erhaltenden Übungen« bildet. Ohne diese Phase wird nämlich nur die Aktivität, also der Yang-Zustand verwirklicht, wodurch dessen Ausgleich, die Passivität, der Yin-Zustand fehlen würde. Auf diese Weise kann keine Regulierung des Organismus erreicht werden, weil der Ausgleich der beiden Zustände nicht stattgefunden hat.

Diese ausführliche Schilderung der »inneren erhaltenden Übungen« kann noch deutlicher gemacht werden, wenn wir hier die Aufzeichnungen eines Patienten hinzufügen.[46]

»Nach fünftägiger Übung habe ich das Gefühl gehabt, daß ich meine körperliche und geistige Entspannung erreicht hatte. Je mehr ich meine Körperteile lockern konnte, um so stiller wurde die Tätigkeit meines Gehirns. Die Entspannung habe ich vom Kopf bis zu den Füßen ausgeführt. Waren die Gelenke locker, war das noch keine richtige Entspannung, ich mußte auch noch meine Muskeln lockern. Waren diese entspannt, mußte ich auch meine Eingeweide lockern; waren diese entspannt, genügte auch das nicht; ich mußte auch meinen Kiefer und auch die Zungenspitze locker lassen. Waren alle diese entspannt worden, dann mußte ich noch warten, bis meine Hände und Beine sich in einer natürlichen und angenehmen Lage befanden. Weiter mußte ich noch warten, bis die Haut von selbst sich glättete und spannte.

Ich wartete noch, bis das Bewußtsein sich langsam zurückzog. Obwohl ich durch meine Nase noch sehr gut atmete, und ich mich gewissermaßen bei mir selbst befand, wußte ich nicht, ob ich in meinem fleischlichen Körper existierte. Dieser Körper war nämlich ganz ruhig und still, und ich war wie in eine leere, strahlende und grenzenlose Welt geraten. Als mein Körper und meine Gedanken ganz ruhig geworden waren, hatte ich die Empfindung, daß irgendein Wärmestrom von meinen Beinen bis in die Gegend der Mitte meiner Fußsohle lief. Einige Male war es so, daß irgendein Muskelchen für einen Augenblick lang leicht vibrierte und daß sich der Speichel vermehrte, also die Energie anfing zu arbeiten.

Am fünften Tage der Entspannungsübungen hatte ich die »regulierte Atmung« *(T'iao-hsi-Atmungstyp)* auszuführen. Diese Übung ist nur mit Entspannung zusammen wirksam. Man kann nur dann natürlich, lange und tief atmen, wenn man seinen Kummer, seelische Not und auch seinen Körper vergessen hat. Dann wird man bei natürlichem, langem und tiefem Atmen ruhig, leicht und froh. Am Anfang habe ich mit einer schlechten Zeiteinteilung und auch unregelmäßig geatmet. Ich hatte lange und tiefe Atemzüge forciert und deshalb Schmerzen in meinen Rippen. Damals wußte ich noch nicht genau, daß »die Energie der Aufmerksamkeit folgt«. Nachdem ich schon meine Sammlung auf den *Tan-t'ien-Punkt* erreicht hatte, bekam ich öfter ein Gefühl, als würde ein kalter Windstrom über diesen Punkt wehen. Das war zuerst unangenehm. Nach der Korrektur meiner Fehler bei den Übungen wurden meine Finger und Zehen voller und wärmer, und mein Blutkreislauf wurde kräftiger, so wie die Frühlingswärme durch alle Zweige der Bäume dringt.

Während der Atemübungen habe ich beim Einatmen und nicht in der Atempause an das Wort *Ching* (Ruhe) gedacht. (So hatte es nämlich der Arzt vorgeschrieben.) Später habe ich diesen Fehler korrigiert, aber auch noch nach der Verbesserung sprang anfangs beim Einatmen der Bauch ruckartig nach oben. Als dieses aufhörte, wurde meine Atmung tief und lang. Je natürlicher ich atmete, desto heiterer und ruhiger wurde ich, und meine Bauchdecke hob und senkte sich in natürlicher Weise. Wenn ich während der Übungen etwas forcierte, dann mußte ich immer die schlechten Auswirkungen erfahren: Der Brustkorb und die Rippengegend schmerzten.«

Zusammenfassungen solcher und ähnlicher Beobachtungen sind von jedem Patienten zu machen. Weitere und ausführlichere Aufzeichnungen dieser Art finden sich im Textteil des Buches.

Der Leiter des Sanatoriums von *T'angschan, Dr. Liu Kui-chên,* faßt die Wirkungen der »inneren erhaltenden Übungen« so zusammen:[47]

1. Die Verdauung wird intensiver. Als Folge der Übungen verstärkt sich die Magen- und Darmperistaltik, die Ausscheidung der Verdauungssäfte wird gesteigert und der Appetit verdoppelt sich im Gegensatz zum gewöhnlichen Zustand; deshalb bekommen die Patienten täglich sechs bis sieben Mal zu essen. Der Stuhlgang ist einmal am Tage, weich und wenig, was eine gute Absorption beweist. Das Körpergewicht nimmt schnell zu (als größte tägliche Zunahme wird sogar eine Zahl von 200 bis 300 Gramm erwähnt). Viele schwache asthenische Typen mit gekrümmter Rückenhaltung wurden kräftig und haben sich wieder gerade aufgerichtet.

2. Die Stoffwechselfunktionen werden besser und die Drüsen produzieren mehr Sekret. Manchmal ist die Speichelabsonderung stärker, manchmal die Absonderung der Verdauungssäfte oder der Fettdrüsen der Haut. Die Transpiration, besonders an den Handtel-

lern und den Fußsohlen verstärkt sich, die Harnquantität wird größer und das Wachstum der Nägel und Körperhaare wird beschleunigt. Ein Patient hatte nach einer Krankheit seine Haare verloren. Nach regelmäßigen »inneren erhaltenden Übungen« wuchsen die Haare wieder.

Ein anderer Patient begann seine Übungen mit weißen Haaren; später wurden sie gelblicher und ganz zum Schluß der Übungen schwarz. Seine Haut wurde fetter und eine Wundnarbe resorbiert.

Ein Neurastheniker litt an einer Lymphdrüsen-Tbc. Nach der Operation blieb eine hühnereigroße Narbe zurück, und er konnte seinen rechten Oberarm nicht anheben. Nach etwa vierzigtägiger regelmäßiger Übung wurde das Narbengewebe weicher, später ganz resorbiert; danach konnte der Patient den rechten Oberarm wieder heben.

Ein anderer Patient hatte Magengeschwüre und eine seit fast dreißig Jahren bestehende neurotische Dermatitis. Nach achtundsiebzigtägigen Übungen hörten beide Beschwerden vollständig auf.

Mehrere an Magengeschwüren und Unregelmäßigkeiten der Menstruation leidende Frauen, die seit Jahren oder sogar seit Jahrzehnten nicht schwanger werden konnten, überwanden nach regelmäßigen Übungen diese Leiden und bekamen später gesunde Kinder.

3. Durch die Anwendung der »inneren erhaltenden Übungen« wird der Blutkreislauf stabilisiert. Die Gesichtsfarbe wird rötlicher, die Blutgefäße dehnen sich leicht aus, die Pulsation wird markanter und die Patienten fühlen im ganzen Körper eine angenehme und leichte Wärme.

4. Die Übungen beruhigen das Nervensystem. Es können manchmal vorübergehende, besondere Empfindungen auftreten, wie beispielsweise, daß der Patient seine Schultern oder die Hüftgegend als zu schwer empfindet, oder daß einige Muskeln leicht vibrieren, oder daß er am ganzen Körper einen Juckreiz empfindet.

Diese Erscheinungen aber sind alle vorübergehend. Werden die zuletzt erwähnten Entspannungsübungen, nämlich der passive Ruhezustand, gut ausgeführt, dann findet eine große nervliche Entlastung statt; der Patient empfindet seinen Körper leicht, angenehm und ruhig und fühlt sich nach den Übungen vollständig ausgeruht. Das ist das wichtigste Zeichen dafür, daß die Übungen richtig ausgeführt worden sind.

6. Kapitel

Ch'iang-chuang-kung

DIE »INNEREN STÄRKUNGSÜBUNGEN«

Wie bereits erwähnt, sind die *inneren Stärkungsübungen* älteren Ursprungs, als die *inneren erhaltenden Übungen*. Die letzteren sind deshalb zuerst behandelt worden, weil sie in der chinesischen Praxis heute am häufigsten Verwendung finden. Die von einigen chinesischen Autoren vertretene Auffassung, diese beiden Übungssysteme zusammenzufassen, wird vom Verfasser nicht übernommen, da in ihr nicht die historischen Gegebenheiten berücksichtigt werden.[48]

Aufgrund ihres älteren Ursprungs stehen die »inneren Stärkungsübungen« eng mit den taoistischen und buddhistischen Traditionen in Verbindung. In der heutigen medizinischen Praxis haben diese religiösen Beziehungen kaum noch Bedeutung, am wenigsten natürlich in der Volksrepublik China. Heute läßt sich nur noch schwer feststellen, welche Methode ausschließlich auf taoistischen oder buddhistischen Ursprung zurückzuführen ist; dieser Ursprung läßt sich nur bei wenigen Schriften genauer nachweisen.

Die objektiven und subjektiven *Vorbedingungen* der »inneren Stärkungsübungen« sind die gleichen, die auch für die »inneren erhaltenden Übungen« gültig sind. Doch sind die *Körperhaltungen* meistens anders. Hier wird die liegende Körperhaltung, der sogenannte »Lotussitz«, aber auch jede andere frei gewählte Körperhaltung bevorzugt.

Die liegende Haltung ist die gleiche wie bei den »inneren erhaltenden Übungen«.

Die Sitzhaltung hat mehrere Varianten: Die eine ist die leichte Sitzform *(Siddhāsana)*, bei der der Patient seinen linken Fuß unter seinen Körper legt und den rechten Fuß auf seinen linken Oberschenkel; die andere Haltung, der »Lotussitz« *(Padmāsana)*, besteht darin, daß beide Fußrücken auf den Oberschenkeln ruhen.

Können die Patienten keine dieser Sitzhaltungen durchführen, müssen sie die Beine auf irgendeine ihnen angenehme Weise in der

Art des Schneidersitzes zusammenlegen. Die Patienten sitzen auf einem Sitzkissen oder einer Matratze auf dem Boden und müssen dabei den Rücken geradehalten. Hier gilt wieder die Vorschrift, daß nur die Sitzhaltung richtig ist, die »fest und angenehm ist«.

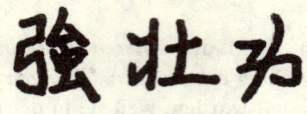

Ch'iang-chuang-kung
DIE »(INNEREN) STÄRKUNGSÜBUNGEN«
Kurze Zusammenfassung

Übungs-Phase		Aktive, Yang-Phase
	1. Allgemeine Vorbereitung	
	2. Körperhaltung (Liegen, Sitzen, Stehen, freigewählte Haltungen)	
	3. *Sung*, physische Ruhe *Ching*, geistige Stille	
	4. *Fang*, (Muskulatur)-Lockerung	
	5. Atemübungen: »Stillatmen« »Tiefe Atmung« »Gegensätzliche Atmung«	
Ruhe-Phase	6. *Shou*, Gesammeltsein, oder *Fang*, Losgelöstheit, (innerliche) Lockerung Völlige Ausschaltung der bewußten Tätigkeit	Passive, Yin-Phase

Abb. 5: Zusammenfassung der »inneren Stärkungsübungen«

Der Kopf ist nach vorne gerichtet, die Hände werden auf dem Schoß ineinandergelegt, der Mund bleibt geschlossen und die Augen halb geöffnet. Wenn die Beine einschlafen sollten, kann sie der Patient ausstrecken und leicht massieren. Sind die oben erwähnten Haltun-

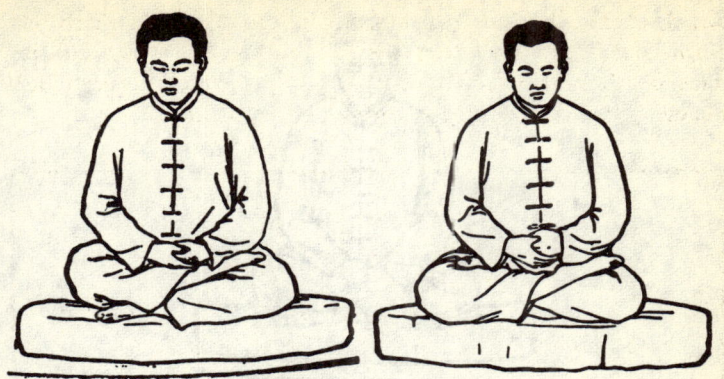

Abb. 6: Leichte Sitzform bei den »inneren Stärkungsübungen«

Abb. 7: Lotussitz bei den »inneren Stärkungsübungen«

gen aus irgendeinem Grunde nicht ausführbar, dann kann der Patient auf einem Hocker ohne Lehne sitzen.

Die stehende Haltung wird besonders bei den Übungen morgens und abends empfohlen, wenn der Patient dazu nicht zu müde ist. Zu diesen Übungen soll er an einem vor Zug geschützten stillen Ort mit möglichst frischer Luft stehen. Dazu sollen die Beine soweit auseinander gestellt werden, wie die Schultern breit sind; der Kopf bleibt gerade nach vorne gerichtet, die Schultern werden locker hängengelassen, die Hände werden vor dem Unterbauch leicht angehoben gehalten, so, daß die Finger voneinander etwa zwei bis drei Zentimeter Abstand haben, oder aber die Hände werden leicht in der Höhe des Brustkorbs gehalten, als wenn man einen großen Ball an sich drücken wollte. Diese Stellungen müssen ganz ungezwungen und locker ausgeführt werden.[49]

Die selbstgewählten Körperstellungen hängen von den individuellen Gegebenheiten des Patienten ab; es können sitzende, stehende oder liegende Haltungen sein. Diese Haltungen dienen dazu, daß sich die Patienten auch später jederzeit lockern und konzentrieren und so die verschiedenen Atemübungen ausführen können. Bei sehr schwachen Patienten sind die liegenden Haltungen vorgeschrieben. Diese werden mit verschiedenen stehenden oder sitzenden Übungen kombiniert, bis eine körperliche Stärkung erreicht worden ist.

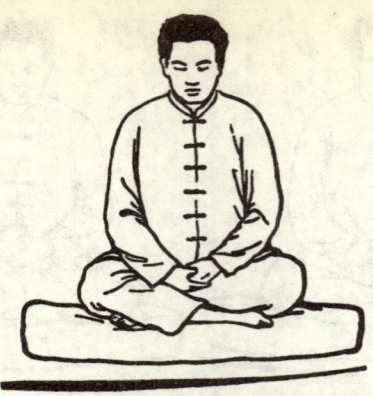

Abb. 8: Schneidersitz bei den »inneren Stärkungsübungen«

Nach den bereits erwähnten Entspannungsübungen und den Übungen des »Stillwerdens« folgen nun die eigentlichen »inneren Stärkungs«-Atemübungen. Die drei üblichsten Varianten sind folgende:[50]

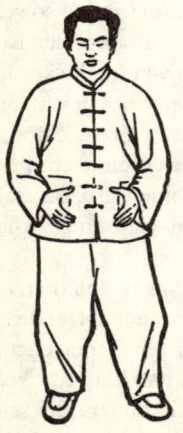

Abb. 9: Stehende Haltung I. bei den »inneren Stärkungsübungen«

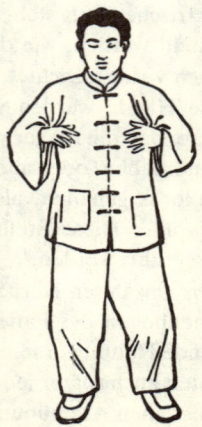

Abb. 10: Stehende Haltung II. bei den »inneren Stärkungsübungen«

1. Die »Methode des Stillatmens« *(Ching-hu-hsi-fa)*. Es muß ganz natürlich und still und »glatt« durch die Nase aus- und eingeatmet werden, wobei darauf zu achten ist, daß die Zeit der Aus- und Einatmung die gleiche ist. Eine Atempause wird dabei nicht gemacht. Dadurch soll die Atmung ruhig, langsam, tief und ohne besondere Kraftanstrengung vor sich gehen. Die Zunge wird zum Gaumen aufgehoben und soll während der Übungen ihre Lage nicht verändern.

Diese Methode wird auch als »alltägliche Methode« bezeichnet. Weil sie sehr leicht zu erlernen ist, empfehlen sie die Ärzte besonders für die Anfangszeit der Übungen. Wegen seiner kräftigenden Eigenschaft wird diese Übung besonders bei älteren Menschen und solchen mit einem schwachen Organismus und vor allem bei den Tbc-Kranken angewendet.

2. Die »Methode der tiefen Atmung« *(Shên-hu-hsi-fa)*. »Die Atmungsform muß still, gut, tief und lang sein« – so sagen es die atemtherapeutischen Vorschriften. Während die vorherige Übung eine stille und gute Atmungsform erzielen sollte, ist hier der Zweck, eine möglichst tiefe, gleichmäßige. durch die Nase ausgeführte Atmung zu erlernen: also eine entsprechend tiefe Bauchatmung reflektorisch zu machen. Diese Übung wird Patienten vorgeschrieben, die sich schlecht konzentrieren können, Neurasthenikern und jenen, die einen erhöhten Blutdruck haben oder an Verdauungsstörungen leiden.

3. Die »Methode der gegensätzlichen Atmung« *(Ni-hu-hsi-fa)*. »Bei der Einatmung muß man den Brustkorb sich gut ausdehnen lassen und den Bauch leicht einziehen. Bei der Ausatmung muß der Bauch gut ausgedehnt bleiben und den Brustkorb muß man völlig entspannt lassen« – so steht es geschrieben. Fünf Bedingungen sollen hierbei besonders beachtet werden: Die Ein- und Ausatmung muß (1) entschieden, (2) gut, (3) tief, (4) lang und (5) still sein, also natürlich, ohne größere Kraftanwendung und nicht hastig. Hier darf man niemals eine Atempause einlegen. Die ganze Übung wird durch die Nase ausgeführt. Diese Übungen werden besonders den Patienten mit Verdauungsstörungen oder zu hohem Blutdruck vorgeschrieben.

Die atemtherapeutischen Werke erwähnen, daß die Methoden der »tiefen« und der »gegensätzlichen Atmung« niemals nach dem Essen geübt werden dürfen, während die »stille Atmung« vor oder nach dem Essen ausgeführt werden kann.[51]

Den während der Übungen angesammelten Speichel muß der Patient in kleinen Mengen schlucken; dies dient zu einer besseren Förderung der Verdauung.

Die Aufmerksamkeit ist gleichfalls – wie bei den »inneren erhal-

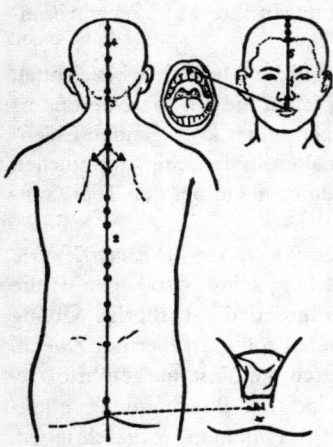 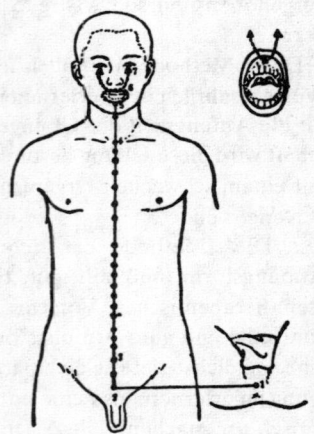

Abb. 11: Der Tu-mai-Meridian   *Abb. 12:* Der Jên-mai-Meridian

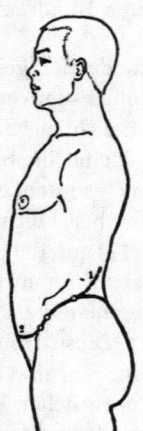

Abb. 13: Der Tai-mai-Meridian

74

tenden Übungen« – auf den *Tan-t'ien-Punkt* oder auf die Zehenspitze zu richten. Die Auswirkungen aber sind nach den Berichten der Patienten andere, als bei den »inneren erhaltenden Übungen«. Hier wird nämlich die Begleiterscheinung erwähnt, daß der Patient nach einer gewissen Zeit der »Sammlung« entlang der Wirbelsäule oder in der Linie von Sternum–Nabel–Harnblase eine angenehme Wärme empfindet. Diese Wärme entsteht zuerst entlang der Wirbelsäule und ist mit einer solchen Empfindung verbunden, als wenn jemand Stuhldrang empfindet. Wird diese Drangempfindung zurückgehalten, dann irradiiert die Wärmeempfindung in die Linie der vorderen Körpermitte, oder sie erscheint in der Vorstellung in einer imaginären Ebene in der Gürtellinie rings um die Hüftgegend.[52]

An den erwähnten Stellen befinden sich nach der chinesischen Medizin verschiedene Meridiane. Entlang der Wirbelsäule von den Halswirbeln bis zu den letzten Steißwirbeln läuft der sogenannte *Tumai-Meridian,* entlang der vorderen senkrechten Mittellinie der *Jên-mai-Meridian* und in der Gürtellinie der sogenannte *Tai-mai* oder das »Gürtelgefäß«. Es kann angenommen werden, daß die aus dem tibetischen Yoga bekannten *gTum-mo-Übungen,* die der Erlangung und Regulierung der Körperwärme dienen sollen, durch die chinesische Meridianauffassung zu erklären sind.

Entlang der genannten Meridiane können auch angenehme Vibrationsgefühle entstehen. Früher war man der Ansicht, daß diese Begleiterscheinungen zusammen mit einer beginnenden Heilung auftreten. Sie wurden auch bei den taoistischen und buddhistischen Meditationsübungen als Begleiterscheinungen mehrmals aufgezeichnet. Heute ist man der Auffassung, daß diese eine wirksame Heilung nicht unmittelbar beeinflussen. Wenn sie auftreten, ist es gut, aber es ist dieser Tatsache keine außergewöhnliche Bedeutung beizumessen.

Handelt es sich um die Regulierung des Blutdrucks oder um die Ausheilung von Tbc oder Neurasthenie, dann sind die »inneren Stärkungsübungen« wirksamer als die »inneren erhaltenden Übungen«.[53] Die letzteren jedoch sind besser geeignet für die Heilung der Krankheiten des Verdauungsapparates, der Magengeschwüre, der Magensenkung und der Dysfunktionen der Magensäureproduktion. Diese Auffassung ist aber nur ganz allgemein zu betrachten; viele Ärzte machen keinen Unterschied zwischen den Auswirkungen der beiden Übungssysteme. Das Endziel der Übungen ist an sich das gleiche, nämlich eine tiefere und in der Wirkung umfassendere Entwicklung des Ruhezustandes des Gesamtorganismus und des ganzen Nervensystems. Durch die Behebung des Mangels an Gleichgewicht wird aufgrund des *vis medicatrix naturae* die Genesung und die vollständige Harmonisierung erreicht, die einem guten Gesundheitszustand entspricht.

Während dieses Gesundungsprozesses und der Entwicklung des richtigen Reflexautomatismus ist es die Aufgabe des Arztes, ein helfender Wegweiser zu sein. Der Patient muß sich nur leiten lassen und sich nicht gegen die natürlich wirkenden Heilkräfte stellen. Es ist ein besonders wichtiger Grundsatz der chinesischen Atemtherapie, der auch bei den Yoga-Atemübungen im Westen oft falsch kommentiert wird: Die zu leistenden Übungen müssen immer in vollständiger Harmonie mit den natürlichen Gegebenheiten ablaufen, der ganz passive Ruhezustand unterstützt von der anderen Seite her aus sich selbst heraus die durch die Übungen bezweckten Auswirkungen. Die Natur muß während der Genesung immer die überwiegenden Rolle spielen und die eigene Persönlichkeit nur die zweite. Wird dies vom Patienten in der umgekehrten Reihenfolge aufgefaßt, dann führt dies zu Spannungen, die auch in den weiteren Kapiteln ausführlich aufgezeigt werden sollen.

Um eine bessere Einsicht in das Wesen der Tradition der »inneren Stärkungsübungen« zu gewinnen, wollen wir ein ein taoistisch-buddhistisches Dokument über diese Übungen betrachten.

Es war bereits erwähnt, daß die taoistischen und die buddhistischen Übungen sich im Laufe der Zeit soweit miteinander vermischt haben, daß sie heute meistens nur noch nach der Art ihrer Zielsetzung und nicht nach der Art ihrer Methodik voneinander getrennt werden können. Nach der taoistischen Auffassung erreicht der Mensch mit dem »In-sich-Bewahren«, dem »Ernähren« der Lebenskraft die Herrschaft über die Naturkräfte und damit auch die Möglichkeit, sie zu regulieren. Alle Übungen wurden zu diesem Zweck ausgeführt.

Die Buddhisten hatten das Ziel, erleuchtet oder zumindest dem Erleuchteten, dem Buddha, ähnlich zu werden. Ihr Ziel bestand also darin, das »Herz zu beruhigen« und die »Denksubstanz zu befrieden«. Der Unterscheid lag also mehr in der anderen Zielsetzung als in einer anderen Methodik.

Das zitierte taoistisch-buddhistische medizinische Dokument führt den Titel *Chiu-tz'û Hu-hsi-fa, Tan-t'ien Chu-ch'i-fa*[54], das heißt »Die neunfache Atmungsmethode und die Methode, die Energie im *Tan-t'ien-Punkt* zu bewahren«. Der Text lautet:

»Betrachte deinen Körper und stelle dir vor daß dein Körper strahlend ist und drei ›Hauptadern‹ hat *(Mai,* d.h. Ader, Leitung; die Vorstellung ist eine Imaginationsübung). Diese sind innen ganz leer. Die mittlere ›Ader‹ fängt bei dem *Yin-t'ang-Punkt* an (Nasenwurzel), läuft durch den Schädel, und geht durch die Wirbelsäule bis zum *Hui-yin-Punkt* (bei der Analöffnung). Die rechte ›Ader‹ liegt ganz dicht bei der mittleren ›Hauptader‹. Sie beginnt bei dem rechten Nasenloch, während die linke ›Hauptader‹ links von der mittleren ›Hauptader‹ liegt und an dem linken Nasenloch beginnt. Beide ›Nebenadern‹ gehen von dort aus durch den Schädel, durch die Wirbelsäule und enden gleichfalls bei dem *Hui-yin-Punkt.* Der Durchmesser der mittleren ist wie der eines Schilfrohres, außen blau und innen rot. Die linke und die rechte ›Ader‹ sind so dick wie ein Strohhalm; die rechte ist rot und die linke ist weiß.

Wenn du nach Einnahme der vorgeschriebenen Körperhaltung die reine Durchsichtigkeit dieser ›Adern‹ betrachtet hast, dann schließe mit dem Ringfinger der linken Hand dein linkes Nasenloch und atme durch das rechte Nasenloch langsam und ruhig durch den Rücken in der Richtung des Schädels ein.

Nachdem du den Finger von der Nase genommen hast, lasse durch das linke Nasenloch die Luft langsam ausströmen. So wiederhole dies dreimal.

Wiederum wie zuvor schließe mit dem Ringfinger der rechten Hand das rechte Nasenloch und ziehe die Luft durch das linke Nasenloch ein. Dann nimm die Finger wieder von der Nase, damit du durch das rechte Nasenloch die Luft ausströmen lassen kannst. Dieses mache auch dreimal.

Danach mußt du durch beide Nasenlöcher zusammen die Luft einatmen, und nach der Einatmung mit dem rechten und dem linken Ringfinger beide Nasenlöcher schließen. Die eingeatmete Energie *(Ch'i,* d.h. Luft, Energie) verteilt sich in der rechten und der linken

›Ader‹, erreicht die Schädeldecke, läuft nach hinten durch die Wirbelsäule und erreicht den *Hui-yin-Punkt,* wo sie zusammenfließt. Diese vereinigte Energie läuft weiter durch die mittlere ›Ader‹, steigt dort langsam nach oben, kommt durch die Wirbelsäule in die Richtung des Schädels, und, nachdem du die beiden Ringfinger entfernt hast, wird sie ausgeatmet. Diese Übung muß auch dreimal wiederholt werden.

Beherrscht man die oben erwähnte Übung gut, dann brauchen die Nasenlöcher nicht mehr mit den Fingern geschlossen zu werden; die Übung kann dann auch ohne diese Hilfestellung ausgeführt werden.

Beachte: Während der Einatmung kannst du auch daran denken, daß du bei der Einatmung durch die Nase die in der Luft vorhandene Essenz der Gesundheit, des langen Lebens und der Freude in dich aufnimmst. Während der Ausatmung denke daran, daß du durch die Nasenlöcher alle sich im Körper befindenden, Krankheit verursachenden und schädigenden Faktoren auswirfst.

Nach den Übungen betrachte das gereinigte und durchscheinend strahlende Wesen deines Körpers. Betrachte die Essenz der Gesundheit, des langen Lebens und der Freude, mit der du nun ganz gesättigt bist. Zugleich stelle dir die vier Eigenschaften der mittleren ›Hauptader‹ vor: rot und glatt wie die rote Schminkfarbe, leuchtend wie die Sesamöllampe, weich wie ein Lotusblütenblatt und gerade wie der Stamm einer Bananenstaude.

Die Energie muß im *Tan-t'ien-Punkt* auf folgende Weise bewahrt werden:

Stelle dir vor, daß der Mond fünf Zoll hoch über deinem Kopf leuchtet und vier Eigenschaften hat: strahlend, rund, klar und frisch-kühl. Stelle dir weiter vor, daß dieser Mond in allen Farben des Regenbogens erstrahlt und sein Licht Tau ist, der sich über die mittlere ›Ader‹ ergießt, die über die Schädeldecke läuft, und dann gerade hinabsinkt auf den ›Meeresgrund‹ (d.h. *Hui-yin-Punkt,* Analgegend). Danach läuft er weiter durch die Beine und bleibt in den Fußsohlen stehen. Nun fühle, daß dieser Tau, wohin er auch kommt, alle Krankheiten und Störungen durch die Poren des Körpers hinausspült; so erfüllt dich eine freudige und angenehme Empfindung.

Weiter stelle dir vor, daß dieser Tau sich von den Fußsohlen bis zum *Tan-t'ien-Punkt* erhebt und dort stehen bleibt. Gleichzeitig fällt der Tau von der Kopfmitte herab bis zum *Tan-t'ien-Punkt*. In diesem Punkt werden die beiden Energien vereinigt. Wie von zwei Flaschen, deren Boden gegeneinandergestellt ist und deren Öffnungen somit nach oben und unten gerichtet sind, beide Öffnungen geschlossen werden müssen, damit aus keiner etwas herausfließen kann, so mußt du in diesem Zustand den Mund schließen und nicht ausatmen. Je länger du dies ausführen kannst, desto besser ist es.

Wird die Ausatmung erforderlich, dann atme langsam und ruhig durch die Nase aus, gib aber nicht alle Energie ab, sondern bewahre davon ein wenig im *Tan-t'ien-Punkt*. Diese restliche Energie geht dann in die mittlere ›Ader‹, wo sie sich langsam verteilt und nicht mehr aus dem Körper herausgeht.

Bei dem oben Gesagten achte darauf, daß die Atmung stabil, langsam, mit voller Aufmerksamkeit und ungezwungen vor sich geht. Der Mensch, der das ›Energie-Einschließen‹ (Atempause) nicht länger aushalten kann, darf sich nicht anstrengen. Er muß nur langsam üben, dann werden die Vorschriften später schon gut brauchbar werden. Diese Methode heilt die Nervenschwachen, aber man muß sie bei den schwer Lungenkranken vorsichtig anwenden.«

Aus dem obigen Dokument ist leicht erkennbar, daß die Vorschriften über die verschiedenen Bilder nur eine leichtere Konzentration ermöglichen sollen. Aus der Vorschrift im letzten Teil des Textes ist zu ersehen, daß es sich um einen medizinischen Text handelt. Es ist nicht uninteressant noch zu erwähnen, daß Beziehungen zwischen der indischen »Ader«-Auffassung *(Nādī),* der tibetischen *rTsa*-Auffassung und der chinesischen Kenntnis vom *Tu-mai*-Meridian miteinander vermischt wurden, obwohl in diesem Text höchstwahrscheinlich von der indischen Auffassung ausgegangen wird.

Schließlich wäre noch hinzufügen, daß auch bei den »inneren Stärkungsübungen« neben den aktiven Übungen derselbe passive Ruhezustand erforderlich ist, der auch bei den »inneren erhaltenden Übungen« vorgeschrieben war. Die Ausführung ist die gleiche wie bei diesen Übungen.

7. Kapitel

ÜBER SCHWIERIGKEITEN
UND HINDERNISSE
WÄHREND DER ÜBUNGEN

Während der Ausführung der »inneren erhaltenden« und der »inneren Stärkungs-Übungen« können gewisse Schwierigkeiten aus verschiedener Ursache entstehen. Wenn die nicht beseitigt werden, können sie im weiteren Verlauf der Übungen zu Gefahren führen, die den Erfolg der Übungen überhaupt zunichte machen. Mit Rücksicht auf diese Tatsache behandeln die chinesischen atemtherapeutischen Ärzte ihre Patienten mit besonderer Sorgfalt.

Die in das Sanatorium aufgenommenen Patienten müssen sich zuerst einer gründlichen Untersuchung und Beobachtung unterziehen. Während der ersten ein bis zwei Wochen wird festgestellt, welche Atmungsmethode für sie am geeignetsten erscheint. Der Leser könnte mit Recht fragen, wie es möglich sei, die Patienten erst so lange Zeit zu beobachten, ohne sie direkt zu behandeln, und wie dies unter westlichen Verhältnissen, in denen die Zeit immer knapp zu sein scheint, durchzuführen wäre.

Man muß hierbei allerdings beachten, daß in diese Sanatorien meistens solche Patienten kommen, bei denen alle anderen Heilmethoden keinen Erfolg brachten. Sie sind also durchwegs arbeitsunfähig, in körperlich und psychisch schlechtem Zustand, und ihre Genesung ist nur noch durch eine vollständige physische und mentale Umstellung zu erreichen. Im Falle von Magenkrankheiten, Neurasthenie, allgemeinen vegetativen Erschöpfungszuständen oder bei Tbc bedeutet die Therapie mit herkömmlichen Medikamenten öfters nur eine oberflächliche Behandlung der Symptome: Zwar bessert sich äußerlich das Krankheitsbild, es muß aber keinesfalls eine wirkliche Heilung eingetreten sein. Wenn der so geheilte Kranke wieder in seinen gewohnten Lebenskreis zurückkehrt, zu der alten und schlechten Konditionierung, dann zeigt sich bald, daß die gieiche Krankheit neu hervorzubrechen beginnt.

Die relativ längere Zeit der Vorbereitung beweist außerdem, daß man bemüht ist, alle gefährlichen Folgen der Atemübungen von vornherein auszuschließen. Nach ärztlicher Feststellung gibt es viele Patienten, die dieses ganze System der Behandlung mit Atemübungen voller Zweifel und Unglauben an den Erfolg betrachten oder das Heilverfahren nicht ernst genug nehmen. Sie haben keine Ahnung von den Gefahren, die auch bei dieser Behandlung auftreten können.

Andere halten dies Verfahren für ein Überbleibsel alter religiöser oder abergläubischer Methoden. Andere, besonders religiös veranlagte Menschen haben manchmal übertriebene und unrichtige Vorstellungen von den Übungen. Der Arzt darf aber in keinem Fall zulassen, daß der Patient auf Kosten seiner Gesundheit falsche Erfahrungen sammelt. Deshalb ist die lange Vorbereitung notwendig, um den praktischen Wert des ganzen Heilverfahrens, entsprechend dem Intelligenzgrad des Patienten, diesem zu erklären; nur danach kann er mit den eigentlichen Übungen anfangen.

Bezugnehmend auf das bisher Gesagte halten wir es für notwendig, einiges wesentliches auch über die bekannten *Yoga-Atemübungen* zu sagen, weil sie gewisse Ähnlichkeiten mit den chinesischen Methoden aufweisen. Ein Teil der diesbezüglichen Werke sind wissenschaftlicher Art, der größere Teil aber hat populärwissenschaftlichen Charakter. Unter den letztgenannten befinden sich sicherlich manche, von denen angenommen werden kann, daß sie im guten Glauben geschrieben wurden; aber sie vermitteln die Übungen oft in einem falschen Licht und unter unrichtigen Voraussetzungen, so daß ihr therapeutischer Wert nur gering einzuschätzen, oder sogar gefährlich ist. Diese Werke verursachen meistens mehr Schaden, als daß sie Nutzen bringen. Das bezieht sich besonders auf die physischen, als *Hatha-Yoga* bekannten Übungen. Dem Autor sind mehrere Fälle bekannt geworden, wo beispielsweise der Kopfstand zu Lähmungen geführt hat oder übertriebene Atemübungen den Tod herbeiführten.

Der Laie, der damit begonnen hat, nach irgendwelchen Büchern die Übungen selbst zu praktizieren, weiß niemals, welchen unberechenbaren Weg er eingeschlagen hat. Die atemtherapeutischen Ärzte im Westen, wie zum Beispiel *Prof. Tirala, J. L. Schmitt, Fahrenkamp, M. Husson* und andere bestätigen im Einklang auch mit den Yogis, daß die Interessenten sich nur unter Anleitung eines erfahrenen Führers mit diesen Übungen beschäftigen dürfen. Ohne einen solchen darf man sich nur theoretisch mit diesen Fragen beschäftigen. Die chinesischen atemtherapeutischen Ärzte müssen sich langjährigen praktischen Übungen und dem Sammeln von Erfahrungen widmen; außerdem müssen sie heute eine zuverlässige Kenntnis westlicher und östlicher Medizin besitzen.

Die gleiche Erfahrung ist auch für die Yogis höchster Grundsatz. So wurden beispielsweise auch in Tibet die gefährlicheren Übungen nur nach längerer Zeit solchen Eingeweihten weitergegeben, die sich als dazu körperlich und geistig reif erwiesen haben. Auch in der diesbezüglichen tibetischen Literatur werden die Übungen nicht ausführlich erläutert, sondern es finden sich dort nur kurzgefaßte Lehrsätze, die erst dann einen Nutzen haben, wenn der Schüler die Übungen schon praktisch gelernt hat. Ein Beweis dafür ist beispielsweise der in der Abbildung 14 zitierte Text aus einem tibetischen medizinischen Werk. Nach den Angaben von *Chhi Meg Rig Dzin Lama* handelt es sich um *g Tum-mo*-Übungen. Diese Texte sind besonders als Leitfaden für den in der Praxis Eingeweihten gedacht, damit dieser sich die einzelnen Phasen besser und leichter merken kann. Für den außenstehenden Leser bleiben sie nur leere Worte, und eine Übung kann zu physischer oder geistiger Katastrophe führen. Das gleiche Prinzip liegt meist auch den indischen Beiträgen zugrunde.

Viele Probleme können auch bei der klinischen Anwendung der Atemübungen auftreten. Die einzelnen persönlichen Schwierigkeiten sind besonders vielfältig und bei jedem Patienten anders geartet. Die Ärzte des Sanatoriums in *Schanghai* und anderer Sanatorien in China versuchten trotzdem die typischen Schwierigkeiten und Probleme bestimmter Gruppen zusammenzufassen, die bei den Körperhaltungen, bei den Atemübungen, bei der Regulierung der Gedanken oder bei besonderen Gefühlsqualitäten auftreten. Sie haben außerdem die während der Atemtherapie auftretenden physiologischen Symptome klassifiziert. Bei den einzelnen Problemen werden auch die Möglichkeiten angeführt, mit denen man die Schwierigkeiten überwinden kann.[55]

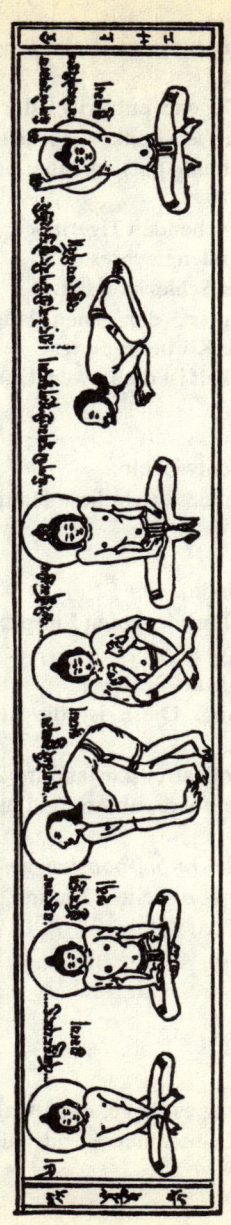
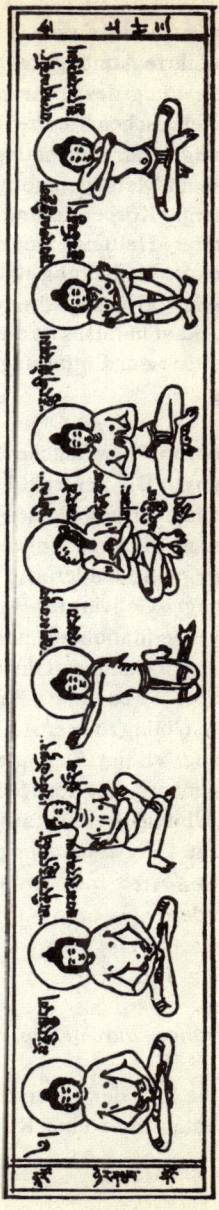

Abb. 14: Illustrierter tibetischer Text als Leitfaden für die Schüler

1. *Haltung:* »Die untere Luft (d.h. in der unteren Nabelgegend ausgeführte Atmung) reguliert sich selbst.«
(Anmerkung des Übersetzers: Diese Gegend entspricht der in der chinesischen Medizin bekannten *Tan-t'ien*-Punkt-Gegend).

2. *Haltung:* »Zur Aneignung (um diese Atmung gut) vorzubereiten, sind sechs Methoden nötig.«

3. *Haltung:* »Körperhaltung einer sich übergebenden Tigerin.«

4. *Haltung:* »Haltung eines herumschnüffelnden Fuchses.«

5. *Haltung:* »Sitzhaltung einer Dämonin, die Schluckauf hat.«

6. *Haltung:* »Körperhaltung eines Elefanten, der einen langen Schluckauf hat. Das ist die vierte tierische Körperhaltung.«

7. *Haltung:* »Zur Entfaltung der Einspitzigkeit ist die Löwen-Übung nötig.«

1. *Haltung:* »Die weibliche Luft (Atmung) entwickeln.«

2. *Haltung:* »Die neutrale Luft (Atmung) muß durch diese Haltung unbedingt ausgeschlossen werden.«

3. *Haltung:* »Sich radähnlich drehen.«

4. *Haltung:* »Schleuderartig werfen (die Hände).«

5. *Haltung:* »Geheimsitz-Haltung zur Erzielung der roten Einspitzigkeit.« (Meditationszustand).

6. *Haltung:* »Atmungs-Gürtel« (wörtlich: »Luft-Gürtel«).

7. *Haltung:* »Feuerplatz-Feuer-Handhaltung. Diese ist die achtzehnte Übung (dieser Art).«

8. *Haltung:* »Beim *Bad-kan*-Zustand (krankhafter Zustand im Zusammenhang mit dem Schleim) (ist) die obere, untere und mittlere (Übung) dreimal (auszuführen).«
(Texttitel: *Rgya-dkar-nag-rgya-ser-ka-smi-ra-bal-bod-hor-gyi-yi- ·ge-dan-dbe-ris-rnam-grans-man-ba-bzugs-so*. Seite 22/a und 23/ a).

Behinderungen durch Körperhaltungen

Dauert die Zeit der liegenden Körperhaltung zu lange, dann klagen die Patienten öfter über Kopfschmerzen, Leibschmerzen oder über ein unangenehmes Gefühl im Brustkorb. In solchen Fällen muß die Zeit der liegenden Haltung verkürzt werden.

Hat der Patient in der seitlichen Lage das Gefühl, als ob seine Adern »trommeln«, und kann er einen Ruhezustand nur mit viel Mühe erreichen, dann muß das Kissen etwas höher aufgestellt oder die Körperlage verändert werden.

Wenn der Patient während der Seitenlage einen Druck im Brustkorb fühlt und dies bei der Rückenlage nicht der Fall ist, dann müssen die weiteren Übungen in der Rückenlage ausführt werden.

In sitzender Haltung haben manche Patienten Schmerzen im Rücken oder in der Hüftgegend. Dies hat seine Ursache meistens in einer verkrümmten Haltung. Bei gut ausgewogenem geradem Sitzen lassen diese Schmerzen wieder nach.

Wenn ältere oder zu sehr abgemagerte Personen über solche Schmerzen klagen, dann ist das zu lang dauernde Sitzen meistens die Ursache. In diesem Fall muß die Zeit der sitzenden Übung gekürzt werden.

Fühlt sich der Patient schläfrig oder nicht ganz gegenwärtig, wenn sein Kopf nach vorne absinkt oder zur Seite fällt, dann muß der Patient versuchen, seinen Kopf geradezuhalten. Wenn in der ersten Zeit der Übungen in der liegenden Haltung der Patient schläfrig wird, läßt ihn der Arzt eine Zeitlang schlafen. Das ist besonders wichtig für eine gesunde und zwanglose Umstellung auf die Übungen.

Behinderungen während der Atemübungen

Gleichgültig in welcher Haltung der Patient seine Atemübungen ausführt, immer wenn er dabei einen unangenehmen Druck im Brustkorb oder einen Schmerz entlang den Rippen verspürt, so kommt dies von einem angespannten Zustand der Atmung. In solchen Fällen muß dem Patienten immer bewußt werden, daß die Atmung natürlich weich ablaufend und still ausgeführt werden muß.

Aufgrund eines angespannten physischen Zustandes geschieht es manchmal, daß der Patient während der Übungen plötzlich anfängt schneller zu atmen. Der Arzt schreibt dann eine Entspannungsübung vor, um die Atmung wieder ausgleichen zu können.

Bei physischer Schwäche kommt es öfter vor, daß die Atemübungen flach und kurzatmig ausgeführt werden. Hier ermuntert der Arzt den Patienten, ruhig in der ihm angenehmen Form weiterzuatmen; er wird ihn nicht zu einer anderen Atmungsform antreiben, weil er weiß, daß dieses Problem sich mit der Zeit von selbst regeln wird.

Wenn es einem Patienten in der ersten Phase der Übungen ungewohnt erscheint, durch die Nase zu atmen, dann muß man ihn dazu bringen, daß er durch den Mund ausatmet und durch die Nase einatmet. Später kann man dann ganz auf die Nasenatmung übergehen.

Hat der Patient einen leichten Schnupfen, und ist er dadurch etwas in der freien Atmung behindert, dann soll der Arzt ihm einige Tropfen von *Ma-huang-su* (flüssiges Extrakt aus *Ephedra vulgaris)* in die Nase geben. Hat der Patient aber eine Grippe mit Schnupfen und Fieber, dann müssen die Übungen solange unterbrochen werden, bis er wieder ganz gesund ist.

Hindernisse bei den Übungen zur Erzielung der Aufmerksamkeit

Wenn der Patient vor den Übungen zu zerstreut ist und sich nicht gut sammeln kann, dann läßt ihn der Arzt eine Weile spazierengehen, bis er eine gewisse innere Ruhe gefunden hat.

Wenn er während der Übungen wahrnimmt, daß seine Gedanken zu sehr schwanken und immer neue entstehen, wird ihm vom Arzt geraten, die Übung immer als den ersten und wichtigsten Gedanken vor Augen zu haben. Er muß denken: »Alles andere werde ich später überlegen«. Er muß sich noch besser entspannen und seine Übungen weiter verfolgen. Ist er aber ganz unfähig, sich zu konzentrieren, dann wird folgendes empfohlen:

1. Der Patient soll ganz ruhig von eins bis zehn zählen und diese Reihe öfter wiederholen, bis seine Gedankentätigkeit stiller geworden ist. Dann muß er die Übungen wieder fortsetzen.

2. Bei der »Methode der umwendenden Betrachtung« *(Fan-kuan-fa)* müssen die vielen Gedanken dadurch ausgelöscht werden, daß der Übende seine Aufmerksamkeit nur auf einen einzigen Gedanken richtet. Er sieht das Entstehen des einen Gedankens, läßt diesen sich

aber nicht weiterentwickeln, sondern fallen. Kommt ein anderer Gedanke, muß er wieder diesen in seinem Entstehen sehen und ihn dann ebenso wieder fallen lassen. »In dieser Art bei der Quelle der Gedanken selbst verweilend, hört das Entstehen neuer Gedanken von selbst auf« – so sagen die Erklärungen. Der Patient muß aber darauf bedacht sein, diese Methode nicht forciert auszuführen, weil damit die Tätigkeit seines Gehirns nur erhöht würde.

3. Die »Methode mit dem plötzlichen Handschlag« *(T'u-chi-fa)* wird dem Patienten dann empfohlen, wenn er sich nach den beiden erstgenannten Methoden nicht konzentrieren kann. Diese Methode besteht darin, daß er mit der rechten flachen Hand sich einmal kräftig auf den linken Oberschenkel schlägt. Nach Auffassung der traditionellen Ärzte leitet diese radikale Methode auch die physischen Spannungen ab und führt meistens zur Konzentration.

Diese von modernen chinesischen Ärzten empfohlenen Methoden wurzeln in alten buddhistischen Meditationserfahrungen. Alle buddhistischen Schulen, besonders aber die *T'ien-t'ai*-Schule und die *Ch'an*-Schule hatten hervorragende Kenntnisse in der Beruhigung der Denksubstanz und eine gesteigerte Konzentration entwickelt. Was unser Gebiet, die Atemtherapie betrifft, so sind diese buddhistischen Übungen auf die alte *Vipassanā*-Meditationspraxis zurückzuführen. Diese Meditationsmethode, deren Essenz das Erreichen des geistigen Lichts (Erleuchtung) durch die rechte Einsicht *(Sammāsati)* ist, benutzt als Meditationsobjekt auch den Atem.[56] Dieses Meditationsobjekt ist eine mehr als zweitausend Jahre alte buddhistische Tradition, und es gibt mehrere hervorragende Zusammenfassungen darüber, wie beispielsweise im *Visuddhimagga* (Der Reinheitspfad, von *Buddhaghosa* 5.Jh.) oder im *Vimuttimagga* (Der Freiheitspfad, von *Upatissa Thera*, 1.-2.Jh).

Eine moderne buddhistisch-medizinische Zusammenfassung stammt von *Dr. Chianc Wei-chiao*.[57] Nach seinem Kommentar sind die beiden großen Schwierigkeiten der Anfänger das Unkonzentriertsein und die Schläfrigkeit.

Die Vorbedingungen, die diese Schwierigkeiten beseitigen, sind:

a. »Harmonisierung des Körpers« *(T'iao-shên,* d.h. regelmäßiges und richtiges Essen, richtiges und genügendes Schlafen und richtige Körperhaltung);

b. »Harmonisierung der Atmung« *(T'iao-hsi,* d.h. normale und entspannte Atmung) und

c. »geistige Harmonisierung« *(T'iao-hsin,* d.h. Beseitigung des hektischen und ungeordneten Denkens vor den Übungen).

In der Denksubstanz springen die Gedanken umher; dieses wird mit einem unruhigen Affen verglichen. Diesen Zustand nennt man das Zerstreutsein. Wenn das Zerstreutsein beseitigt wird, so nennt man es »den Affen, der angebunden und mit etwas beschäftigt ist«.

Die dazu führenden Methoden sind:

1. Wiederholtes Zählen von eins bis zehn.

2. Die geistige Tätigkeit ohne besondere Kraftanwendung auf die Nase, den Nabel oder irgendeinen anderen Punkt richten, »fixieren«.

3. Die Gedanken schon während ihrer Entstehung wieder fallenlassen.

4. Bei einem einzigen Gedanken bleiben und erkennen, daß die Gedanken nicht von selbst entstehen, sondern eine Ursache haben.

5. Die Erfahrung betrachten, daß die Gedanken entstehen und vergehen, daß sie im nächsten Augenblick bereits der Vergangenheit angehören, also daß sie keine Realität an sich mehr haben.

Wenn mit diesen Methoden die Beruhigung des Körpers gesichert ist, dann werden für die Überwindung der Stumpfheit und der Schläfrigkeit folgende Betrachtungsmethoden *(Kuan)* empfohlen:

6. »Die Betrachtung der Leere« *(K'ung-kuan,* d.h. Nicht-Sein, Leer-Sein, Nicht-Existenz). Das bedeutet, daß alles in ständigem Wechsel ist und deshalb keine eigentliche Realität hat.

7. »Die Betrachtung der Nicht-Realität« *(Hsia-kuan).* Das ist die Betrachtung der Zusammenhänge der äußeren und der inneren Ursachen, die beweist, daß die Existenz der Dinge nur phänomenal ist.

8. »Die Betrachtung der Mitte« *(Chung-kuan).* Das ist das Erleben der absoluten Erleuchtung, die alle Gegensätze in einer geschlossenen Einheit zeigt, in der Einheit von »scheinbarer und wirklicher Realität«.

Diese buddhistischen (und zugleich buddhistisch-medizinischen) Methoden sind aus verständlichen Gründen aus den therapeutischen Verfahren des Atemtherapeutischen Institutes von *Schanghai* ausgelassen worden, und es wird auch nicht erwähnt, daß die medizinischen Methoden buddhistischer Herkunft sind. Es muß jedoch erwähnt werden, daß die Betrachtungsmethoden schon eine fortgeschrittene Stufe darstellen und nicht gleich für jeden Patienten geeignet sein können.

Physische und psychische Begleiterscheinungen

Während der Übungen kann es öfter geschehen, daß der Patient einen Juckreiz, ein gewisses Gefühl von Erstarrung oder plötzlich auftretenden Wärmereiz empfindet. Andere haben die Empfindung, daß ihr Körper unverhältnismäßig groß geworden oder aber ganz klein zusammengeschrumpft ist. Nach Meinung chinesischer Ärzte treten diese Empfindungen häufig auf, ihnen wird aber keine besondere Bedeutung beigemessen. Der Übende sollte sich daran gewöhnen, daß diese Erscheinungen nach einer Weile ebenso plötzlich vergehen wie sie aufgetreten sind. Dies bezieht sich ebenso auf die angenehmen wie auf die unangenehmen Erscheinungen.

Die Körperstellen, an denen ein Juckreiz aufgetreten ist, darf man nicht kratzen, dann verschwindet der Reiz nach einiger Zeit ganz von selbst.

Manchmal entsteht auch das Gefühl, als sei die Schultergürtelpartie oder die Gesäßgegend besonders schwer geworden. Was die Schultergürtelpartie anbetrifft, so überkommt die Patienten oft ein Angstgefühl, daß sie nicht mehr richtig atmen können. Verweilt man bei dieser Angstvorstellung, dann verliert man sein Konzentrationsvermögen; wird sie aber nicht weiter beachtet, dann löst sich diese Vorstellung von selbst wieder auf.

Seltener kommt es auch vor, daß der ganze Körper während der Übungen schwach zu zittern anfängt. In den bereits öfter erwähnten Sanatorien von *Schanghai* und *T'angschan* ist es mehrmals vorgekommen, daß der Übende zuvor einige religiöse Schriften darüber gelesen oder von ihnen gehört hatte. Deshalb wurde dieser Erscheinung eine besondere Bedeutung beigemessen. Wurde dem Patienten die richtige Ursache der Erscheinung erklärt, hörte diese immer auf.

Während der Übungen erscheint es manchen Patienten, als ob sie einen lauten Ton oder einen Schrei hörten, worüber sie ganz erschrocken sein können und Herzklopfen bekommen. Weil auch diese Erscheinungen vorübergehend sind, empfiehlt der Arzt, ihnen keine Beachtung zu schenken.

Folge der Atemübung ist auch das Entstehen einer stärkeren Speichelbildung. Nach den Vorschriften darf dieser Speichel nicht ausgespuckt werden, sondern man sollte ihn einige Male im Mund kreisen lassen, um ihn dann in kleinen Portionen zu schlucken. Eine erhöhte Speichelabsonderung fördert die Verdauung.

Bei regelmäßigen Übungen tritt nach der ersten oder zweiten Woche ein verstärktes Hungergefühl auf. Dann soll man ruhig das Quantum der benötigten Speise erhöhen, soweit es nicht den Vorgang der Genesung negativ beeinflußt. Nach den Vorschriften muß der Übende aber immer vor dem Gefühl der völligen Sättigung mit dem Essen aufhören. Wenn dadurch die Gewichtszunahme zu kräftig in Erscheinung tritt, dann muß man das Erreichen eines Übergewichtes vermeiden, um einen zu hohen Blutdruck zu verhindern. In diesen Fällen kommen vor allem arbeitstherapeutische Übungen (Gartenarbeit, einfache physische Arbeiten) gut zustatten.

Im Sanatorium von *Schanghai* berichteten verschiedene Patienten, daß sie während der Übungen das Gefühl hatten, als ob ihr Kopf angeschwollen sei. Bei ihnen waren gleichzeitig auch emotionale Schwankungen und ein gespannter psychischer Zustand zu beobachten. Die Ursache solcher Gefühle beruhte aber meistens nur auf Einbildung. Manchmal waren diese Einbildungen durch die falsch bezogenen Erinnerungen an verschiedene religiöse Schriften genährt, besonders wenn es sich um Schriften handelte, in denen erwähnt wird, daß »die Energie bis zur Kopfdecke geführt werden muß«. In diesen Fällen ist es ein wirksames Gegenmittel, die sogenannte *Liutzû-chüeh,* das heißt »Sechssilbige Formel« oder die sogenannte *T'ui-huo-chüeh,* das heißt die »das Feuer wegschiebende Übung« anzuwenden.

Die Methode der »Sechssilbigen Formel« ist folgende: Einatmung durch die Nase, Ausatmung durch den Mund. Während der Ausatmungen muß man an die Worte *Hsü, K'o, Hu, Ssû, Ch'ui, Hsi* denken. Obwohl fast alle Wörter eine eigene Bedeutung haben, so sollen sie hier nur als Interjektionen gelten. Bei den medizinischen Untersuchungen wird aber bewiesen, daß die verschiedenen Worte verschiedene Schwingungen und bioelektrische Potentialveränderungen hervorrufen können, die experimentell nachweisbar sind.

Diese Methode stammt aller Wahrscheinlichkeit nach aus buddhistischen medizinischen und meditativen Erkenntnissen. In den diesbezüglichen Aufzeichnungen wird erwähnt,[58] daß »das *K'o* mit der Herztätigkeit, das *Ch'ui* mit dem Nierenmeridian, das *Hu* mit dem Milzmeridian, das *Ssû* mit der Lunge in Zusammenhang steht; das *Hsü* ruft eine Wärme im Lebermeridian hervor, und das *Hsi* beeinflußt die Tätigkeit des Meridians des ›Dreifachen Erwärmers‹ «.

Entsprechend der »das Feuer wegschiebenden Übung« sitzt der Patient ruhig mit ausgestreckten Beinen auf dem Boden. Dann hebt er langsam beide Beine hoch und legt dabei beide Hände auf die Oberschenkel und schaut einige Minuten lang auf die großen Zehen.

Die Ursache von eventuell auftretenden Kopfschmerzen ist meistens eine zu angespannte Konzentration. Zu ihrer Beseitigung wird eine Entspannung empfohlen durch die Methode, einige Minuten lang still auf die Zehen zu blicken.

Manchmal tritt auch die Empfindung auf, als wäre der Bauch aufgeschwollen. Dieses ist auch immer mit einer unregelmäßigen und gespannten Aus- und Einatmung verbunden. In solchen Fällen werden Entspannungsübungen empfohlen und damit auch die Übung, sich auf gewisse Körperpunkte während einer regelmäßigen Atmungsweise zu konzentrieren. Besonders empfohlen ist der *Tsu-san-li-Punkt*. Dieser Punkt befindet sich neben dem Schienbein, etwa zehn Zentimeter vom unteren Rand der Kniescheibe entfernt.

Bei einigen Übenden trat in erhöhtem Maße Stuhlgang auf, besonders bei denen, die in der Seitenlage geübt hatten. Bei diesen wurden auch zur Kontrolle die internen Untersuchungen durchgeführt, und es wurde auch die Körperlage geändert. In mehreren dieser Fälle wurde auch eine Besserung durch Konzentrieren auf die großen Zehen erreicht.

Die häufigsten Schwierigkeiten und die Methoden, diese zu überwinden, wurden hier kurz aufgezeigt. Für einen tieferen wissenschaftlichen Einblick wäre es wünschenswert zu wissen, welches eigentlich der medizinisch akzeptable Grund für die Anwendung dieser manchmal sonderbar erscheinenden Methoden ist. Außerdem müßte noch in Statistiken ausführlicher aufgezeigt werden, mit welchem Erfolg diese Korrektionsmethoden angewandt werden. Nach den verschiedenen Anamnesen sind die erwähnten Behandlungsmethoden besonders wertvoll. Das kann aber nur dann wissenschaftlich erklärt werden, wenn die klinische Bedeutung dieser Erfahrungen mit einer genügend großen Zahl von Testpersonen ergründet worden ist.

8. Kapitel

Pao-chien-kung

DIE »ÄUSSEREN KRÄFTIGUNGSÜBUNGEN«

Die bisher geschilderten beiden Übungssysteme stellen eine zusammenhängende Methode dar. Zu dem Gesamtsystem gehört aber noch die dritte Art von Übungen, nämlich die *äußeren Kräftigungsübungen* oder wörtlich die die *Gesundheit schützenden Übungen*. Die Anwendung der Gesamtheit aller drei Systeme ist am besten geeignet, eine völlige Wiederherstellung der Gesundheit oder eine Vorbeugung gegen Krankheit zu erreichen.

Zu den »inneren« Übungen gehörten auch schon seit alter Zeit die »äußeren«, mit physischer Bewegung verbundenen Körperübungen. Diese Tatsache wird durch verschiedene Beiträge bewiesen, die sich auch in der »Inneren Heilkunde des Gelben Kaisers« befinden. Ähnliche Beispiele finden sich bei *Hua T'o* aus dem 3. Jahrhundert, der, nach Beobachtung von Bewegungen bei verschiedenen Tieren, aus deren Bewegungselementen verschiedene Körperertüchtigungsübungen zusammengestellt hat.[59]

Die taoistischen und buddhistischen Mönche haben auch verschiedene Bewegungsübungen angewendet, manchmal auch für ausgesprochen medizinische Zwecke. Es ist jedoch erwähnenswert, daß die sogenannten *Yoga-āsanas,* die durch buddhistische Vermittlung in China und auch in Tibet bekannt geworden sind, nicht für therapeutische Zwecke gebraucht wurden, sondern es kamen besondere chinesische Übungen für diesen Zweck zur Anwendung. Dies ist aber verständlich, denn die *Yoga-āsanas* sind statisch, und obwohl sie für Meditationszwecke sehr von Nutzen sind, haben sie keinen so großen therapeutischen Wert wie die chinesischen, meist dynamischen Übungen, die mit langsamen Bewegungen durchgeführt werden. Diese Übungen haben zum Ziel, eine gute physiologische Wirkung durch die Bewegungen verschiedener Muskelgruppen zu erreichen.

Der alte taoistische Begriff der äußeren Bewegungsübungen, näm-

保健功

DIE »ÄUSSEREN KRÄFTIGUNGSÜBUNGEN«

Kurze Zusammenfassung

Ching-kung, Stilles Üben

Tung-kung, Bewegtes Üben

kombiniert:

21 Übungen des Sanatoriums von T'angschan
(Erste und letzte Übung: »Stillsitzen«)

Freigewählte Übungen:

T'ai-chi-ch'üan-Übungen
Huo-lung-kung (Feuerdrachen-Übungen)
Chiao-hua-kung (Die, der Verdauung helfenden Übungen)
Hu-pu-kung (Tigerschritt-Übung)
O-mei-shih-êrh-chuang (O-mei-Übungen)

oder weitere, freigewählte Übungen

(Siehe Kapitel 9.)

Abb. 15: Zusammenfassung der »Kräftigungsübungen«

lich *Tao-yin-shu,* das heißt »Technik der Atem-Führung«, weist darauf hin, daß die physischen Bewegungen die Energie mit dem Atem gleichsam durch den ganzen Körper »führen«. Die äußeren Eigenschaften können ebenso einen Einfluß auf die geistige Tätigkeit ausüben, wie die Denksubstanz den gesamten Organismus beeinflussen kann, wenn sie irgendwohin »geführt« wird.

Da diese physischen Methoden mit der Atmung zusammenhängen, können auch die die »Gesundheit schützenden Übungen« eventuell auftretende Spannungen während der Atemübungen beseitigen. Die physischen Bewegungen sind aber nur teilweise mit Anwendung von besonderen Atemübungen verbunden. Nach allgemeinen Vorschriften müssen diese leicht, bequem und ruhig sein. Keuchen und Atemnot sind immer die Folge von Anspannungen.

In alten Zeiten wurden öfter die taoistischen gymnastischen Übungen als *Nei-kung* (innere Arbeit) und die buddhistischen Übungen als *Kung-fu* (Arbeit) bezeichnet. (In einigen westlichen Werken wird irrtümlich *Kung-fu* als »Arbeitsmann«, »Handwerker« übersetzt.) Den Bewegungsübungen lagen verschiedene Übungssysteme zugrunde; diese waren die bereits erwähnten, von *Hua T'o* stammenden »Gymnastik der fünf Tiere« *(Wu-chin-hsi), die angeblich von Yo-fei* zusammengestellte »Achtfache und elegante Bewegungsreihe« *(Patuan-chin)*, die wahrscheinlich von *Bodhidharma* stammenden »Leichten Muskelbewegungen« *(I-chin)*, die verschiedenen Übungen der *Wu-tang-Schule,* der taoistischen *T'ai-yang-Schule* und der buddhistischen *O-mei-Schule;* die »Tigerschritt-Übungen« *(Hu-pu-kung)*, die Geheimübungen tibetischer buddhistischer Schulen und noch viele, meist als Familiengeheimnisse überlieferte Übungssysteme.[60]

Die historischen Übungen werden heute nur teilweise allein angewandt, sondern meist in die heutigen Bewegungsübungen mit einbezogen. Diese Form wird dann in den verschiedenen chinesischen Kliniken angewandt. Im folgenden sollen einige Verfahren ausführlich dargestellt werden:

Die heutzutage angewandten Bewegungsübungen wurden von verschiedenen Familien überliefert. Diese Übungen wurden meistens nach den speziellen »inneren« Übungen durchgeführt. Es wurden auch die Familientraditionen von den Familien *Wu, Niu* und *Liang* bekannt. Zu ihren Erfahrungen haben sie auch die alten medizinischen Vorschriften auf diesem Gebiet hinzugesammelt und alles zusammen später schriftlich niedergelegt. *Dr. Liu Kui-chên,* der Leiter des Atemtherapeutischen Institutes von *T'angschan,* hat ebenfalls solche Traditionen gesammelt und ausprobiert. Diese schriftlich gesammelten Erfahrungen hat auch der berühmte russische Spezialist für Heilgymnastik *Prof. Krasnoselski* überprüft. Er hat auch festgestellt, daß die im Institut angewendeten achtzehn verschiedenen Bewegungsübungen sehr wirksam und medizinisch einwandfrei sind.

Er hat seiner Hoffnung Ausdruck gegeben, daß diese Übungen auf breiter Ebene veröffentlicht werden können. Zu den achtzehn Übungen hat er noch drei weitere chinesische Übungen hinzugefügt, damit eine noch größere Wirkung erreicht werden kann. Über den Erfolg seiner Untersuchungen hat er selbst berichtet, und er hat mit den chinesischen Ärzten die physiologischen Wirkungen zusammenfassend erklärt, wie es im folgenden ausführlich geschildert wird.[61]

Die Vorbedingung der Übungen ist eine stille Umgebung mit sauberer Luft und ohne Wind. Die Übungen müssen ruhig, ohne Anstrengungen und meist in sitzender Haltung ausgeführt werden. Die Augen sind bei den Übungen geschlossen, außer bei den von *Krasnoselski* empfohlenen drei Übungen.

Die im Sanatorium *T'angschan* angewandten 21 Übungen sind folgende:

1. Das »Stillsitzen« *(Ching-tsuo)*. Der Patient sitzt mit gekreuzten Beinen und geschlossenen Augen. Die störenden Gedanken versucht er zu vermeiden. Beide Hände liegen auf den Knien, so daß der Daumen von den Fingern umschlossen wird. Die Wirbelsäule ist gerade aufgerichtet, die Zunge liegt am oberen Gaumen und die Aufmerksamkeit ist auf den *Tan-t'ien-Punkt* gerichtet. In dieser Haltung

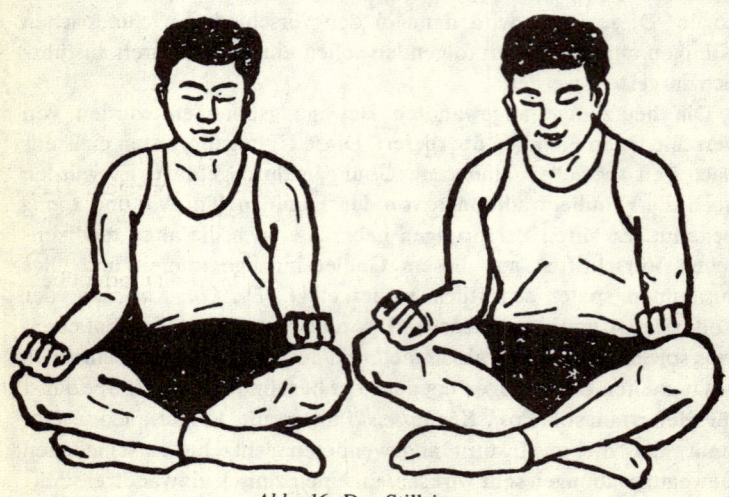

Abb. 16: Das Stillsitzen

macht er 50 bewußte Ein- und Ausatmungen. Die Atmungen müssen so geregelt werden, daß sie ohne Anstrengungen immer tiefer werden können und es bei dieser tiefen Atmungsform bleibt. Steht nicht genügend Zeit zur Verfügung, können auch weniger Atemzüge gemacht werden. Man macht keine Atempause. Nach den Übungen wird die Zunge heruntergenommen.

Das »Stillsitzen« wurde bei den buddhistischen Meditationsübungen verwendet, vor allem bei der *T'ien-t'ai-* und *Ch'an-Schule.*

Nach Auffassung der chinesischen Ärzte und von *Krasnoselski* beruhigt das »Stillsitzen« das Nervensystem, die tiefe Atmungsform korrigiert den Blutkreislauf, vermindert die Thrombosegefahr, und durch Ausatmung der Schlacken wird eine bessere Oxygenversorgung gesichert.

2. Die »Ohrübung« *(Êrh-kung).* Zuerst werden mit beiden Handinnenflächen die Ohren kreisend durchmassiert. Nun werden beide Ohren mit den Handflächen so abgeschlossen, daß sie die Finger am Hinterkopf berühren. Dann drückt man den linken Zeigefinger auf den rechten Mittelfinger und läßt ihn von dort abrutschen. Dieses ruft im Ohr einen Ton hervor, der Trommelschlägen ähnlich ist. Die Übung soll 24mal gemacht werden. Diese Methode wurde von den alten Chinesen mit »himmlischer Trommelschlag« *(Ming-t'ien-ku)* bezeichnet.

Mit der Wiederholung der Übungen können Kopfschmerzen, Schwindelgefühl oder Ohrensausen geheilt werden, oder es kann eine beginnende Schwerhörigkeit beseitigt werden. Nach *Krasnoselski* hat diese Übung eine die Gehirnrinde anregende Wirkung. Der örtliche (lokale) Reiz breitet sich aus; demgemäß erhalten auch die Atmung und die die Zirkulation regulierenden Zentren Reize. Dadurch werden die Funktionen des Herzens und der Atmung verbessert. Durch diese anscheinend kleine Bewegung kann man also ebensogute Erfolge erreichen wie mit großen Bewegungen. Die Massage der Ohrmuscheln regt die Hörnerven an, wodurch die Intensität des Hörens verstärkt wird.

3. Das »Zähneklappern« *(K'ou-ch'ih).* Der Patient läßt den Ober- und den Unterkiefer 24- oder 36mal zusammenschlagen. Dabei kommen zuerst die Backenzähne und dann die Schneidezähne in Berührung, so wie es beim Kauen der Fall ist.

Nach den chinesischen Ärzten werden dadurch die Zähne gefestigt, der Gaumen kräftiger und die Kariesgefahr wird vermindert.

4. Die »Zungenübung« *(Shê-kung)*. In den alten Werken wird die Übung das »Umrühren des Meeres« *(Chiao-hai)* genannt. Die Zunge muß am äußeren Zahnfleisch nach rechts oben und links unten 18mal hin- und herbewegt werden. Der gesammelte Speichel bleibt zuerst in der Mundhöhle und wird dann in einzelnen Portionen nacheinander geschluckt.

5. Das »Schlucken des Speichels« *(Shu-chin)*. Fortsetzung der vorigen Übung. Der Patient spült den Speichel 36mal durch den Mund, dann schluckt er ihn in kleinen Mengen hinab.

Nach den alten Schriften muß der Speichel »bis zum *Tan-t'ien-Punkt* geschluckt werden«; nach einiger Zeit hört man einen knurrenden Ton aus dieser Gegend.

Die Zungenübung und das Speichelschlucken beseitigt den bitteren Mundgeschmack, den Zungenbelag und Kehlkopfschmerzen. Reichlich fließender Speichel fördert die Verdauung. *Krasnoselski* fügt zu der dritten, vierten und fünften Übung hinzu, daß die modernen Menschen sich das Kauen harter Speisen abgewöhnt haben, weshalb die Zähne locker werden und die Gaumen empfindlicher. Mit den kauenden Bewegungen und der Zungenmassage der Gaumen werden die Kapillare ausgedehnt und die Zähne gestärkt.

Nach seiner Auffassung können wahrscheinlich die Gewohnheiten des Kauens von Betelnüssen, Erdnüssen oder härteren Obstsorten in verschiedenen Ländern auf eine diesbezügliche Naturerfahrung zurückgeführt werden. Durch die fermentierende Wirkung der Speichelproduktion wird die Verdauung gefördert. Deshalb sind diese Übungen meistens für die Menschen geeignet, die aus dem Schlaf erwacht sind, weil dann noch keine erhöhte Speichelabsonderung stattgefunden hat. Nach regelmäßigen Übungen ist ein verbesserter Appetit zu verspüren.

6. Das »Nasereiben« *(Ts'a-pi)*. Zuerst müssen die äußeren Daumenseiten so lange gegeneinander gerieben werden, bis sie warm sind; dann die beiden Nasenflügel 18mal mit dem warmen Daumen gerieben werden. Nach der Auffassung chinesischer Ärzte hat dies eine vorbeugende Wirkung gegen Erkältungen der Nasenhöhle. In alten Schriften heißt es, daß von der Übung »die Lungen befeuchtet werden« *(Jun-fei)*.

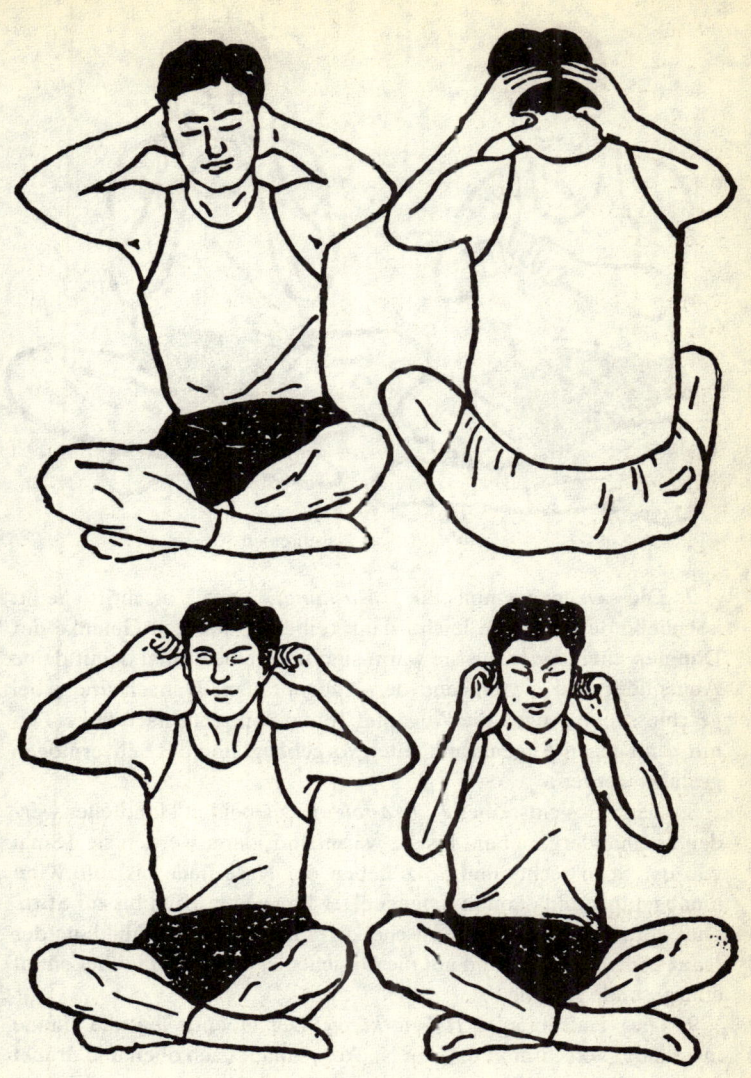

Abb. 17: Die Ohrübung

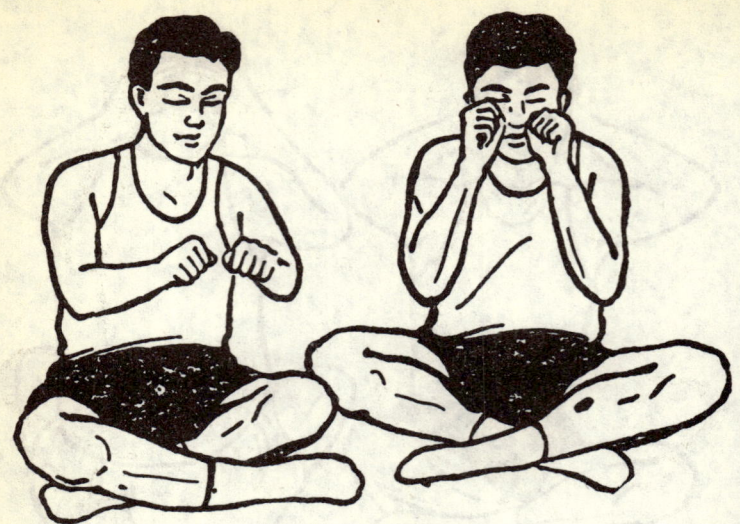

Abb. 18: Das Nasenreiben

7. Die »Augengymnastik« *(Mu-kung)*. Die Vorschrift heißt: »Schließe deine Augen leicht, dann reibe die äußeren Gelenke der Daumen aneinander, bis sie warm sind und reibe 18mal damit deine Augenlider und die Gegend der Augenbrauen. Danach drehe bei geschlossenen Augen die Augäpfel 18mal von recht nach links. Damit kann gegen Augenkrankheiten vorgebeugt und das Sehvermögen gestärkt werden.«

8. Das »Gesichtsreiben« *(Ts'a-mien)*. Die beiden Handteller werden aneinandergerieben, bis sie warm sind; dann werden sie 18mal von der Stirn rechts und links neben der Nase flach bis zum Kinn hinabgeführt und dann in umgekehrter Folge vom Kinn bis zur Stirn. Dies vermindert nach chinesischer Erfahrung die Faltenbildung der Haut und wirkt anregend auf die Gesichtsnerven; die Haut bekommt eine gesunde Rötung.

9. Die »Halsübung« *(Hsiang-kung)*. Der Übende legt die Hände ineinander verschränkt um den Nacken, schaut nach oben und drückt mit den Händen 3- bis 9mal auf den Nacken. Damit können Schmerzen der Halsmuskulatur und Flimmern der Augen beseitigt werden.

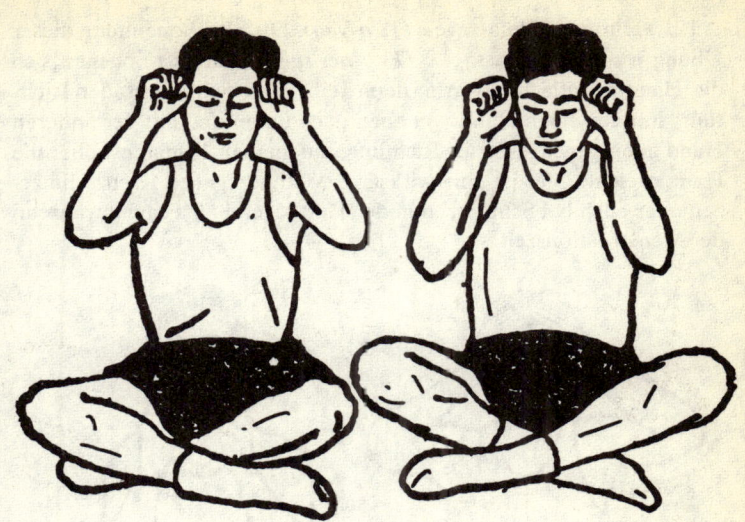

Abb. 19: Die Augengymnastik .

10. Die »Schultermassage« *(Jou-chien).* Der Patient massiert (Schaukelkneten) mit der linken Hand 18mal seinen rechten Schultergürtel, in der gleichen Weise mit der rechten Hand den linken Schultergürtel. Die Übung ist gut bei rheumatischen Gelenkschmerzen.

11. Die »doppelseitige Wirbelsäulenübung« *(Chia-chi-kung).* Beide Hände werden zur Faust geschlossen und neben den Brustkorb gehalten. Die Schultern sollen locker herabhängen. Aus dieser Stellung heraus werden die Arme 18mal nach vorne und nach hinten bewegt. Durch diese Bewegung wird die Wirbelsäule in beide Richtungen gedreht, was eine verstärkte Aktivität der Eingeweide bewirkt.

Krasnoselski erklärt zu den letzten oben angeführten sechs Übungen noch zusätzlich, daß die Reize außer ihren lokalen physiologischen Auswirkungen auch noch an die weiterliegenden Körperabschnitte übermittelt werden können und dadurch die Kreislauftätigkeit verbessert wird.

12. »Hüftgegendmassage« *(Ts'o-yao)*. Die alte Benennung dieser Übung ist »Nierenmassage« *(Ts'o-nei-shên)*. Zuerst reibt man sich die Handinnenflächen warm, dann reibt man sich in gerader Richtung, mit der einen Hand von oben nach unten und mit der anderen Hand in entgegengesetzter Richtung, indem man 18mal fest über die Haut streicht. Dies ist eine wirksame Methode gegen Kreuzschmerzen oder auch bei Schmerzen in der Hüftgegend für Frauen während der Menstruationszeit.

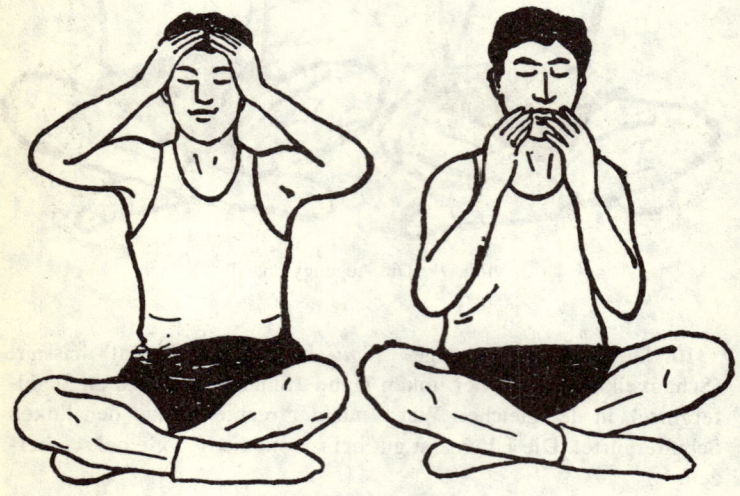

Abb. 20: Das Gesichtsreiben

13. »Steißwirbelmassage« *(Ts'o-wei-ku-pu)*. Die Ausführung ist ähnlich wie bei der letzten Übung, nur daß man jeweils den Zeige- und Mittelfinger zusammen nimmt. Außerdem wird die Massage (Drehrollen) dichter an der Wirbelsäule 18mal durchgeführt. Nach Erfahrung der chinesischen Ärzte hilft diese Massage vorbeugend gegen das Auftreten von Hämorrhoiden.

14. »Massage des *Tan-t'ien*-Punktes« *(Ts'a-tan-t'ien)*. Zuerst werden wieder die Handteller warmgerieben, und dann wird mit der linken Hand die Nabelgegend 100mal kreisförmig massiert (schiebendes Reiben). Dann wird in entgegengesetzter Richtung mit der

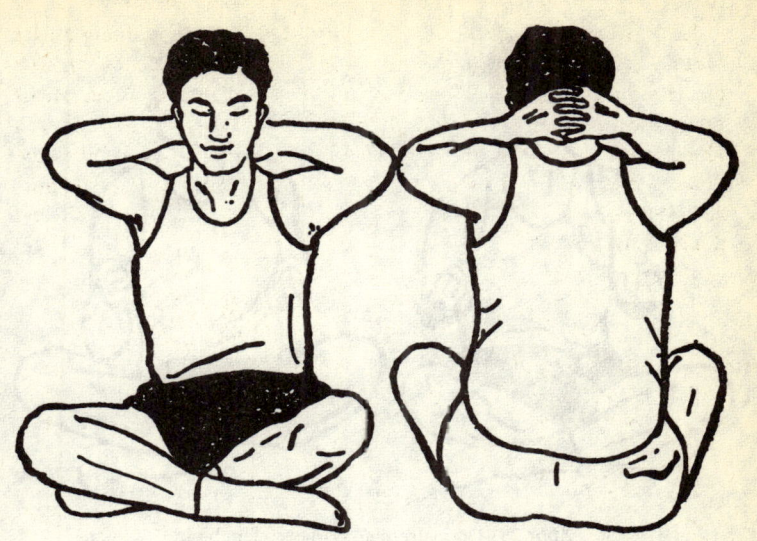

Abb. 21: Die Halsübung

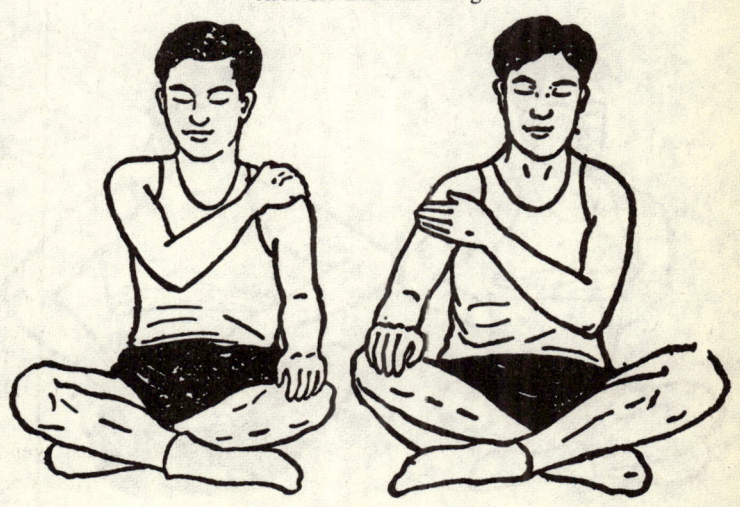

Abb. 22: Die Schultermassage

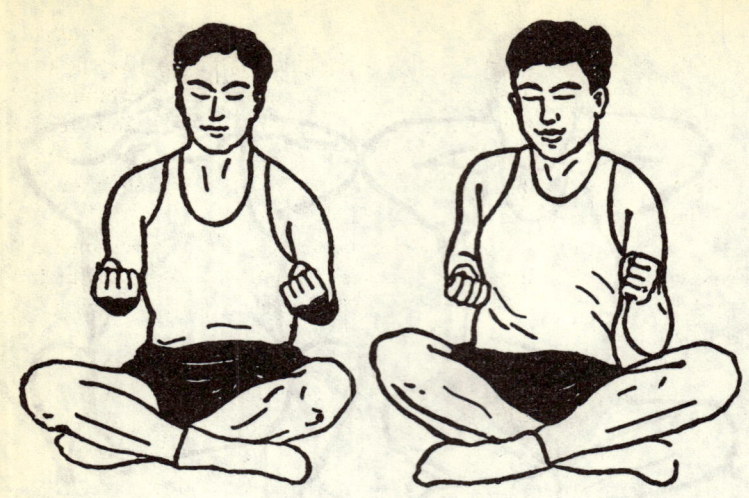

Abb. 23: Doppelseitige Wirbelsäulenübung

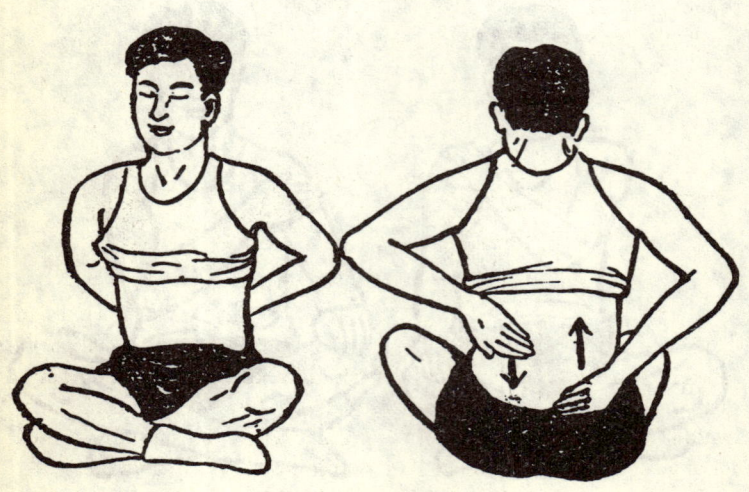

Abb. 24: Hüftgegendmassage

rechten Hand 100mal kreisend massiert. Diese Massage unterstützt die Anregung der Peristaltik und Absorptionsfähigkeit. Da dieser Punkt auch mit der Tätigkeit der Geschlechtsorgane in Verbindung steht, dient diese Behandlung auch der Beseitigung der Impotenz oder des vorzeitigen Samenergusses *(Ejaculatio praecox)*. In diesem Fall wird geraten, daß der Übende mit der freien Hand den Hodensack halten soll.

15. »Kniemassage« *(Jou-hsi)*. Mit beiden Handtellern werden die Kniescheiben kreisförmig durchmassiert (Schaukelkneten). Dadurch werden die Muskeln und Gelenke kräftiger, aber zugleich auch gelockerter.

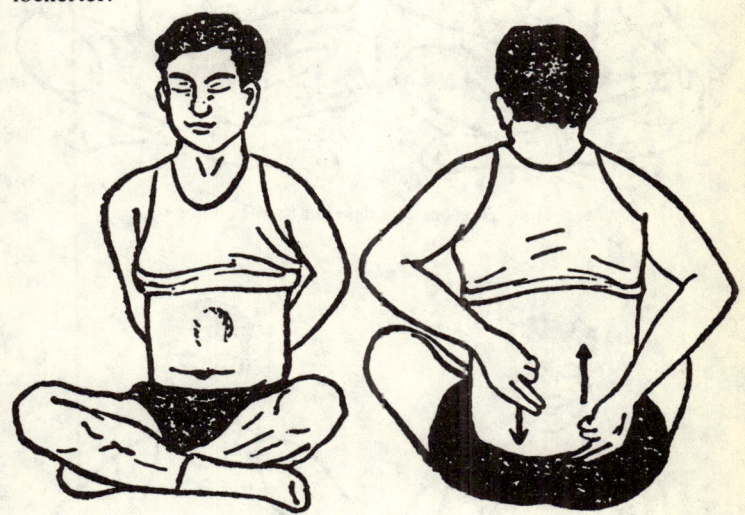

Abb. 25: Steißwirbelmassage

16. Die »Massage des *Yung-ch'üan*-Punktes« *(Ts'a-yung-ch'üan)*. Dieser Punkt liegt in der Nähe der Mittelfußknochen zwischen dem distalen Ende des zweiten und dritten Metatarsalknochens. In der traditionellen chinesischen Medizin ist dies ein Sedierungspunkt. Die Übung besteht darin, daß der Patient mit der rechten Hand die Fußsohlengegend des linken Fußes um den Punkt 100mal massiert (schiebendes Reiben). Dann wird mit der linken Hand der rechte Fuß

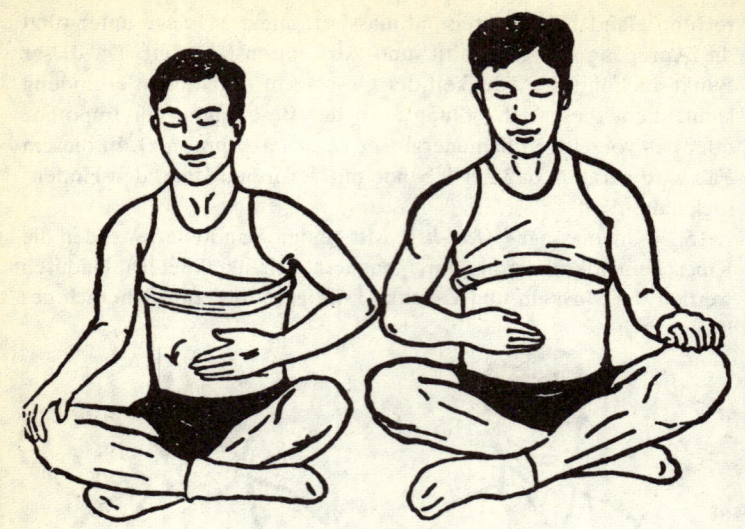

Abb. 26: Massage des Tan-t'ien-Punktes

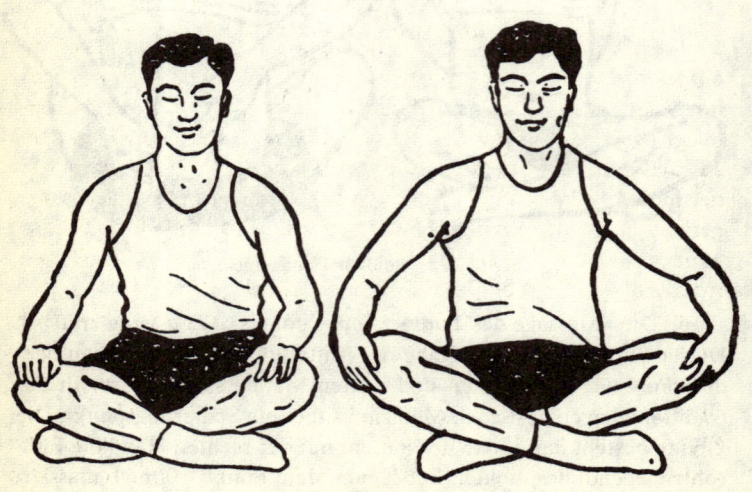

Abb. 27: Kniemassage

massiert. Nach Erfahrung chinesischer Ärzte dient diese Methode zur Regulierung der unregelmäßigen Herztätigkeit und zur Beseitigung von Schwindelgefühl.

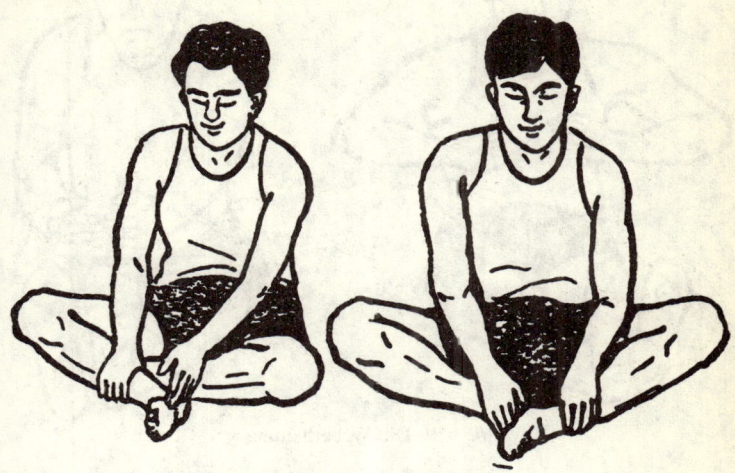

Abb. 28: Massage des Yung-ch'üan-Punktes

17. Die »Weberhaltung« *(Chih-pu-shih)* Der Übende sitzt mit ausgestreckten Beinen auf dem Boden und hält die Hände mit nach innen gerichteter Handoberfläche vor der Brust. Aus dieser Stellung beugt er sich nach vorn, streckt zugleich die Hände nach vorn ganz aus und atmet dabei kräftig aus. Dann bewegt sich der Übende wieder in der gleichen Weise zurück, bis die Hände, wieder nach außen gerichtet, vor der Brust liegen. Beim Zurückwenden (Aufrichten) atmet er langsam ein. Diese Übung muß 36mal durchgeführt werden; sie ist zur Anregung des Blutkreislaufes gedacht.

18. »Verbindung (Harmonisierung) des Gürtelmeridians« *(Ho-tai-mai).* Nach chinesischer medizinischer Auffassung liegt dieser Meridian wie ein Gürtel um die Hüftgegend. Bei der Übung müssen die Hände zur Faust geschlossen werden, und der Übende läßt den Oberkörper in der Hüftgegend von links nach rechts 16mal und von rechts nach links auch 16mal kreisen. Die Einatmungen sollen dabei auf den Augenblick der geraden Sitzhaltung fallen und die Ausat-

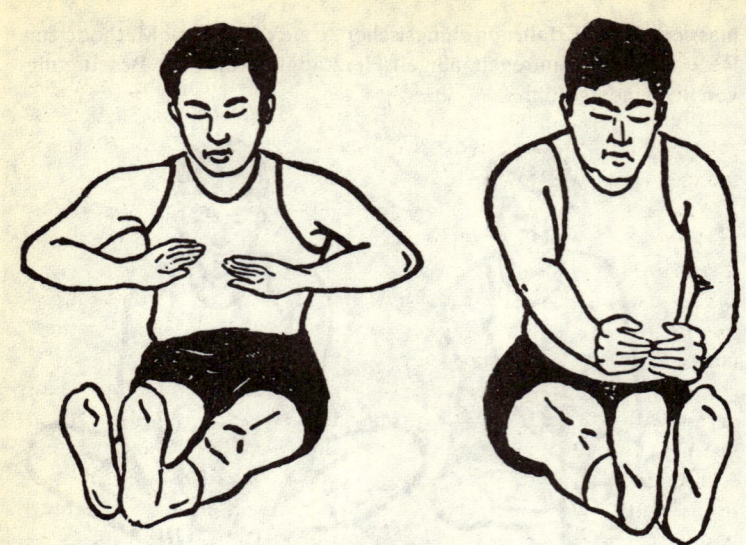

Abb. 29: Die Weberhaltung

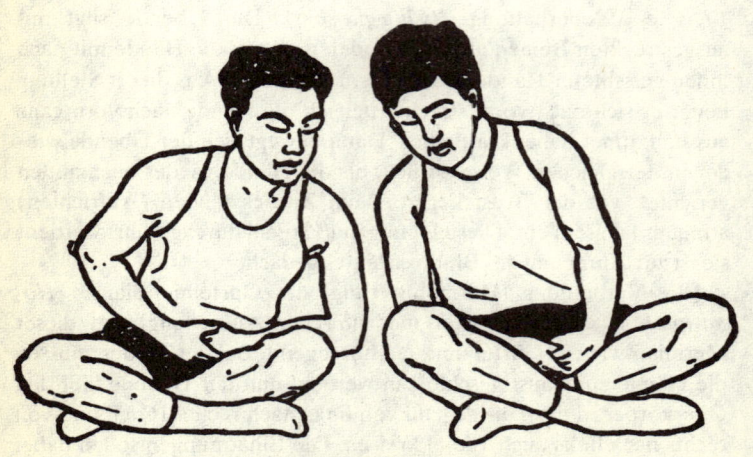

Abb. 30: »Verbindung des Gürtelmeridians«

mungen auf die Augenblicke der Körperneigung und Körperdrehung. Diese Übung fördert eine Harmonisierung des Blutkreislaufes.

Alle obigen Bewegungen werden in sitzender Haltung durchgeführt und am Ende einer Übungsserie wird eine Zeitlang »Stillsitzen« geübt (Entspannungsperiode), wobei 50 Einatmungen und 50 Ausatmungen gemacht werden sollen.

Am Ende der Übungen kann der Patient seine Augen öffnen, und es können eventuell noch einige andere Ergänzungsbewegungen durchgeführt werden.

Die aus alten chinesischen Traditionen stammenden und von *Krasnoselski* ausgewählten drei weiteren Übungen erfordern eine stehende Haltung mit offenen Augen.

19. Das »Händebetrachten« *(K'an-shou)*. Der ganze Körper steht gerade ausgerichtet, beide Arme hängen seitlich herab, und die Beine werden etwa in Schulterbreite auseinandergestellt. Dann wird eine Hand in Höhe des Gesichts gehoben, und von etwa zwanzig Zentimeter Augenabstand aus werden die Finger eine Zeitlang betrachtet. Nun wird die andere Hand genommen. Diese Übung wird 5mal wiederholt.

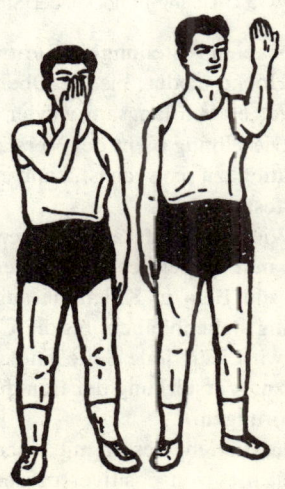

Abb. 31: Das Händebetrachten

Bei einer Variante dieser Übung wird der Rumpf zuerst nach links gewendet, die linke Hand zur Betrachtung hochgehoben und die rechte Hand hält man dicht unter den Ellenbogen des linken Armes, doch ohne ihn zu stützen.

Mit dieser Übung kann man der dissoziierten Augenbewegung, der Augenmuskellähmung, der Augapfeldeformierung, dem Lidkrampf und dem Fleckensehen vorbeugen.

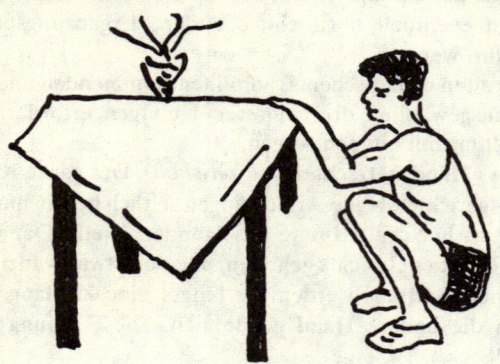

Abb. 32: Übung in hockender Stellung

20. »Übung in hockender Stellung« *(Tun-tso).* Der Patient läßt sich langsam in die Hocke nieder, bis die Oberschenkel den Bauch berühren; dann richtet er sich langsam wieder auf. Dies muß 4mal wiederholt werden. Die Übung dient der Verstärkung der Beinmuskulatur. Wenn der Patient zu schwach ist, kann er sich an einem Tisch oder an einer Stange festhalten.

21. Die Übung »Wie ein Goldfasan auf einem Bein steht« *(Chin-chi-tu-li).* Die Arme müssen seitlich in Schulterhöhe gerade ausgestreckt und zugleich ein Bein in Kniehöhe angehoben werden. So muß man eine Zeitlang stehenbleiben, bis die Übung mit dem anderen Fuß fortgesetzt wird. Für jede Seite muß 5mal geübt werden. Diese Methode hilft zur Verstärkung der Beinmuskulatur und beseitigt Gleichgewichtsstörungen.

Manchmal kann der Patient besser mit einem zweiten Patienten zusammen üben, weil dies von positiver psychischer Beeinflussung ist.

Nach allgemeiner Auffassung sind diese Übungen von Vorteil, wenn sie einen besseren Appetit und ein besseres Allgemeinbefinden verursachen; dies kann der Arzt nach einigen Tagen bereits feststellen. Besondere Regeln für die Atemregulierung sind bei den Übungen oftmals nicht vorgeschrieben. Da der größte Teil dieser Übungen im Sitzen durchgeführt wird, können sie auch von abgemagerten, geschwächten und älteren Patienten ausgeführt werden.

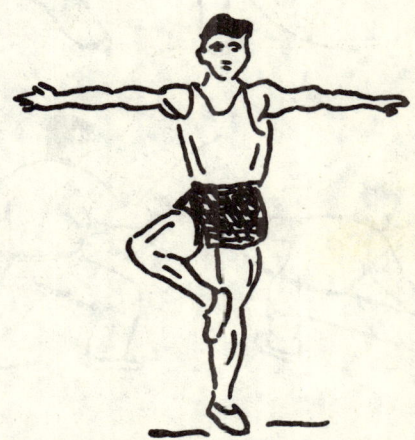

Abb. 33: »Wie ein Goldfasan auf einem Bein steht«

In verschiedenen atemtherapeutischen Heilanstalten Chinas sind noch viele »äußere Kräftigungsübungen« üblich. Aus den fast unzähligen Erfahrungen sind die folgenden Übungen besonders hervorzuheben:

1. Die *T'ai-chi-ch'üan-Übungen (Wu-tang-Schule)*. Der Ursprung dieser Übungen ist heute noch nicht klar ergründet. Laut einiger Autoren sollen sie von *Chang San-fêng* im 10. oder im 14. Jahrhundert erfunden worden sein. Nach anderen Autoren hat diese Übungen entweder in Südchina eine Familie *Ch'ên* aus *Ch'enchiakou* oder eine Familie *Yang* aus Nordchina um die Mitte des 17. Jahrhunderts zusammengestellt.[62]

111

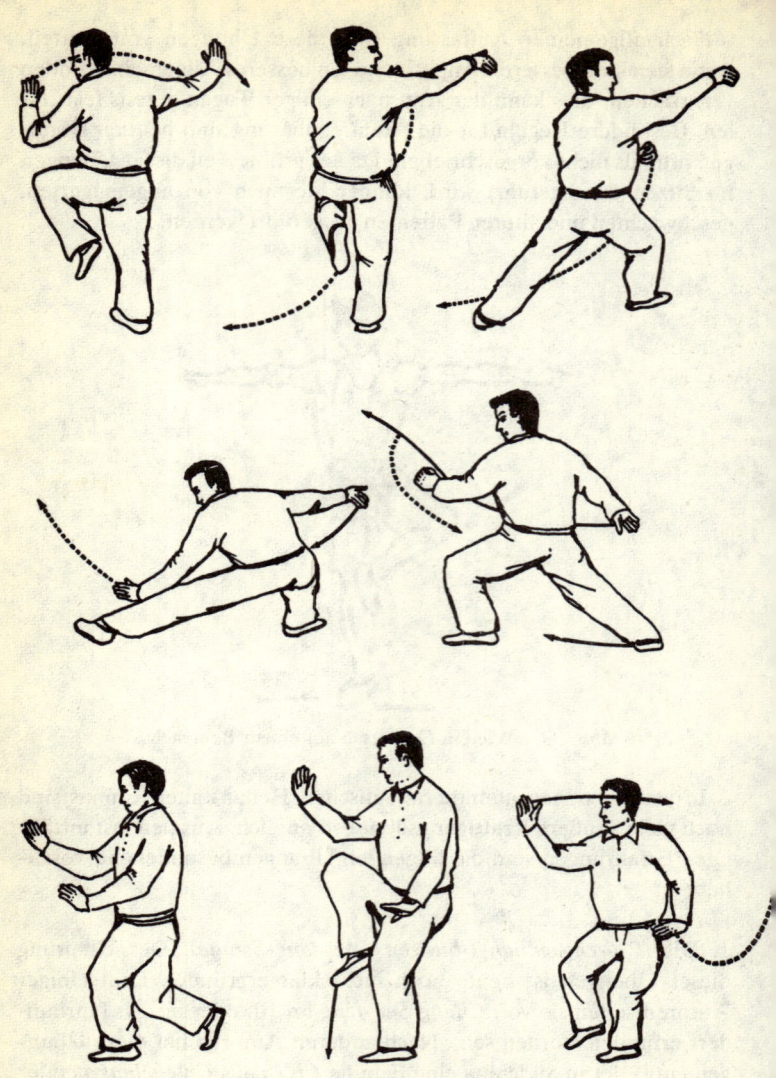

Abb. 34: Bewegungen aus den T'ai-chi-ch'üan-Übungen

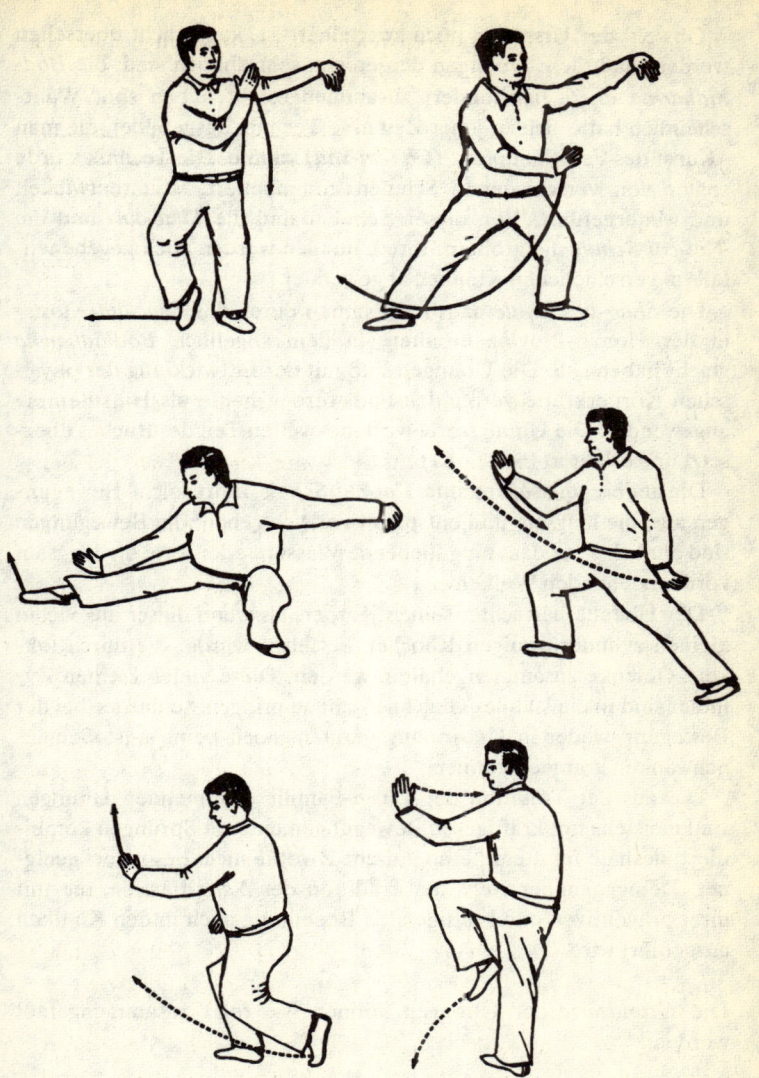

Abb. 34: Bewegungen aus den T'ai-chi-ch'üan-Übungen

Obwohl der Ursprung noch zweifelhaft ist, kann nicht übersehen werden, daß diese Übungen denjenigen sehr ähnlich sind, die *Bodhidharma* im 6. Jahrhundert zusammengestellt haben soll. Wahrscheinlich hatte sich zu jener Zeit eine Technik ausgebildet, die man »Kunst des Faustkampfes« *(Ch'üan-shu)* nannte. Die Technik wurde später von verschiedenen Schulen kommentiert, weiterentwickelt und weitergeführt. Von diesen Schulen sind die *Shao-lin-* und die *T'ai-chi-Schule* die größten. Ihre Übungen werden auch gegebenenfalls in verschiedenen Kliniken angewendet.

Die *Shao-lin-Schule* hat ihren Namen durch das *Shao-lin-Kloster* in der Honan-Provinz erhalten, in dem angeblich *Bodhidharma* gelebt haben soll. Die Übungen sind mit der Entwicklung der physischen Körperkräfte verbunden und werden heute als Hilfstherapie angewendet. Die Übungsserie wird im zweiten Teil des Buches übersetzt und erläutert (Seite 181).

Die andere, die sogenannte *T'ai-chi-Schule,* führt solche Bewegungen aus, die langsam und entspannt vor sich gehen; die Bewegungen sind ähnlich »wie das ruhig fließende Wasser« oder »wie die langsam vorüberziehenden Wolken«.

Der Übende betrachtet seinen Körper, als wenn dieser aus vielen kleinen zylinderförmigen Knochen bestehen würde, die durch lockere Gelenke zusammengehalten werden. Diese vielen kleinen Zylinder sind in ein stabiles Gleichgewicht zu bringen, so daß sie bei der Bewegung weder in Unordnung geraten, noch beim Anstoßen ins Schwanken kommen können.

Die aus der Tradition der *Ch'ên*-Familie stammenden Übungen sind meistens mit kräftigeren Bewegungen und mit Sprüngen kombiniert; deshalb für atemtherapeutische Zwecke nicht besonders geeignet. Demgegenüber steht die Tradition der *Yang*-Familie, die mit ihrer präventiven und kräftigenden Bedeutung auch in den Kliniken ausgeführt wird.

Die *Grundsätze* der Übungen können wie folgt zusammengefaßt werden:[63]

Die Übungen dürfen keine Kraftanstrengungen sein.
Alle Bewegungen gehen von der Kreuzbeingegend aus.

Die einzelnen Bewegungen müssen kreisförmig ausgeführt werden, und die Bewegungsabläufe erfolgen fließend und ohne Stockungen, ähnlich wie bei einer Zeitlupenaufnahme.

Die Atmung muß regelmäßig, langsam, tief und ruhig sein.

In allen äußeren Bewegungen muß die innere Ruhe mit Konzentration bewahrt werden.

Diese heilgymnastischen Übungen sollen an freier Luft ohne Wind zweimal am Tag ausgeführt werden, und zwar regelmäßig eine halbe Stunde nach dem Aufstehen morgens und eine Stunde vor dem Schlafengehen abends. Es ist nicht zu empfehlen, unmittelbar vor oder nach den Übungen zu essen, zu trinken oder zu rauchen; enge Kleidungsstücke sind auch während der Übungen zu vermeiden, da sonst ruhige Atemzüge zu gespannt werden und der Übende schwitzt.

Je nach verschiedenen Familientraditionen besteht die ganze Übungsreihe aus 108 bis zu 400 einzelnen Bewegungselementen. Nach Auffassung der chinesischen Ärzte können diese Übungen verschiedene Unregelmäßigkeiten des Kreislaufs beheben, Muskeln und Gelenkbänder kräftigen, während sie vorbeugend gegen Magenbeschwerden, hohen Blutdruck, Tbc-Infektion und Verdauungsunregelmäßigkeiten wirken.[64]

Der namhafte Arzt *Chou Ch'ien-ch'uan* vertritt jedoch die Meinung[65], daß die *T'ai-chi-ch'üan*-Übungen aus so vielen Traditionen zusammengemischt worden sind, daß sie nicht immer eine Genesung erzielen, wenn sie unüberprüft angewendet werden. Er hat sogar erfahren, daß verschiedene Patienten, die früher nach verschiedenen Methoden geübt hatten, öfter einen erhöhten Blutdruck, fettige Haut oder Zucker bekamen, was auf eine schlechte Übungsserie zurückzuführen ist. Deshalb hat er seinen chinesischen Ärzte-Kollegen empfohlen, alle *T'ai-chi-ch'üan*-Traditionen zu sammeln, sie zu überprüfen und aus diesen die für Heilzwecke geeignetsten auszuwählen, um sie dann in allen Kliniken einheitlich anzuwenden.

2. *Huo-lung-kung,* das heißt die »Feuerdrachen-Übungen« der *T'ai-yang-Schule*.[66]

Die Traditionen dieser taoistischen Schule stammen von der ausgehenden *Ming-Zeit* oder der beginnenden *Ch'ing-Dynastie*. Diese scheinbar einfache Übung besteht darin, daß der Arzt eine aus verschiedenen Heilkräutern fest gepreßte und stark erwärmte Kugel entlang allen Meridianen des Körpers ohne Unterbrechung abrollt. Im Laufe der einzelnen Behandlungen nimmt die Größe der verwendeten Kugel von der anfänglichen Taubeneigröße ab bis zur Größe einer Erbse. Der Reihenfolge nach müssen zuerst alle Yin-Meridiane an Händen und Füßen erhitzt werden, dann ebenso alle Yang-Meridiane.

Wird diese Behandlung gut ausgeführt, dann empfindet der Patient ein angenehmes, »inneres« Wärmegefühl entlang den Meridianen. Eine ganze Behandlung dauert etwa zehn Minuten. Damit der Arzt bei dem Abrollen der Kugel nicht von den Meridianen abweichen kann, taucht er vorher einen Pinsel in eine Heilkräuterlösung und zeichnet sich den Weg der Kugel entlang der Körpermeridiane vor. Außerdem muß er sich die Quellpunkte (Ching-Punkte) der Meridiane ankreuzen. Auch diese Vorbereitungen lösen bereits einen gesunden chemischen Hautreiz aus, der dann durch den nachfolgenden Wärmereiz der abrollenden Kugel noch verstärkt wird. Der behandelnde Arzt muß aber sehr darauf achten, daß er das Abrollen der Kugel an keiner Stelle unterbricht, sondern bis zu Ende durchrollt. Deshalb erfordert diese einfach scheinende Behandlung viel Erfahrung.

Von seiten des Patienten aber muß eine bestimmte Vorbereitung vorausgesetzt werden; diese Vorbereitung gehörte zu den geheimen Anweisungen dieser taoistischen Methode. Zuerst muß sich der Patient ganz entspannen und eine innere Ruhe erreichen (siehe auch die »inneren erhaltenden Übungen«). Dann gibt der Arzt dem Patienten ein Leitwort (K'ou-chüeh), auf das er sich während der Behandlung sammeln muß. Bei der Behandlung soll sich der Patient mit geschlossenen Augen auf die Gestalt des Arztes (früher des taoistischen Meisters) oder auf das Abrollen der Kugel konzentrieren und diese bewußt wahrnehmen, was eine positive psychische Beeinflussung erzielen soll. Besondere Atemanweisungen sind nicht gegeben. Die Behandlung wird in liegender oder sitzender Haltung ausgeführt.

Nach chinesischer ärztlicher Praxis ist dieses Heilverfahren besonders bei Lähmungen mit gutem Erfolg angewendet worden. *Dr. Chou Ch'ien-ch'uan* erwähnt unter anderem einen Fall, bei dem er einen seit drei Jahren gelähmten Mann nach dieser Methode innerhalb von fünf Monaten soweit heilen konnte, daß dieser wieder normal gehen konnte.[67]

3. *Chiao-hua-kung,* das heißt die »der Verdauung helfenden Übungen«.[68]

Diese Übungen stammen wiederum aus taoistischem Erfahrungsgut. Nach verschiedenen Angaben sollen diese Übungen von Hungernden und Bettlern erfunden worden sein, die damit ein Hungergefühl kompensieren und sich gegen die Kälte wehren wollten. Diese Übung wird heute in den Krankenhäusern bei Verdauungsstörungen, Magengeschwüren *(Ulcus ventriculi* oder *duodeni),* Säureerbrechen, Magen- und Darmkrämpfen angewendet.

Zur Ausübung dieser Methode muß sich der Patient mit dem Rücken an eine ganz glatte Wand oder Tür stellen. Dabei muß er darauf achten, daß die ganze Rückseite des Körpers, einschließlich der Füße, locker an der Fläche angelehnt sind. Die Füße werden in Schulterbreite auseinandergestellt. Dann muß sich der Übende langsam, mit dem Rücken an der Wand bleibend, niedergleiten lassen, bis er mit dem Gesäß die Fersen berührt. Wenn beim Niedergleiten die Hände in Kniehöhe kommen, muß der Patient mit dem Mittelfinger den an den Kniescheiben befindlichen *Tu-pi-Punkt* drücken. Zu gleicher Zeit, also während des Niedergleitens, muß er mit der Silbe *Hai* die Atemluft ausströmen lassen. Dann muß der Patient langsam wieder an der Wand emporgleiten, bis er auf den Zehenspitzen steht.

Aus dieser Haltung heraus stellt er seine Füße einen Schritt nach vorne, dann atmet er langsam, tief und ungezwungen mit der Silbe *Ssû* ein. In dieser Stellung steht der Patient also nur mit dem Kopf an die Wand gelehnt, während der Körper, leicht abgeschrägt, frei nach vorne steht. Bei der stehenden Phase der Übung hält der Übende die Hände, zur Faust geschlossen, vor der Brust.

Bei dieser Übung muß man die sogenannte »Methode der gegensätzlichen Atmung« üben, die bereits bei den »inneren Stärkungsübungen« erwähnt worden war (Seite 73).

4. *Hu-pu-kung,* das heißt die »Tigerschritt-Übung«.[69]

Diese Übung stammt aus der buddhistischen Tradition der *O-mei-Schule.* Sie ist in der heutigen Atemtherapie als »äußere Kräftigungsübung« bei Fällen von hohem Blutdruck, Hüftschmerzen oder rheumatischen Schmerzen gebräuchlich.

Die Grundkörperhaltung ist das gerade Stehen; die Hände werden entspannt seitlich hängend gehalten, und die Beine stehen in Schulterbreite auseinander. Aus dieser Stellung heraus werden dann ganz langsame Schritte gemacht, so daß dabei die Knie immer gut hochgehoben werden; die Hände werden in der Hüftgegend abgestützt, so daß die Daumen nach hinten und die Handflächen nach vorne zu liegen kommen. Vorne drücken die Finger auf den *Chang-mên-Punkt,* hinten drücken die Daumen auf den *Yao-yen-Punkt.* Beide Punkte sind an der Hüftgegend.

Die langsamen Schritte werden zusammen mit der »Methode der gegensätzlichen Atmung« (Seite 73) und mit der Konzentration auf den *Tan-t'ien-Punkt* durchgeführt. Die ganze Übungsserie besteht aus zehn verschiedenen Übungsphasen.

5. *O-mei-shih-êrh-chuang,* das heißt die »zwölf Übungen der O-mei-Schule«.[70]

Der *O-mei-Berg* in der Szechuan-Provinz war durch ein bedeutendes buddhistisches Kloster sehr berühmt geworden. Die Traditionen stammen also aus alten Erfahrungen des mönchischen Lebens und waren durch mündliche Traditionen überliefert worden.

Das aus zwölf Übungsserien bestehende System setzt keine besondere Kraftanstrengung voraus. Die Übungen werden langsam, ruhig, konzentriert und mit regelmäßiger Atmung durchgeführt. Die Aufmerksamkeit ist auf den *Tan-t'ien*-Punkt gerichtet. Der überlieferte Urtext ist in Reimen abgefaßt, damit man ihn sich besser einprägen und im Gedächtnis bewahren kann. Mehrere moderne chinesische Ärzte haben diese Übungen mit medizinischen Anweisungen kommentiert.

Die Methode der Körperübungen findet vor allem bei Körperschwachen und stark abgemagerten Leuten Anwendung. Eine Übungsserie wird im zweiten Teil des Buches übersetzt kommentiert (Seite 216).

Im allgemeinen werden alle oben angeführten Übungen vom Arzt, je nach der Art des klinischen Falles, mit besonderer Rücksicht auf die Atmung ausgesucht und dem Patienten empfohlen. Die statistischen Daten über die Heilerfolge bei diesen Übungen sind bis heute bedauerlicherweise nur sehr spärlich veröffentlicht worden.

9. Kapitel

ALTE ERFAHRUNGEN
IN DER MODERNEN PRAXIS

Die Vorstellung, daß die bisher geschilderten Systeme, wie die »inneren erhaltenden Übungen«, die »inneren Stärkungsübungen« sowie die »äußeren Kräftigungsübungen« als starr getrennte Disziplinen der Atemtherapie betrachtet werden können, würde dem Anwendungsgebiet in seiner Gesamtheit nicht gerecht werden. Zwar ist es richtig, daß die verschiedenen Übungsgruppen hintereinander unterrichtet werden, aber die Grundvorstellung wurzelt in der Erfahrung der täglichen Wirklichkeit, daß nämlich die Menschen sich immer in verschiedenen Bewegungs- und Ruhezuständen befinden.

Dieses berücksichtigend gibt es zwei Beziehungsmöglichkeiten für die Atemtherapie. Diese zwei, sich auf die Elementarzustände des Lebens beziehenden Möglichkeiten sind auf der einen Seite das »bewegte Üben« *(Thung-kung)*, und auf der anderen Seite das »stille Üben« *(Ching-kung)*. Deshalb sagt ein taoistischer Spruch: »Von der Bewegung gehe in die Ruhe ein, aus der Ruhe heraus gestalte die Bewegung. Aus der Sanftheit gestalte die Härte, mit der Führung der Energie leite (die Zirkulation) der Adern.«

Ebenso wie es ein Sich-nach-außen-Wenden gibt und demnach also eine Außenwelt mit allen ihren verschiedenen Gebieten, die auf den menschlichen Organismus zurückwirken, so kann man auch ein Sich-nach-innen-Wenden, eine Innenwelt erschließen, die die Menschen in sich tragen. Auch diese Innenwelt wirkt sich auf den Menschen aus.

Die Bewegungen und die Bewegungsübungen müssen also ebenso bewußt gestaltet werden wie der Ruhezustand. Der Übende muß den Weg dahin finden, wie er seine Aufmerksamkeit während des Ruhezustandes konzentrieren muß, wie er atmen muß, und wie er sich schließlich dem passiven Ruhezustand überlassen muß, um die Naturkräfte in sich heilsam zur Wirkung kommen zu lassen. Ohne die Verbindung dieser beiden Richtungen würde eine Beschäftigung mit der Atemtherapie keinen Sinn haben. Das alltägliche Leben beweist, daß ein äußerlicher, bewegungsloser, scheinbarer Ruhezustand mit wandernden Gedanken eine noch größere Müdigkeit hervorrufen kann, als wenn man sich nur irgendwelchen Bewegungen hingibt.

Die Aufgaben auf diesem Weg nach innen oder nach außen haben die alten Ärzte und Mönche in bestimmten Merksprüchen (*K'ou-chüeh*) zusammengefaßt, die als Wegweiser für die beiden Wege dienen sollen. Der Übende muß die Merksprüche auswendig kennen. Die einzelnen Übungen werden danach bestimmt, ob sie vorbeugenden oder heilenden Charakter haben. Nach dem alten taoistischen Spruch heißt es: »Wo noch keine Krankheit ist, muß man stärken; wo Krankheit ist, muß man heilen.«

Die in den vorigen Kapiteln geschilderten »äußeren Kräftigungsübungen« bergen in sich auch einen Anteil an »stiller Übung«. Dieser Anteil besteht aus der Konzentriertheit auf etwas und aus einer leichten und entspannten Atmungsweise. Ohne diesen betont »stillen« Anteil wären die Bewegungsübungen nur einfache Turnübungen ohne jeden Wert. Wenn man daran denkt, daß viele Sportler im Westen nach langjährigen gehetzten Übungen schon verhältnismäßig jung an Neurasthenie, Herzkollaps, Magenbeschwerden, Muskelkrämpfen und Ermüdungserscheinungen leiden, dann wird es leichter verständlich, warum solche Übungen nicht für Heilzwecke geeignet sein können; es fehlt solchen Übungen die Pflege der harmonisierenden Stille. Das äußerliche Element hat im Gegensatz zum innerlichen Übergewicht bekommen, und die Überanstrengung und der Rekordwahn untergraben die Gesundheit.

Von den sogenannten »stillen« Übungsmethoden der Atemtherapie werden zuerst die für die Vorbeugung geeigneten Übungen beschrieben, wie sie auch heute in verschiedenen chinesischen Kliniken Anwendung finden. Diese Methoden können von allen gesunden Menschen und auch von den physisch schwächeren für eine Kräftigung mit Erfolg angewendet werden.

Eine der häufigsten Methoden ist die *Chou-t'ien-pan-yün-fa,* das heißt die »Methode der Weiterführung der Zirkulation«.[71]

Die Ausübung dieser Methode wird von den traditionellen Ärzten noch für zwei Fälle empfohlen; im ersten Fall für den Zustand des »Mangels an Yang« *(Yang-hsü),* dessen Symptome folgende sind: Kälte in den Extremitäten, Schläfrigkeit, Müdigkeit, Appetitlosigkeit, Neigung zu Erkältungen, schlechte Verdauung und eine Schwächung der mentalen Kräfte.

Im zweiten Fall, bei »Mangel an Energie« *(Ch'i-hsü),* zeigen sich folgende Symptome: Ermüdung, begleitet von Schwitzen, rasches Eintreten von Kraftlosigkeit bei Bewegung und Kurzatmigkeit sowie das Gefühl von allgemeiner Kraftlosigkeit.

Das Ziel der Übung ist »die Regulierung der Zirkulation durch das Trainieren der Energie« *(Lien-ch'i-hsiu-mai).* Die Methode besteht aus drei Teilen: dem *Sitzen,* der *Atmung* und der *Regulierung* der Zirkulation.

Als *Sitzhaltung* wird keine der bisher erwähnten Haltungen genommen, sondern die folgende: Als Sitz dient eine Bank, deren Sitzfläche durch Anheben der hinteren Bankfüße leicht nach vorne geneigt ist. Auf die Bank wird ein flaches Polster gelegt. Dann setzt sich der Patient auf die Bank, indem er den rechten Fuß so anzieht, daß die Ferse unter dem *Hui-yin-Punkt* (zwischen Analöffnung und Geschlechtsorganen) ruht, während das linke Bein so angezogen wird, daß es fest auf den bei der Fußbeuge liegenden *Ch'ung-yang-Punkt* des rechten Fußes drückt.

Diese Haltung wird von den meisten Menschen nicht sofort beherrscht, sondern sollte langsam und entspannt eingeübt werden. Kann man in dieser Haltung ruhig sitzen, dann muß die Wirbelsäule gerade gehalten werden, die Schultern locker bleiben; der ganze Rumpf soll leicht nach vorne geneigt sein, so als »wenn ein Vogel zum Abflug bereit ist«. Die Hände werden ineinander, die Zunge leicht an den oberen Gaumen gelegt, und man hält die Augen so, »als wenn ein Vorhang davorhinge«, also nur wenig geöffnet.

Für das *Atmen* werden zwei Methoden empfohlen. Die erste Methode ist die sogenannte »übereinstimmende Atmung« *(Shun-hu-hsi-fa).* Bei der Einatmung wölbt sich die Bauchdecke und bei der Ausatmung fällt sie wieder ein. Nach der anderen, der sogenannten »gegensätzlichen Atmung« *(Ni-hu-hsi-fa)* zieht sich bei der Einatmung die Bauchdecke ein und wölbt sich bei der Ausatmung vor. (Siehe noch Seite 73.) Beide Atmungsmethoden werden durch die Nase ausgeführt. Es gibt keine Atempausen.

Die Anfänger beginnen mit der ersten Methode. Wenn sich dann im ganzen Körper ein angenehmes Wärmegefühl ausgebreitet hat, können sie zur zweiten Atmungsmethode übergehen. Die Aufmerksamkeit ist auf die Ein- und Ausatmung gerichtet. Dabei muß sorgfältig beobachtet werden, wie die Energie beim Ausatmen bis zum *Tan-t'ien-Punkt* hinabsteigt und bei der Ausatmung von dort wieder nach oben steigt.

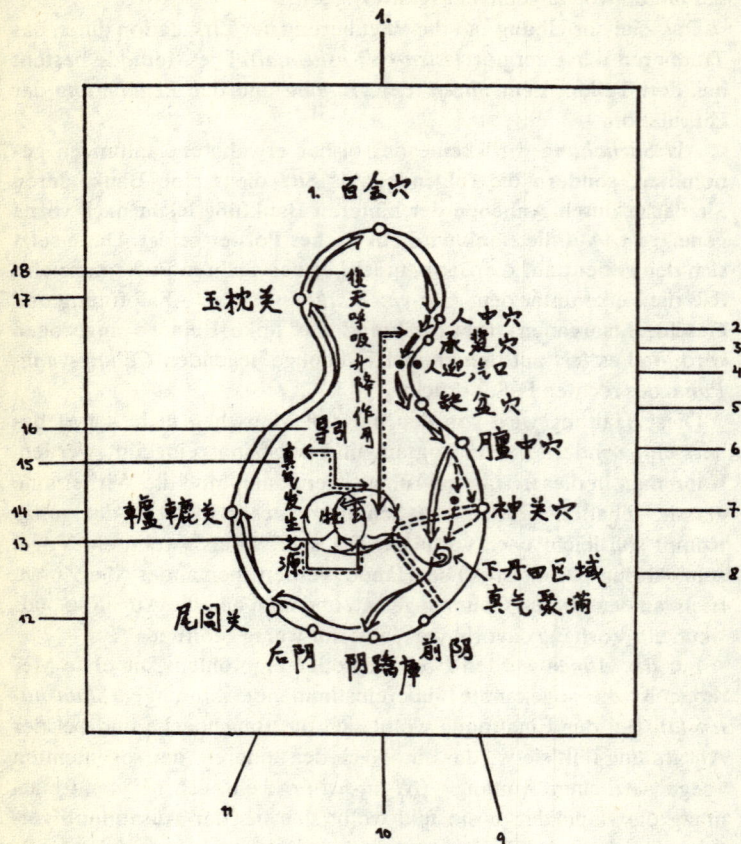

Abb. 35: Darstellung der Zirkulation der Energie

1. *Pai-hui*-Punkt (Schädeldach)
2. *Jên-chung*-Punkt (Nasenfalte)
3. *Ch'ang-chiang*-Punkt (Kinn)

4. *Jên-ying*-Punkt, *Ch'i-k'ou*-Punkt (Halsgegend, Ventralseite)
5. *Ch'üeh-p'ên*-Punkt (Schlüsselbeingegend)
6. *T'an-chung*-Punkt (Schwertfortsatz)
7. *Shên-kuan*-Punkt (Nabelgegend)
8. Bereich des unteren Teiles vom *Tan-t'ien*-Punkt
9. *Ch'ien-yin* (Urethralgegend)
10. *Yin-ch'iao-k'u* (Dammgegend)
11. *Hou-yin* (Analöffnung)
12. *Wei-lü-kuan* (Steißwirbelgegend)
13. *P'in-hsüan* (Wörtl. »Die verborgene Mutter«. Taoistische Bezeichnung und bedeutet: »Mutter aller Dinge«)
14. *Lu-lu-kuan* (Hüftgegend. 1. Lendenwirbel)
15. »Entstehungsbereich der ›wirklichen Energie‹«
16. »Energie-Führung«
17. *Yü-chên-kuan* (Occipitalgegend)
18. »Wirkung der aufsteigenden, sekundären Atmung«

Der dritte Teil der Übung ist die *Regulierung* der Zirkulation. Während der Übungen entsteht das Gefühl, daß der *Tan-t'ien-Punkt* warm ist. Diese Wärme geht dann in alle Meridiane über und zirkuliert durch den ganzen Körper. Die Aufmerksamkeit, die bisher auf die Atmungsprozesse eingestellt war, geht nun langsam immer mehr auf die Empfindung des Wärmegefühls über und beginnt die Wärmeempfindung zu verfolgen. Die Aufmerksamkeit begleitet die Wege der Wärmeempfindung mit gewisser Neugier, entspannt, nicht forciert und auf keinen Fall als Einbildung.

So fühlt der Patient die Wärme zuerst den *Jên-mai-Meridian* in der vorderen Körpermitte entlanggleiten, dann fühlt er sie vom *Tan-t'ien-Punkt* weiter über den *Hui-yin-Punkt* (bei der Analöffnung) strömen, und dann entlang der Wirbelsäule durch den *Tu-mai-Meridian* aufsteigen, bis dieser Strom, durch die Schädelmitte laufend, sich wieder mit dem *Jên-mai-Meridian* vereinigt. So entsteht eine geschlossene Wärmezirkulation durch die vordere und hintere Körpermitte, wie es auch die Abbildung 35 zeigt. Wenn die Wärme als zu stark empfunden wird, dann darf man sich mit einigen *Hua-Ausatmungen* (Hauch-Ausatmung) abkühlen.

Die Dauer der Übung wird vom Arzt festgelegt. Hier kann sich der Arzt nach den Angaben des Patienten richten, der seine Empfindungen jeweils dem Arzt berichten soll. Der Arzt unterrichtet deshalb nicht vorher den Patienten über die auftretenden Begleiterscheinungen, damit er nicht zu Einbildungen und Fehlbetrachtungen verleitet wird.

Eine andere vorbeugende Methode ist die *Kui-i-ch'ing-ching-fa,* das heißt die »Rückkehr zu der einzigen klaren Stille«.[72] Diese Methode wird besonders solchen Menschen empfohlen, die einen »Yin-Mangel« *(Yin-hsü)* aufweisen. Die Symptome sind hierbei die genau entgegengesetzten vom »Yang-Mangel« *(Yang-hsü)* und können, wie folgt, beschrieben werden: Der Patient kann die Wärme nicht ertragen, auch im Winter nicht, er kann nur langsam einschlafen und schläft nicht tief, hat viele Traumbilder, schwitzt leicht, hat eine rötliche Gesichtsfarbe; sein Temperament ist meistens sanguinisch. Manchmal werden auch die Patienten mit hohem Blutdruck hinzugezählt.

Die *Sitzhaltung* ist die gleiche wie bei der vorigen Übung, nur müssen die Hände anders gehalten werden. Die Hände werden so auf den Schoß gelegt, daß der rechte Daumen die innere Fingerwurzel zwischen dem Ringfinger und dem kleinen Finger berührt. Die Körperhaltung ist gerade aufgerichtet, und die Augen bleiben halb geschlossen.

Atmungsmethode: Nach einer allgemeinen Entspannung folgt eine lange Ausatmung durch den Mund und danach eine kürzere Einatmung. Dieses wird etwa dreimal wiederholt; dann wird die Aufmerksamkeit nicht mehr auf die Atmungsprozesse gerichtet, sondern auf die freie Fläche, die vor den Füßen zwischen den Knien zu sehen ist. Es ist die Aufgabe, die Farbe dieser Fläche zu sehen und sich vorzustellen, daß die so gesehene Farbe weiß und klar ist (Imaginationsübung).

Zuerst sieht der Übende die betreffende tatsächliche Farbe der Fläche. Zu diesem Farbeneindruck kommen aber bald neue, andere hinzu, sobald er sich bemüht, die andere Vorstellung mit Anstrengung zu erreichen. Wichtige Anweisung des Arztes ist es in diesem Fall, daß sich der Übende entspannen und starr bei der Vorstellung bleiben muß, daß ihm diese Farbe als weiß erscheint. Die anderen eventuell erscheinenden Farben muß der Übende mit einer *Ch'ui-*(dem Niesen ähnlichen) *Ausatmung* »wegblasen«. Es bleibt dann meistens nur die »weiße Farbe« allein übrig.

Wenn das »Wahrnehmen« der Vorstellung von Weiß in einer gewissen Weise kontinuierlich geworden ist, dann muß die Aufmerksamkeit darauf gerichtet werden, daß das »Wahrnehmen« der weißen Farbe nur eine Projektion des Übenden selbst ist, und daß er, der Übende, mit der klaren weißen Farbe selbst identisch ist. In dieser Vorstellung muß man ruhig »verweilen« und die Identität erleben.

Bei Anfängern dauert dieser Zustand des Verweilens 20 bis 30 Minuten und bei den Fortgeschrittenen 30 bis 50 Minuten. Nach medizinischen Erklärungen ist diese Übung am Anfang besonders schwer, vor allem wegen der Anspannung. Es wird aber festgestellt, daß diese Übung, wenn sie gut ausgeführt wird, eine heilsame Beeinflussung der oben erwähnten *Yang-Mangel-Symptome* herbeiführt. Deshalb werden diese und die vorige Übung mit besonderem Vorzug als vorbeugende Übung in chinesischen Kliniken angewendet.

Von beiden Übungsmethoden gibt es verschiedene Varianten, die sich entweder auf Familientraditionen zurückführen lassen oder auf den Erfahrungen der taoistisch-buddhistischen Überlieferung beruhen. *Dr. Chou Ch'ien-ch'uan* vom Chinesischen Medizinischen Institut der Provinz *Shanhsi* beschreibt die beiden Übungen ausführlich, aber er gibt keine medizinische Erklärung.

Als Hilfsverfahren werden, außer den bei den »inneren erhaltenden« und »inneren Stärkungsübungen« erwähnten, noch die folgenden Methoden in den Kliniken angewendet, die sich auf ganz alte Überlieferungen stützen.

Bei den *Herzkrankheiten* wie Endokarditis, Herzklappeninsuffizienz, Herzmuskelentartung *(Myodegeneratio cordis),* Herzverfettung *(Degeneratio adiposa cordis)* und Arteriosklerose gibt es folgendes mit Erfolg angewendetes Hilfsverfahren.[73]

Sitzhaltung: Auf einer leicht gepolsterten Sitzfläche muß der Patient zuerst ruhig sitzen und dann den entspannten linken Fuß anziehen und mit der Fußsohle an den rechten Oberschenkel legen. Der rechte Fuß bleibt auf dem Boden stehen. Die Hände werden leicht in Faustform gehalten, und die kleinen Finger ineinander verschlungen.

Atemübung: Bei der Einatmung muß man die *Chên*-Silbe leise murmeln, so daß die Endung »n« dieser Silbe noch nachklingt. Bei der Ausatmung durch die Nase muß man während einer Ausatmung dreimal die Silbe *Têng* murmeln. Das Murmeln der Silben darf nur der Übende selber hören, es muß also sehr leise ausgesprochen werden. Die Aufmerksamkeit wird zuerst auf den Ton der Silben gelenkt und geht dann auf die Vibration des Tones über, die mit ihren Schwingungen auf die Tätigkeit des Herzens wirkt. Die Tendenz der Vibration ist in beiden Fällen abwärtsgehend (Abb. 36).

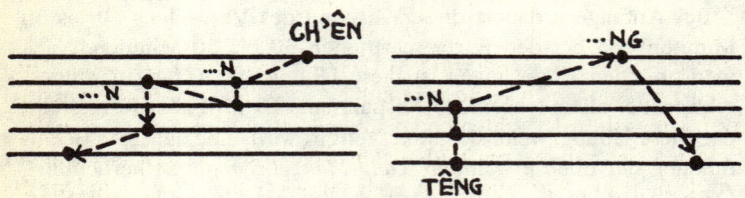

Abb. 36: Vibrationsübung bei Herzkranken

Nach Auffassung der chinesischen Ärzte ist die Wirkung dieser Vibrationsübung so, daß diese *Chêng-* und *Têng-*Silben eine Entspannung für das Herz bedeuten, die ebenso wirksam ist wie das leichte, gesunde Lachen.

Bei verschiedenen *Leberkrankheiten,* besonders in Fällen von Lebervergrößerung *(Intumescentia hepatis)* und Lebersklerose, wird folgende Hilfsübung empfohlen.[74]

Sitzhaltung: Ähnlich wie bei der Übung »Methode der Weiterführung der Zirkulation« (Seite 120). Die Handhaltung ist jedoch anders. Die rechte und die linke Hand werden so zur Faust geschlossen, daß die Daumen an der Wurzel von Ringfinger und kleinem Finger liegen. So wird erst die linke Faust auf die Lebergegend gelegt und die rechte Faust auf die linke gelegt. Dann wird unter dem Druck von beiden Händen die Lebergegend massiert.

Atemübung: Langsame Einatmung mit dem Murmeln der Silbe *Koa;* das »a« der Silbe soll nachklingen. Die Ausatmung geschieht mit dem Murmeln der Silbe *O.* Die Aufmerksamkeit ist zuerst auf die Silbe gerichtet und der Übende muß »bis zur Leber atmen«. Dann muß sie auf die Wirkung gerichtet werden, welche die Schwingungen in der Leber hervorrufen. Eine *Koa-Einatmung* ist von aufsteigendem Charakter und eine *O-Ausatmung* ist von abfallendem Charakter (Abb. 37).

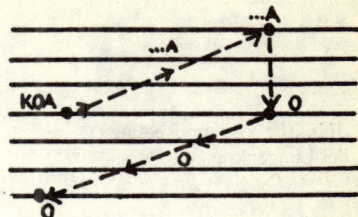

Abb. 37: Vibrationsübung
bei Leberkranken

Bewegungsübung *(Tao-yin):* Mit den bereits beschriebenen, zur Faust geschlossenen Händen muß man den *Ch'i-mên-Punkt* massieren (am Rande der achten und neunten Rippe). Erst muß man an der rechten Seite massieren und zugleich dabei den Rumpf nach links drehen. Dann wird die linke Seite massiert und der Rumpf nach rechts gedreht. Die ganze Übung wird fünfmal wiederholt.

Nach dieser Übung muß man die Gegend des Brustkorbes von links nach rechts kreisend massieren und dadurch erwärmen. Bei dieser Übung wird auch die Erwärmung des *T'an-chung-Punktes* (um die Mitte des Brustbeins) mit eingeschlossen, auch dies wird drei- bis fünfmal wiederholt.

Übungen bei *Lungenkranken:*[75]

Diese Übungen, die teils helfenden, teils präventiven Charakter haben, werden von Tbc-Kranken, bei Rippenfellentzündung *(Pleuritis)* oder nach Lungenoperationen ausgeführt.

Sitzhaltung: Wie bei der »Weiterführung der Zirkulation« (Seite 120). Beide Daumen drücken den Wurzelpunkt zwischen Ringfinger und kleinem Finger, die Hände berühren sich nur an den Fingerspitzen und sind auf den *T'an-chung-Punkt* gelegt. Dieser Punkt um die Mitte des Brustbeins ist gemäß der traditionellen chinesischen Medizin der *Mu-* oder *Alarm-Punkt* der Lunge. Der ganze Körper bleibt entspannt.

Atemübung: Beim Einatmen muß man *Shang* murmeln mit langschwingendem Nasallaut »ng« von *Shang;* beim Ausatmen murmelt man *Ang.* Die Aufmerksamkeit ist zuerst auf die Silbe gerichtet und dann wieder auf die Wirkung, welche die Schwingungen auf die Lunge ausüben (Abb. 38).

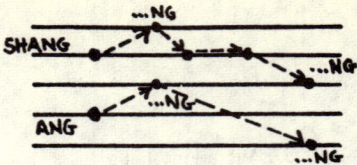

Abb. 38: Vibrationsübung
bei Lungenkranken

Bewegungsübung: Nach den vorgeschriebenen Atemübungen muß man mit den beiden zur Faust geballten Händen die Gegend des dritten, vierten und fünften Halswirbels beklopfen und gleichzeitig die Kiefer aufeinanderschlagen lassen. Dies wird drei- bis fünfmal gemacht.

Eine andere Methode erwähnt *Dr. Wang Kuang-chieh* in Fällen von *Lungenkrankheiten.*[76]

Dabei ist die *Körperhaltung* die Rücken- oder Seitenlage oder das Sitzen wie bei den »inneren erhaltenden Übungen«.

Atemübung: Möglichst durch die Nase ausgeführt. Wenn es noch ungewohnt ist, müssen die Einatmungen zumindest durch die Nase und Ausatmungen durch den Mund ausgeführt werden. Zuerst muß der Patient die »natürliche Atmung« *(Tzû-jan-bu-hsi)* bewußt üben. Wenn die ihm am geeignetsten erscheinende Atmungsform still, ruhig und entspannt ist, dann kann der Arzt versuchen, mit ihm die sogenannte »verlangsamte Atmung« *(Yen-ch'ang-hu-hsi)* zu üben. Diese Atmungsform ist wiederum entspannt. Eine Weile nach der Ausatmung kommt eine ganz kurze Atempause, danach erst erfolgt die Einatmung. Die Aufmerksamkeit wird zuerst auf die Atmungsprozesse gerichtet und dann auf die Energie, die durch die Atmung in den Organismus einströmt.

Bei den *Lungenkranken* erwähnt der Arzt *Dr. Hsü Jung-chai* noch eine andere traditionelle Übung, die sogenannte »latente Atmungsmethode« *(Ch'ien-hu-hsi-fa).*[77]

Nach der Vorschrift wird bei dieser Übung »die Einatmung lang und sanft, und die Ausatmung kurz und plötzlich«. Die ganze Aufmerksamkeit wird auf die Atmungsprozesse gerichtet, und die Länge der Einatmung wird nach der Fähigkeit des Patienten bestimmt, muß aber immer länger sein als die Ausatmung. Atempause ist nicht vorgeschrieben.

Alle drei oben genannten Methoden sind in den chinesischen Kliniken allgemein gut bekannt.

Übung bei *Nierenkrankheiten:*[78]

Die am häufigsten angewandte Methode ist die bereits erwähnte »Tigerschritt-Übung« (Seite 117).

Bei *Magenkrankheiten,* besonders in chronischen Fällen von Gastritis, Magengeschwüren und Verdauungsunregelmäßigkeiten, werden meistens die folgenden Methoden angewendet:[79]

a) Die bereits geschilderten »der Verdauung helfenden Übungen« (Seite 117).

b) Diese Übung ist ähnlich den in Punkt a) genannten, aber mit den folgenden Abweichungen in der Ausübung: Die *Grundhaltung* des Körpers ist aufrecht, wobei die Beine in Schulterbreite auseinanderstehen. In dieser Haltung entspannt der Patient seinen Körper, läßt sich dann ganz langsam in die Kniebeuge gleiten und stützt seine Arme mit dem Ringfinger und dem kleinen Finger unter der Kinnspitze ab.

Atemübung: Bei der Einatmung muß der Patient die Silbe *Tung* murmeln und vibrieren lassen, und bei der Ausatmung die Silbe *T'ung* (Aspiriert). Beide Atmungsformen müssen langsam und ruhig ausgeführt werden. Zuerst wird die Aufmerksamkeit auf die Vibration des Tones gerichtet und dann auf den Magen, wo die Vibration eine gewisse Wirkung hervorruft (Abb. 39).

Bei verschiedenen *neurasthenischen* Fällen kommen die folgenden Übungen zur Anwendung:[80]

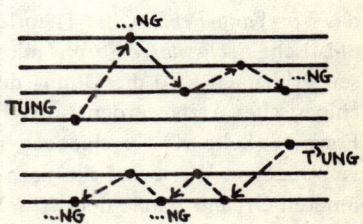

Abb. 39: Vibrationsübung
bei Magenkranken

a) Bei solchen Neurasthenikern, die an »Yang-Mangel« leiden und kalte Extremitäten haben, wird die Übung der »Weiterführung der Zirkulation« (Seite 120) empfohlen und gegebenenfalls mit besonderen Atemübungen kombiniert.

b) Bei Neurasthenikern mit »Yin-Mangel«, die also schnell schwitzen und Hyperämie haben, wird besonders die Methode der »Rückkehr zu der einzigen klaren Stille« empfohlen.

Bei Patienten mit hohem Blutdruck ist die Methode der »Weiterführung der Zirkulation« (Seite 120) strengstens verboten, da diese den Blutdruck noch weiter erhöhen würde. In diesem Falle ist es besonders günstig, die Methode der »Rückkehr zu der einzigen klaren Stille« (Seite 124) und die »Tigerschritt-Übung« (Seite 117) anzuwenden.[81]

Diese verhältnismäßig einfachen Methoden bieten nur einen bescheidenen Ausschnitt aus den zahlreichen Behandlungspraktiken der chinesischen traditionellen Atemtherapie. Bei der Anwendung dieser Übungen braucht der Arzt selbst nur die Übungen gut zu kennen und nicht auf das gesamte Wissen der feinsten Zusammenhänge der traditionellen medizinischen Theorien zurückzugreifen.

Die bisher gezeigten einfachen Übungen stammen meistens aus Familientraditionen, wo diese ohne Schwierigkeiten gepflegt werden konnten. Die nun folgenden Methoden aber sind von alten Ärzten und Mönchen zusammengefaßt und niedergeschrieben worden und stellen auch für den Arzt kompliziertere Aufgaben dar.

1. *Ch'üeh-ping-yen-nien-fa,* das heißt die »Methode, die Krankheit wegzutreiben und das Leben zu verlängern«.[82]

Das Ziel der Übung ist entweder präventiv oder eine Behandlungsmethode bei den unten erwähnten Fällen. In dieser Methode werden das *Yin-Yang-Prinzip,* die Theorie der *Fünf Elemente,* und die buddhistische *Sechssilbige Formel* miteinander verbunden, und nach diesen Prinzipien wird die Übung durchgeführt. Nach der Auffassung chinesischer Ärzte werden durch das Aussprechen der »Sechssilbigen Formel« (Seite 90) verschiedene Vibrationen hervorgerufen, die auf verschiedene Weise auf die nach den Fünf Elementen geordneten inneren Organe gemäß dem Yin-Yang-Prinzip einwirken. Der diesbezügliche Text ist der folgende:[83]

»Das Herz gehört der Feuerenergie, die *K'o-Ausatmung* beruhigt es (sediert), die *K'o-Einatmung* verstärkt (tonisiert) es. Die Leber gehört der Holzenergie, die *Hsü-Ausatmung* beruhigt sie, und die *Hsü-Einatmung* verstärkt sie. Die Milz gehört der Erdenenergie, die *Hu-Ausatmung* sediert sie, und die *Hu-Einatmung* tonisiert sie. Die Lunge gehört der Metallenergie, die *Ssû-Ausatmung* beruhigt sie, und die *Ssû-Einatmung* verstärkt sie. Die Niere gehört der Wasserenergie, die *Ch'ui-Ausatmung* beruhigt sie, und die *Ch'ui-Einatmung* verstärkt sie. Der »Dreifache Erwärmer« gehört der Wärmeenergie, die *Hsi-Ausatmung* beruhigt ihn, und die *Hsi-Einatmung* verstärkt ihn. Die Beruhigungsübung ist nur sechsmal auszuführen, die Verstärkungsübung neunmal; das ist der Unterschied zwischen den zwei Anwendungsmöglichkeiten.«

Ausführung der Übung: *Körperlage* auf dem Rücken, sitzende oder stehende Haltung. Während der Vibrationsübung muß auch die körperliche Übung ausgeführt werden. Zuerst sucht der Arzt die entsprechende Methode aus, inwiefern er die hyperfunktionelle Tätigkeit durch Sedierung beeinflußt und die Hypofunktion eines Organes tonisiert. Er wählt die entsprechende Vibrationssilbe aus. Beispiele:

Sedierung bei Herzkranken. Das Wesentliche ist die Entlastung von überflüssiger Energie. Ausatmung mit *K'o-Murmeln* durch den Mund, die Zunge bleibt unten liegen. Die Aufmerksamkeit ist auf die Vibration im *Tan-t'ien-Punkt* gerichtet. Während der Ausatmung wird der Bauch eingezogen. Die Einatmung geschieht ohne Vibrationssilbe, dauert aber nur so lange, daß die Einatmung ein Drittel der Ausatmungszeit ausmacht. Die Übung darf nur sechsmal hintereinander ausgeführt werden.

Ein anderes Beispiel: *Tonisierung bei Leberkranken.* Die wesentliche Aufgabe ist die Sammlung der Energie; deshalb muß zuerst durch die Nase eingeatmet werden, die Zunge liegt am oberen Gaumen, der Bauch soll sich auswölben, und man muß während der Einatmung die *Hsü-Silbe* bis zum *Tan-t'ien-Punkt* vibrieren lassen. Die Ausatmung geschieht, ohne Vibration, durch den Mund und ist nur ein Drittel so lang wie die Zeit der Einatmung. Die Übung darf neunmal wiederholt werden.

Diese kombinierte Methode wird meistens bei Herz-, Leber-, Milz-, Lungen- und Nierenkrankheiten sowie bei Störungen der Wärmeregulierung allgemein angewandt. Die Methode hat mehrere Varianten. Von diesen Varianten wird in den Kliniken am meisten die Methode angewendet, nach der die Übungen mit dem *Ssû, Ch'ui, Hsü, K'o, Hu, Hsi* nacheinander angewandt werden müssen. Die Übungsfolge ist sehr wichtig, weil die mit den Silben in Verbindung stehenden Fünf Elemente sich nur in dieser Reihenfolge »gegenseitig unterstützen« können (siehe noch Seite 32).

Nach den Atemübungen wird eine Zungenübung durch Bewegen der Zunge entlang des Gaumens ausgeführt, und der Speichel dann in kleinen Mengen hinuntergeschluckt.

Die *Bewegungsübungen* zu der hier gezeigten Methode werden in dem folgenden Text beschrieben:[84]

»Ist die Leber leer (Hypofunktionszustand), dann mache die Augen ganz weit auf; bei der *Ssû-Atmung* der Lunge(nkranken) hebe deine Hände hoch auf; bei der *K'o-Atmung* der Herz(kranken) verschränke die Hände und lege sie so auf den Kopf; bei der *Ch'ui-Atmung* der Nieren(kranken) setze dich in die Hockstellung und umklammere mit beiden Händen die Knie; bei der *Hu-Atmung* der Leber(kranken) ziehe deinen Mund ganz klein zusammen, und bei der Kälte oder Wärme (d. h. Hypo- oder Hyperfunktion) des ›Dreifachen Erwärmers‹ mache die *Hsi-Atmungen* liegend und ruhig«.

Diese Bewegungsvorschriften beziehen sich nur auf die Zeit des Vibrierens (Atemübung); danach muß wieder die zuerst angenommene Körperhaltung eingenommen werden.

2. Eine andere Methode ist die »Übung nach den vier Jahreszeiten« *(Ssû-chi-hsing-hsing-yang-shên-fa)* aus dem Erfahrungsgut von *Sun Szû-miao* (581–682).[85]

Diese Methode hat vorbeugende Bedeutung und die Zusammenhänge der *Elemente,* der einzelnen *Vibrationssilben* und der *Jahreszeiten* wird in folgendem zusammengefaßt:

»Im Frühjahr unterstütze die Holzenergie der Leber mit *Hsü* (Vibration); im Sommer unterstütze die Feuerenergie des Herzens mit *K'o* (Vibration, Atemform). Die im Herbst angewandte *Ssû* (Vibration) befeuchtet die Lungen mit der Metallenergie. Die sich auf die Nieren beziehende *Ch'ui* (Vibration) gibt Beruhigung bei Gefahr und

Schwierigkeiten. Die *Hsi* (Vibration) des ›Dreifachen Erwärmers‹ hält Verwirrung fern. In den vier Jahreszeiten ernährt die lange *Hu* (Vibration) die Milz; diese Silben dürfen aber nicht laut geäußert werden (sondern nur gemurmelt), und die Aufmerksamkeit muß auf dem *Tan-t'ien-Punkt* gerichtet bleiben«.

3. *Fên-ching-ting-shu-fa,* das heißt die »Methode der Meridianverteilung nach Zahlen«.[86]

Die Auffassung der traditionellen Theorie ist die folgende: Von den zehn größten Meridianen gehören *fünf* dem *Yin-Element* (Niere, Herz, Leber, Lunge, Milz) und *fünf* dem *Yang-Element* (Harnblase, Dünndarm, Galle, Dickdarm, Magen) an. Diese einzelnen Meridiane können in einer solchen Reihenfolge aufgezählt werden, daß sie gleichzeitig die Yin- und die Yang-Variante des gleichen Elementes darstellen (siehe noch Seite 33).

Element	Prinzip	Zahl	Meridian	Prinzip	Zahl	Meridian
Wasser	*Yin*	1	Niere	*Yang*	6	Harnblase
Feuer	*Yin*	2	Herz	*Yang*	7	Dünndarm
Holz	*Yin*	3	Leber	*Yang*	8	Galle
Metall	*Yin*	4	Lunge	*Yang*	9	Dickdarm
Erde	*Yin*	5	Milz	*Yang*	10	Magen

Die mit Silben verbundenen *Atemübungen* stehen jeweils in einem bestimmten Zahlenverhältnis zu einem gegebenen Element. Bei der Tonisierung oder der Sedierung muß die Atmung entsprechend dem angegebenen Zahlenverhältnis geregelt werden. Die Aufmerksamkeit wird nach der allgemeinen Entspannung auf den *Tan-t'ien*-Punkt gerichtet.

Bei der *Tonisierung* wird zuerst eine Einatmung durch die Nase mit der für diesen Fall angegebenen Zahlenlänge durch Auszählen vorgenommen; dann kommt ohne Atempause die Ausatmung.

Bei der *Sedierung* muß man mit der Ausatmung durch den Mund beginnen und die gegebene Zahl ›auszählen‹. Bei der Zählung der Zahlen muß man »die Energie auf den *Tan-t'ien-Punkt* in so viele Teile aufteilen, daß sie der Zahleneinheit des Meridians entspricht«.

So ist beispielsweise bei der *Tonisierung der Niere* das Zahlenverhältnis von Einatmung zu Ausatmung 1:6. Die Einatmung ist ein Sechstel so lang wie die Ausatmung; die Bauchdecke zieht sich nach innen. Die Ausatmung geschieht, mit gelockertem Bauch, sechsmal so lang wie eine Atmungseinheit.

Weiteres Beispiel für die *Sedierung des Dickdarm-Meridians*. Die Atemübung beginnt mit der Ausatmung. Die Verhältniszahl ist 9:4. Es muß mit neun Teilen (gezählten Einheiten) ausgeatmet und mit vier Teilen eingeatmet werden.

Diese Atemübungen dürfen nur sechsmal ausgeübt werden. In den verschiedenen chinesischen Kliniken sind mehrere Varianten dieser Methode bekannt. Obwohl die Erfolge mit dieser Methode als sehr gut angegeben werden, können sie doch sehr gefährlich sein und dürfen nicht nach eigenem Belieben, sondern nur unter strenger medizinischer Anleitung geübt werden.

4. *Ts'ai-ch'i-fa,* das heißt die »Methode der Energiesammlung«.[87]

Das Ziel der Übung ist die Akkumulation der mit der Luft verbundenen Energie und damit eine bessere »Energieversorgung« des gesamten Organismus.

Die *Körperhaltung* ist das Stehen; die Beine sind in Schulterbreite auseinandergestellt, und die Arme hängen gelockert. Die Augen sind ganz leicht geschlossen, und die Aufmerksamkeit ist auf den Weg der Energie gerichtet, die durch die Atmung in den Körper eindringt.

Atemübung: Ausatmung durch den Mund und Einatmung durch die Nase, leicht und langsam ausgeführt. Bei der Ausatmung wird der Mund ganz klein zusammengezogen, und die Zunge bleibt unten liegen. Die Bauchdecke fällt nach innen, und die Aufmerksamkeit bleibt auf den *Tan-t'ien-Punkt* gerichtet.

Bei der Einatmung ist der Mund geschlossen, die Zunge an den oberen Gaumen gelegt, die Aufmerksamkeit ist zuerst auf den *Hui-yin-Punkt* (bei der Analöffnung) gerichtet, dann auf den *Ming-mên-Punkt* (in der Höhe des Hüftgürtels an der Wirbelsäule) und gelangt bei der Ausatmung wieder auf den *Tan-t'ien-Punkt*. So wird die Aufmerksamkeit auf eine Energiezirkulation durch die vordere und hintere Körpermitte gerichtet. Die Zahl der ausgeführten Übungen wird nach der medizinischen Beurteilung festgelegt, darf aber nicht mehr als sechsunddreißigmal bei einer Übung durchgeführt werden.

5. *Shêng-yang-fa,* das heißt die »Yang-erweckende Methode«.[88]

Sie dient zur Stärkung älterer Leute mit schwacher physischer Verfassung. Auch kommt sie in Fällen von Impotenz und zur Regulierung der Nieren- und Blutkreislauftätigkeit zur Anwendung.

Nach vorheriger Entspannung (*Ju-ching*) und mit normaler Atmung muß die Aufmerksamkeit auf den *Ming-mên-Punkt* (in der Höhe des Hüftgürtels an der Wirbelsäule), weiter auf die beiden Nieren, auf die Genitalien und auf den *Tan-t'ien-Punkt* gerichtet werden. Die Übungen sind meistens ganz früh in der Morgendämmerung auszuführen, und können mit den einzelnen Tagesabschnitten oder mit den chinesischen Zykluszahlen in Verbindung gebracht werden. Nach den vorigen Übungen muß der *Tan-t'ien-Punkt* sechsunddreißigmal kreisend massiert werden. Eventuelle ergänzende Bewegungsübungen werden vom Arzt vorgeschrieben.

Die Länge und die Zahl der Übungen wird immer von dem behandelnden Arzt bestimmt. Aufgrund der zur Verfügung stehenden Dokumente ist zu erkennen, daß die erwähnten Methoden an den chinesischen Kliniken mit vielen anderen, hier nicht genannten Übungen mit gutem Erfolg angewendet worden sind. Die chinesischen medizinischen Werke und Kommentare geben nur die Übungen ohne ausführlichere medizinische Erklärungen an.

Das ist damit zu begründen, daß bisher nur die erste Phase, nämlich die Sammlung und Veröffentlichung der Traditionen durchgeführt werden konnte. Die Erfolge werden in der Zukunft nur bewiesen, wenn viele Statistiken bezeugen, daß diese Methoden schneller und sicherer verschiedene Krankheitsursachen beeinflussen können, als die bisher bekannten westlichen medizinischen Methoden.

10. Kapitel

DAS SANATORIUM, DER KRANKE UND DER ARZT

Das Ziel der Atemtherapie ist die Harmonisierung des Gesamtorganismus. In den Dienst dieses Zieles müssen die innere Einstellung des Patienten, des behandelnden Arztes und ebenso auch die Gegebenheiten der Umgebung gestellt werden. Unabhängig von den Urteilen der Soziographen oder Sozialpsychologen können alle Menschen selbst erfahren, daß sie von den positiven oder negativen Einwirkungen ihrer Umgebung niemals völlig frei sein können. Die Wirrnisse des Alltags können ebenso tiefe Eindrücke hinterlassen wie das Erlebnis der Stille und des Schweigens; wenn auch der Stadtmensch mit der »inneren« Stille meistens nichts ihm sinnvoll Erscheinendes anfangen kann, es sei denn, daß er schon völlig erschöpft und des Stadtlärms überdrüssig ist.

Die chinesischen atemtherapeutischen Institute haben eine stille, positive Umgebung. Um das Sanatorium sind meistens große Parkanlagen oder Gärten zu finden, da die Übungen im Freien stattfinden, oder die Arbeitstherapie ein organischer Bestandteil der Behandlung ist.

Der Tagesablauf für die Patienten ist im ganzen Gebiet Chinas in etwa der gleiche. So ist er beispielsweise im Atemtherapeutischen Institut von *Schanghai* nach folgendem Plan aufgeteilt:[89]

6.00– 6.20 Uhr	Aufstehen, Waschen, Bettenmachen
6.20– 7.00 Uhr	Sport, Massage oder langsam ausgeführte Übungen
7.00– 8.00 Uhr	Frühstück, Zimmer aufräumen
8.00– 8.50 Uhr	*erste Übungsfolge*
9.00–10.30 Uhr	physische Arbeit (z. B. in der Gärtnerei), Verzehr von Obst oder Traubenzucker
10.40–11.25 Uhr	*zweite Übungsfolge*
11.45–12.10 Uhr	Mittagessen
12.30–14.20 Uhr	Bettruhe

14.45–15.20 Uhr	*dritte Übungsfolge*
15.30–16.20 Uhr	Garten- oder andere Arbeiten im Freien
16.30–17.20 Uhr	*vierte Übungsfolge*
17.40–18.00 Uhr	Abendessen
18.00–20.00 Uhr	frei gewählte Betätigung
20.00–20.50 Uhr	*fünfte Übungsfolge*
21.00 Uhr	Bettruhe

Die Kranken werden meistens mit einem ziemlich schlechten Gesundheitszustand in das Sanatorium eingeliefert. Dies ist dadurch zu begründen, daß die Patienten meistens zuerst alle Möglichkeiten ausprobieren, wie sie sich behelfsmäßig mit Tabletten und anderen Behandlungen arbeitsfähig erhalten können. Wenn sie dann die Erfahrung gemacht haben, daß alle diese Methoden ihnen keine wirkliche Heilung bringen, dann sind sie gesundheitlich so weit geschädigt und praktisch doch arbeitsunfähig, daß ihnen nunmehr der Gedanke kommt, ein solches Sanatorium aufzusuchen. Wenn sie dort die Behandlungs- und Kurzeit durchgemacht haben, kommen die meisten von ihnen zu der Erkenntnis, daß sie diesen Weg schon viel eher hätten wählen müssen, und daß sie sich damit viele Unkosten und Zeitaufwand hätten ersparen können.

Für die Aufnahme in das Sanatorium sind nach den allgemeinen Vorschriften folgende Befunde mitzubringen, die alle nicht älter als drei Monate sein sollen: EKG-Untersuchungsergebnis, Blutdruckmessung, Blutuntersuchung, Lungenuntersuchung, Röntgenaufnahmen, Krankheitsgeschichte und die Untersuchungsergebnisse der speziellen Beschwerden. Fast in allen chinesischen Kliniken werden die Diagnosen nach westlichen und auch nach traditionellen ärztlichen Methoden gestellt und zum Krankenbild zusammengefaßt.

Bei der Aufnahme werden alle Untersuchungen wiederholt, alle Beschwerden aufgezeichnet, das Körpergewicht und die Größe festgestellt, der Brustumfang, die Lungenkapazität und die Druckkraft der Hände.

Nach dem Vergleich der beiden Befunde besprechen sich die Ärzte über den Zustand des Patienten und ziehen dann auch den Patienten zum Gespräch hinzu. Da die Patienten meistens etwas über die Atemtherapie wissen, aber oft nur sehr oberflächlich informiert sind, werden sie von den Ärzten über die Zielsetzung ihrer Behandlung aufgeklärt. Während der Zeit der Vorbereitung erlernen sie auch praktisch die wichtigsten Grundsätze und die richtigen Entspannungsarten.

Der Arzt des Patienten, der in der weiteren Zeit für den Kranken verantwortlich zeichnet, gibt immer die einzelnen Anweisungen. Er muß aber alle Übungen vorführen, die Einzelheiten des Tagesablaufes festlegen und die richtige Beziehung von Bewegungs- und Ruhezustand dem Patienten anpassen. So bleibt der Arzt in ganz engem und ständigem Kontakt mit seinem Patienten; das ist besonders wichtig, weil nur er die gesamte Lage des Patienten aus eigener Kenntnis einschätzen kann, um danach auch die auftretenden Schwierigkeiten zu regulieren. Der Arzt führt seine Krankheitsgeschichte, der Patient muß aber ebenfalls Tagebuch darüber führen, wie nach seiner eigenen Erfahrung sich sein Krankheitszustand durch die verschiedenen Übungen ändert. Dieses Tagebuch bespricht er von Zeit zu Zeit mit dem behandelnden Arzt. Die Führung des Tagebuches ist auch von einem anderen Gesichtspunkt aus erforderlich: So hat der Patient, wenn er aus dem Sanatorium entlassen ist, einen schriftlichen Leitfaden, den er weiterhin verwenden kann, wenn er auch zu Hause seine Übungen fortsetzen will.

Nach der Regelung der allgemeinen Einzelheiten für den Aufenthalt und nach der Aufklärung beginnen die Patienten meistens mit dem Erlernen der Entspannungsübungen. Diese Übungen werden täglich fünfmal durchgeführt, und zwar entsprechend der ärztlichen Regelung etwa fünfzehn bis dreißig Minuten lang. Meistens eine Woche nach Behandlungsbeginn unterweist der Arzt seinen Patienten in der Übung einer ganz leichten Variante der »inneren erhaltenden Übungen«, die er täglich wiederum fünfmal, etwa dreißig bis fünfzig Minuten lang, üben darf.

Nach einwöchiger Übung sehen der Arzt und der Patient, ob dieses Verfahren genügend wirksam ist; dementsprechend wird diese Übung abgebrochen oder aber eine andere geeignetere Form der Übungsserie gewählt, die dann ganz reflektorisch ausgeübt werden muß.

Die Aufgaben erklärt der Arzt in verständlicher und besonders praktischer Weise, indem er sich dabei immer den intellektuellen

Fähigkeiten des Patienten anpaßt. Die einzelnen Übungen werden von dem Arzt vorgeführt, während der Patient diese beobachtet, um sie dann nachahmen zu können. So wird ganz praktisch erlernt, was der Arzt zuerst mit Worten erklärt hatte.

In der ersten Zeit ist es vorgeschrieben, daß der Arzt bei den Übungen des Patienten zugegen ist und ihn beobachtet, um ihn auf eventuelle Fehler sofort aufmerksam machen zu können. Nur dann, wenn der Patient die Übungen ganz fehlerlos und sachgemäß durchführen kann, darf er allein weiterüben, und der Arzt kommt dann nur alle zwei bis drei Tage, um sich nach dem Befinden des Patienten zu erkundigen.

Parallel mit der atemtherapeutischen Behandlung laufen die medizinischen Untersuchungen und eventuelle therapeutische Heilverfahren ab. Je nach den Erfordernissen werden Blutdruckmessungen, Blut- oder Stuhluntersuchung angestellt. Dann wird regelmäßig die Bauchdecke überprüft, ob sie bei der Bauchatmung nicht zu gespannt ist; es wird auch die Regelmäßigkeit, die Weichheit und die Stärke der Atemzüge kontrolliert. Entsprechend den Erfordernissen werden dann die notwendigen Anweisungen gegeben.

In fast allen atemtherapeutischen Sanatorien werden die modernen westlichen Verfahren und die traditionellen chinesischen Erfahrungen angewendet. So beispielsweise die auf breiter Ebene wirksamen Antibiotika, die verschiedenen Bestrahlungen, psychotherapeutische Behandlung ebenso wie die Akupunktur, Moxatherapie, Heilmassage, Badekuren oder chinesische Medikamente. Die primäre Behandlung bleibt aber die Atemtherapie, die anderen Heilverfahren sind nur hilfstherapeutischer Natur.[90]

Der Kranke darf die Übungen nur nach der Vorschrift des Arztes ausführen und muß sich genau an die medizinischen Anordnungen halten. Dies wird bei den atemtherapeutischen Kliniken besonders betont, weil die Patienten mit ihren verschiedenen Beschwerden auch verschiedene Anweisungen von den Ärzten erhalten, über die sie sich natürlich in der Freizeit miteinander unterhalten. Es könnte sonst passieren, daß ein Patient die für den ähnlichen Fall seines Nachbarn vorgeschriebene Übung auch für seine eigene Krankheit geeignet hält, und in die Versuchung käme, diese für sich anzuwenden.

Die individuelle Vorbereitung bedeutet, daß der Patient etwa dreißig Minuten vor den Übungen mit allgemeinen Gesprächen oder anderer Tätigkeit aufhört, um abzuschalten, damit er während dieser Übergangszeit seine Gedanken ordnen kann, um dadurch einen ruhigen Zustand der Gehirnrinde für die spätere Übungsperiode zu sichern. Er entleert seinen Körper, trinkt bei Bedarf etwas Wasser oder Tee und lockert seine engen Kleidungsstücke. Bei windigem Wetter schließt er die Fenster, damit er sich nicht erkältet.

Die allgemeinen wichtigen Dinge, die er sich vor Augen halten muß, sind meistens auch auf Wandtafeln in den Räumen zu lesen. So beispielsweise die »drei Hauptbedingungen« (Vereinigung von Entspannung und Stillwerden, von Aufmerksamkeit und Atmung; die Wechselbeziehung zwischen Übung und »Verweilen«) oder die »fünf leichten Dinge«: das »leichte« Üben, das leichte Gehen, das »leichte« Gespräch, das leichte Türschließen und das »leichte« (ruhige) Ablegen von Gegenständen. Ähnlich sind die »fünf Eifer«: der »Eifer der Ohren, der Augen, des Mundes, der Hände und der Füße« während der Übungen. Diese Anweisungen erleichtern das Erinnern an die gestellten Aufgaben.

Die atemtherapeutischen Verfahren sind immer auf die lokalen und persönlichen Gegebenheiten ausgerichtet. So beispielsweise die Gärtnerarbeit, das praktische Arbeiten oder manuell-künstlerische Betätigung. Das Ziel dieser arbeitstherapeutischen Beschäftigung ist, den Heilprozeß durch gesunde Tätigkeit zu fördern. Eine gewisse psychische Unterstützung gewähren dabei auch kulturelle Unterhaltungsprogramme.

Während des Aufenthaltes schreiben die Patienten einen Krankenbericht, in dem sie alle Beobachtungen eintragen sollen. Die Aufenthaltszeit ist je nach der Schwere der einzelnen Krankheitsfälle verschieden lang, dauert gewöhnlich aber zwischen drei und fünf Monaten, bis eine schlechte Konditionierung »vergessen« wird und eine neue gesunde Konditionierung erworben worden ist.

Eine Entlassung aus dem Sanatorium ist dann berechtigt, wenn die Krankheit im ganzen ausgeheilt ist und die Untersuchungen ein positives Heilergebnis zeigen. Der Patient kann auch entlassen werden, wenn er sicher auf dem Weg der Genesung ist und die Übungen selber weiter befolgen will, über die er sich gut informiert hat. Außerdem kann er auch dann das Sanatorium verlassen, wenn er seine

Zuversicht an eine Heilung durch Atemtherapie verloren hat, oder wenn keine Aussicht auf eine Heilung der Krankheit mehr besteht.

Vor der Entlassung werden alle Untersuchungen noch einmal wiederholt, und der Patient muß seine Aufzeichnungen kurz zusammenfassen. Es ist nämlich wichtig, daß der Patient seine Erfahrungen zusammengefaßt sehen und auch der Arzt die Notizen des Patienten aufbewahren kann. Diese Aufzeichnungen werden nach den folgenden Fragen zusammengestellt:

1. Was für ein Erfolg zeigte sich bei Beginn der Übungen und welche Beschwerden hörten auf? Welche Beschwerden hörten zuerst und welche zuletzt auf?

2. Welche Hauptschwierigkeiten hatte der Patient während der Übungen und wie konnte er sie überwinden?

3. Was für einen Erfolg hatten die Entspannungsübungen, die »inneren erhaltenden«-, die »inneren Stärkungs-«, und die »äußeren Kräftigungs-Übungen«? Inwieweit war der Zustand der Genesung oder der Gesundheitsverschlechterung von den Übungen abhängig?

4. Die Vorstellungen und Vorschläge des Patienten.

Diese Aufzeichnungen werden zusammen mit der Krankheitsgeschichte vom Arzt aufgehoben. Die ärztliche Krankheitsgeschichte faßt die folgenden Punkte zusammen:

a) Allgemeine und besondere Anamnese und die ihr zugeordneten Befunde.

b) Die vorgeschriebenen Übungen mit allen ihren einzelnen Phasen.

c) Die speziellen physischen und psychischen Reaktionsweisen des Patienten.

d) Die während der Übungen aufgetretenen Schwierigkeiten.

e) Verschiedene Schlußfolgerungen aus diesem Einzelfall für andere Krankheitsfälle.

f) Die verschiedenen Beobachtungen oder Äußerungen des Patienten.

g) Kurze Zusammenfassung der Erfahrungen und der Schlußfolgerungen.

Nach der Entlassung aus dem Krankenhaus machen viele Patienten die gelernten Übungen weiter, natürlich im Rahmen des ihnen Möglichen. Das erfordert eine zeitliche Umdisponierung und Verkürzung der Übungen. Leute, die zur Arbeit gehen müssen, führen die Übungen am besten am frühen Morgen oder abends aus. Die weiterübenden früheren Patienten bleiben meistens in Verbindung mit ihren Ärzten und erhalten von ihnen auch weitere Beratung bei ihren Problemen.[91]

11. Kapitel

DER HEUTIGE STAND DER FORSCHUNGEN

Bisher wurden die historische Entwicklung, die theoretischen Grundlagen und die Praxis der Atemtherapie ausführlich geschildert. Für ein leichteres Verständnis mußte der Leser auch Einblick in Randgebiete dieses Themenkreises nehmen, unabhängig davon, ob sie einer wissenschaftlichen Kritik nach dem heutigen Stand der Wissenschaft standhalten können oder nicht. Nach der bescheidenen Ansicht des Autors kann eine solche jahrtausendealte Sammlung von Erfahrungen mit all ihrem Ballast durchaus eine nicht nur medizinhistorische Bedeutung haben. Einzelne Theorien mögen sich im Laufe der Zeit ändern. Der therapeutische Zweck der chinesischen Medizin ist aber mit dem der europäischen identisch, wenn auch in der Methodik mehrere Unterschiede bestehen. Die modernste biophysiologische Auffassung bestätigt auch die gleiche Erfahrung, die schon Jahrtausende vorher von den alten Ärzten oder Mönchen und Eremiten gemacht worden ist: daß die Gesundheit in der Harmonie des *ganzen* Körpers und des ganzen Menschen besteht, und die Krankheit nichts anderes ist als ein Zustand der Unausgeglichenheit.

Nach der heutigen wissenschaftlichen Auffassung wird die Gesundheit als neurohormonales Gleichgewicht und die Krankheit als Gleichgewichtsmangel bezeichnet. Die Ursachen des Gleichgewichtszustandes oder seines Verlustes verbergen sich anscheinend außerhalb oder innerhalb unserer persönlichen Sphäre. Das physiologische Gleichgewicht oder dessen Ungleichheit kann auch mit einem geistigen Gleichgewicht oder dessen Unausgeglichenheit in Wechselbeziehung stehen. Die Krankheitsursachen sind nicht auf einen Gott, sondern auf den Kranken selbst zurückzuführen.

Die *Wiederherstellung* des harmonischen Zustandes ist also im Organismus aufgrund äußerer oder innerer Faktoren zu erreichen. Der Mensch stellt eine gewisse Einheit dar; eine nur einseitige Harmonie oder Disharmonie im physiologischen oder geistigen Bereich für sich ist nur schwer denkbar. Deshalb dürfen auch nicht die anscheinend unwichtigen Dinge (Imponderabilien) übersehen und außer acht gelassen werden.

Der *Grund* der Harmonisierung im Individuum besteht in seinem eigenen, allgemeinen und unverbrüchlichen Anspruch auf einen äußeren und inneren Gleichgewichtszustand. An dieser einfachen Tatsache ändert sich auch dann nichts, wenn sie nach der Terminologie der Biologie, Physiologie, Theologie, Biochemie, Bioelektrik oder Psychologie dargestellt wird.

Diese praktischen Feststellungen aber bleiben leere Worte, solange sie nicht beweisbar sind. Die Wissenschaften suchen auch nach ihren Beweisen; sie wollen sich auf *diesem Wege* dem Ursprung, der Erklärung und dem spezifischen Wesen der Tatsachen nähern. Sie versuchen auf diese Weise, die Bedingungen des Entstehens und seine Folgen zu verstehen.

Die Menge der Erfahrungen der chinesischen Atemtherapie kann auch nur dann wissenschaftlichen Wert besitzen, wenn die theoretischen Grundsätze und die Erfolge experimentell nachweisbar sind. Mit dieser Arbeit haben die chinesischen Ärzte vor einigen Jahren begonnen. Sie stehen noch am Anfang der Forschungen, da die verschiedenen Zusammenhänge des Erfahrungsgutes aller Jahrhunderte nur sehr schwer überblickt werden können. Während dieser Zeit entwickelt sich aber auch die moderne Wissenschaft weiter, deshalb erfordern diese Aufgaben immer wieder neue Einstufungen und Standpunkte und einen weiteren Überblick.

Die eigentliche Aufgabe der wissenschaftlichen Erforschung der chinesischen Atemtherapie ist es, die gesamte Theorie und die Praxis von den nicht beweisbaren und sichtbar falschen Bestandteilen zu befreien und den überbleibenden Teil mit der modernen Medizin in Einklang zu bringen. In diesem Kapitel soll versucht werden, diese Aufgaben zu schildern, indem Forschungsergebnisse aufgezeichnet werden, ohne jedoch die Mängel zu verschweigen.

Der Wert der Atemtherapie war auch den westlichen Wissenschaftlern nicht unbekannt. Die Grundkenntnisse aber waren meistens mit Kenntnissen des indischen *Yoga* verbunden, die sich von den chinesischen Methoden in vielen Punkten grundsätzlich unterscheiden, was weiter oben bereits erwähnt wurde. Unabhängig von den östlichen Kenntnissen haben auch westliche Ärzte Forschungsarbeit geleistet, so beispielsweise *J. L. Schmitt, Curry, Rein, Henderson, Haggard, Malorny, Frunder*. In Frankreich wurden mit der sogenannten Aorta-Gymnastik gute Erfolge erzielt, besonders bei Herzkranken, auch der deutsche *Prof. Dr. Tirala* in Hamburg hat sie erfolgreich angewandt. Bei den Fachleuten sind in diesbezüglicher medizinischer Literatur auch die Arbeiten von dem Österreicher *Fahrenkamp* und dem Belgier *M. Husson* bekannt und geschätzt. Auf die hervorragenden chinesischen Erfahrungen in der Atemtherapie und deren moderne Auswertung hat aber bisher noch niemand, abgesehen von einigen russischen Wissenschaftlern, hingewiesen.[92] Auch die russischen Werke befassen sich nur wenig mit den chinesischen Kenntnissen, obwohl alte und neue chinesische medizinische Literatur in großem Umfang zur Verfügung steht.

Der Gründer des Atemtherapeutischen Institus von *T'angschan, Dr. Liu Kui-chên,* hat seine Arbeit zuerst als ein in die Familiengeheimnisse eingeweihter Schüler praktiziert und auch an sich selbst erprobt; später begann er dann, andere Traditionen zu sammeln, mit denen er als Arzt seine Arbeit vertiefte und die Atemtherapie in großem Maßstab anwendete.

Unter seiner Leitung wurden von 1949 bis 1957 mehr als 500 Kranke behandelt und geheilt, was ihm durch Anwendung verschiedener atemtherapeutischer Methoden gelang. Wenn man in Betracht zieht, daß jene Kranken fast ausnahmslos »hoffnungslose Fälle« waren, denen auch die heutige Medizin nicht mehr helfen konnte, und denen die Atemtherapie gleichsam nur noch als ein letzter Versuch offen stand, dann müssen diese Erfolge als sehr gut eingeschätzt werden.

Für die Medizin sind aber die Untersuchungen und die davon abgeleiteten Statistiken wegen der Weiterentwicklung äußerst wichtig. Man mußte die verschiedenen atemtherapeutischen Methoden bei den verschiedenen Krankheiten auf ihre Wirksamkeit hin untersuchen, um eine Erfolgsquote aufstellen zu können.

Diese Arbeit hat besonders die ärztliche Forschungsgruppe des *Atemtherapeutischen Instituts von Schanghai* begonnen, in Zusammenarbeit mit den Forschern des *Sanatoriums von T'angschan* und der *Ersten Medizinischen Akademie von Schanghai.* Die letzteren haben eine Serie von Messungen und statistischen Aufzeichnungen begonnen, die sich mit Magengeschwüren und Magensenkungen befaßt, die bei den untersuchten Patienten zwischen 1957 und 1958

Symptom	Zahl der behandelten Fälle	Völlig geheilt	Gebessert	Nicht gebessert	Prozentsatz der positiv beeinflußten Fälle
Appetitlosigkeit	15	13	2	0	100 %
Depressionen	4	4	0	0	100 %
Nervöse Erschöpfung	8	8	0	0	100 %
Aufstoßen	32	19	13	0	100 %
Erbrechen von Magensäure	27	20	6	1	96 %
Leibschmerzen	40	22	16	2	95 %
Aufgetriebener Leib	39	26	12	1	97 %
Malignöses Erbrechen (Hyperemesis)	2	1	0	1	50 %
Schwarzer Stuhl	3	3	0	0	100 %

durchgeführt worden waren. Nach den Aufzeichnungen waren während dieser Zeit 41 Kranke im Atemtherapeutischen Sanatorium von Schanghai nur mit der Atemtherapie behandelt worden.[93] Von diesen 41 Kranken hatten 21 Zwölffingerdarmgeschwüre *(Ulcus duodeni)*, 8 hatten Magensenkung starken Grades, 12 hatten Zwölffingerdarmgeschwüre und zugleich auch Magensenkung stärkeren Grades. Von der Gesamtzahl dieser Kranken waren 4 seit mehr als 20 Jahren, 15 zwischen 10 und 20 Jahren, 11 zwischen 5 und 10 Jahren, und 11 zwischen 1 und 5 Jahren in Behandlung. Alle Patienten hatten bereits die für ihre Krankheiten erforderlichen westlichen und östlichen medizinischen Behandlungen ohne Erfolg durchgemacht.

Nach einem zwei- bis viermonatigen Aufenthalt im Sanatorium war bei den meisten Patienten bereits eine sichtbare Besserung eingetreten, oder sie waren sogar völlig geheilt, ohne daß andere Verfahren als die Atemtherapie angewendet wurden. Zwei Jahre später ergab auch eine Nachuntersuchung zur Kontrolle an den gleichen Patienten keinen Krankheitsbefund. Die zusammengefaßten Untersuchungsergebnisse bei diesen 41 Patienten und auch einige verkürzte Anamnesen werden auf den folgenden Seiten wiedergegeben.

Nach allgemeinen Feststellungen hatten mehrere krankhafte Symptome sich schon nach einem Aufenthalt von zwei Wochen merklich vermindert und verschwanden dann im Verlauf der weiteren Wochen völlig. Diese Symptome waren vor allem: Säureerbrechen, (saures) Aufstoßen, aufgetriebener Leib, verschiedene lokale Schmerzen in der Leibgegend, schwarzer Stuhl. Das Körpergewicht der Kranken hatte meistens bereits nach einem zweiwöchigen Aufenthalt stark zugenommen; die größte Zunahme bei den 41 Kranken während der ganzen Aufenthaltszeit war 6 kg, die Mindestzunahme betrug 2,1 kg. Die Tabelle auf Seite 146 zeigt die Veränderung der Symptome aufgrund des Einflusses der Atemtherapie.[94]

Die Erfolgsstatistik nach der Behandlung der 41 Kranken zeigt die folgenden Ergebnisse: [95]

Krankheit	Zahl der behandelten Fälle	Völlig geheilt	Deutlich gebessert	Gebessert	Nicht gebessert	Prozentsatz der positiv beeinflußten Fälle
Ulcus duodeni	21	13	7	1	0	100 %
Ulcus duodeni mit Magensenkung	12	4	6	2	0	100 %
Magensenkung	8	5	2	1	0	100 %
Insgesamt	41	22	15	4	0	100 %

Bei den völlig Geheilten ist die Krankheit vollständig ausgeheilt, sogar bei der nach zwei Jahren durchgeführten Kontrolluntersuchung zeigten sich keine Krankheitssymptome. Bei den deutlich gebesserten Patienten ist die vollständige Konditionierung noch nicht ganz gefestigt, obwohl sie ohne Beschwerden und auch ohne krankhafte Symptome sind. Bei den Gebesserten treten noch manchmal einige Beschwerden auf, aber im Grunde genommen befinden sie sich auf dem Wege der Heilung.

Um ein Bild von den behandelten Fällen zu geben, dürfen wir hier noch eine Krankheitsgeschichte zitieren: [96]

Chu, X. Y., Arbeiter, 28 Jahre, Protokoll-Nr. 57. Beginn der Beschwerden seit 1954. Klagen: Schmerzen in der Magengegend, saures Erbrechen. Die Beschwerden konnten durch medikamentöse Behandlung gelindert werden. Im Juni 1956 nehmen die Schmerzen wieder zu; nach dem Befund des 6. Städtischen Krankenhauses in *Schanghai* enthält der Stuhl Blut, ein chronisches Zwölffingerdarmgeschwür wird festgestellt. Nach fünfmonatiger Krankenhausbehandlung wird der Patient als geheilt entlassen. Ein Jahr später enthält der Stuhl wiederum Blut. Der Kranke kann für ein halbes Jahr zur Schonung zu Hause bleiben. In den letzten vier Monaten vor der Einweisung in das Sanatorium schmerzen ständig Magen und Kreuzgegend, er erbricht Magensäure, Schwindelgefühle treten auf. Am 13. März 1958 wird er in das Atemtherapeutische Sanatorium eingewiesen. Bei der Aufnahme zeigt er eine gelbliche Gesichtsfarbe, das Gewicht beträgt 56,5 kg. Zahl der roten Blutkörperchen: 4 140 000, Hämoglobin: 83 %. Die Röntgenuntersuchung ergibt ein Zwölffingerdarmgeschwür, die Magengegend ist druckempfindlich und schmerzhaft. *Diagnose:* Zwölffingerdarmgeschwür.

Nach den allgemeinen Entspannungsübungen lassen die Kopfschmerzen nach. Am 23. März beginnen die »kombinierten« Übungen, der Appetit des Patienten nimmt zu, auch der physische Zustand bessert sich, die Kreuzschmerzen lassen nach. Mit der völligen Beherrschung der Bauchatmung hören die Magenschmerzen auf. Am 5. April beginnt er mit den »inneren erhaltenden Übungen« (acht leichte Atemzüge pro Minute, Gedanken auf die Wörter »leicht« und »froh« gesammelt). Die krankhaften Symptome verschwinden völlig. Die Gesichtsfarbe ist rosig, das Körpergewicht beträgt 62,5 kg. Zahl der roten Blutkörperchen: 4 510 000, Hämoglobin: 90 %. Der Röntgenuntersuchung zufolge ist das Zwölffingerdarmgeschwür ausgeheilt. Der Magen ist nicht mehr druckempfindlich. Am 17. August 1958 kann *Chu,* nach vier Monaten Behandlung, als geheilt das Sanatorium verlassen.

Außer den Anamnesen des *Schanghaier Instituts* soll noch eine weitere Krankheitsgeschichte des *Atemtherapeutischen Sanatoriums von T'angschan* hier angeführt werden:[97]

Hsiang, X. Y., 45 Jahre, Beamter, verheiratet. Zeit seines Eintritts in das Sanatorium war der 15. Juli 1955. Entlassen am 2. Dezember 1955. Beschwerden seit 25 Jahren. *Diagnose:* Zwölffingerdarmgeschwür (Lungenblutung).

Krankheitsgeschichte: Der Patient hatte ständigen Überschuß an Magensäure, Säureerbrechen und dauernd Verstopfung. 1932 hatte er außerdem noch Lungen-Tbc und Bluterbrechen. Gegen diese Krankheit wurde er in einem Krankenhaus behandelt, hatte aber trotzdem später mehrmals Lungenblutungen. 1955 bekam er Magenblutungen. Im Alliierten Krankenhaus von Peking wurde er wegen eines Duodenalgeschwüres behandelt. Mit der gleichen Diagnose wurde er dann 1955 ins Russische Rotkreuzkrankenhaus in Peking eingeliefert, wo er Transfusionen, Vitamine und blutstillende Mittel bekam.

Am 15. Juli 1955 wurde er in das Atemtherapeutische Sanatorium von *T'angschan* gebracht. Hauptbeschwerden: Schmerzempfindungen in der oberen Bauchgegend, so daß er schon bei Berührung der Gegend, drei Finger breit über dem Nabel rechts, starke Schmerzen empfand. Er hatte zwar Appetit, wagte aber nicht zu essen, da er glaubte, dann noch mehr Schmerzen zu bekommen. Sein Stuhlgang war trocken, nur alle zwei bis drei Tage und pechfarben. Sein Allgemeinbefinden: ständige Müdigkeit, schlechter Schlaf, sofortiges Aufwachen bei kleinsten Reizen und viele Traumbilder. Körperbau: Leptosom mit einem Gewicht von 50,5 kg. Blutdruck zwischen 70/98. Blutbild: Rote Blutkörperchen 3 860 000, Leukozyten 5400, Hämoglobin 13,7 gr, Neutrophile Leukozyten 60 %, Lymphozyten 40 %.

Die Behandlung bestand aus verschiedenen »inneren erhaltenden Übungen«, die 140 Tage lang regelmäßig durchgeführt wurden.

Während dieser Zeit verstärkte sich sein Appetit, und seine Verdauung wurde wieder regelmäßig und normal: Stuhlgang täglich einmal, weich und gelb. Die Leibschmerzen und Beschwerden hörten auf. Sein Körpergewicht nahm um 6 kg zu. Täglich konnte er wieder 7 bis 8 Stunden ohne Unterbrechung durchschlafen. Bei der Entlassung hatte er einen Blutdruck von 80/108, das Blutbild zeigte Hämoglobin mit 15 gr, rote Blutkörperchen 4 890 000, Leukozyten 6800, Neutrophile Leukozyten 70 %, Lymphozyten 30 %, Stuhlgang negativ.

Am neunzigsten Tag seines Aufenthaltes waren die Röntgenergebnisse nach Schlucken von Bariumbrei die folgenden: In der kleinen Biegung des Bulbus-Teils im Zwölffingerdarm waren seitlich zwei Herde sichtbar. Einer der Herde war bereits vernarbt, der andere Herd war im Anfangsstadium der Vernarbung. Nach der Wiederholung der Röntgenuntersuchung, 40 Tage später, war der eine vernarbte Herd völlig absorbiert und der andere fast ganz vernarbt.

Die oben und in der Textsammlung dieses Buches geschilderten Krankheitsgeschichten zeigen solche Fälle, wo allein nur eine ganz neue und richtige Innervation helfen kann. Die Krankheitsgeschichten können aber bei dem Leser die Frage hervorrufen, ob wirklich die Atemübungen oder die damit verbundene notwendige Ruhezeit den eigentlichen Heilfaktor bildeten.

Es besteht kein Zweifel, daß der Heilfaktor der Ruhe in der Therapie unentbehrlich ist. Der entsprechende Erfolg kann aber niemals ohne Atemübungen erreicht werden. Die auf den Organismus ausgeübte Wirkung der Atemübungen ist experimentell nachweisbar, wie es in den weiteren Ausführungen geschildert werden soll. Für diese Feststellung wurden auch in China ebenso wie in der Sowjetunion und in Deutschland hochempfindliche elektrische Hautwiderstandsmeßgeräte verwendet. In China wird allgemein ein Körperpunkt-Meßapparat (Ching-lo-tz'û-ting-ch'i) verwendet; der biophysische Lehrstuhl der Lomonosow-Universität in Moskau konstruierte auch verschiedene Hauptwiderstandsmeßgeräte. Ein solches Gerät ist auch der von Dr. Voll-Plochingen konstruierte Elektroakupunkturapparat.

Wie bereits geschildert, verlaufen nach der chinesischen Vorstellung im ganzen Körper verschiedene »Leitungen«. Diese Leitungen, Meridiane genannt, verbinden gewisse Körperpunkte; durch diese

Punkte können die verschiedenen Organe in ihrer Tätigkeit beeinflußt, tonisiert oder sediert werden (Stresswirkung). Ähnliches hat

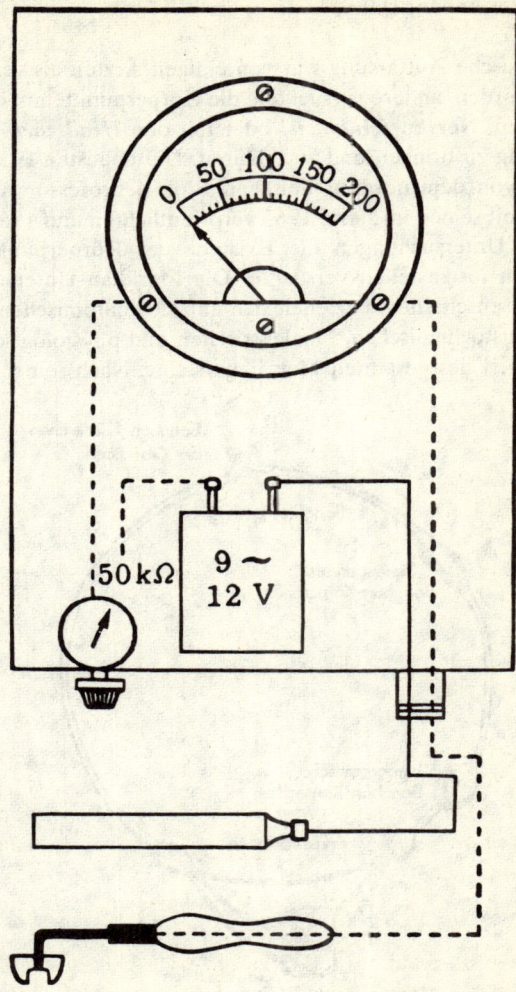

Abb. 40: Darstellung eines chinesischen Körperpunktmeßapparates

1955 der Russe *Podschibyakin* festgestellt, der damals entdeckte, daß die Veränderung der Aktivität bestimmter Eingeweide mit einer elektrischen Potentialveränderung der Punkte auf der Hautoberfläche in Verbindung steht. [98]

Die chinesische Auffassung war von einigen Ärzten als veraltet betrachtet worden, andere versuchten, die Körperpunkte mit den Arterien, Venen, Nerven *(Hübotter)* oder mit den *Headschen* Zonen in Verbindung zu bringen und zu erklären. Die neuesten Erklärungen stammen von dem nordkoreanischen Biologieprofessor *Kim Bong Han,* der mit seinen im Jahre 1963 veröffentlichten und 1965 weitergeführten Untersuchungen die Existenz der Körperpunkte sogar histologisch festzustellen versuchte. Die Meridian-Untersuchungen dieses Wissenschaftlers beziehen sich auf die anatomischen, biochemischen, histochemischen, bioelektrischen und physiologischen Untersuchungen des gesamten Meridiansystems. Nach seiner Feststel-

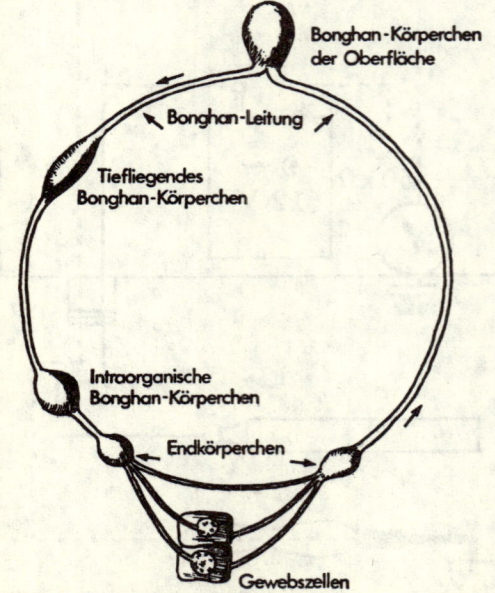

Abb. 41: Schema der Zirkulation des Bonghan-liquors

lung sind die in der Epidermalschicht entlanglaufenden Formationen mit den von den chinesischen Ärzten nur erfahrungsgemäß festgestellten Körperpunkten und Meridianen zu identifizieren. Ob die Kontrollexperimente die Realität dieser Entdeckungen bestätigen werden, ist heute noch nicht abzusehen. [99]

Abgesehen von den theoretischen Erklärungen der Körperpunkte bleibt die bloße Tatsache, daß in den gegebenen Körperpunkten bei einem gewissen Krankheitszustand andere elektrische Meßwerte festzustellen sind, als es der allgemeine Wert des elektrischen Potentials des gesamten Organismus aufzeigt. Die in den Punkten befindlichen elektrischen Potentialwerte sind andere als diejenigen, die man in der Hautgegend um die Punkte messen kann. Es ist aber auch feststellbar, daß bei der Potentialmessung in den Endpunkten eines Meridians bei den gesunden Menschen allgemein fast die gleichen Werte zu finden sind. Dies läßt darauf schließen, daß der Gesamtorganismus sich in einem harmonischen Zustand befindet. Bei den kranken Personen aber zeigen die auf eine Krankheit hinweisenden Punkte im Verhältnis zum allgemeinen Potential zu niedrige oder zu hohe Meßwerte an, je nachdem, ob die mit den gegebenen Punkten in Verbindung stehenden Organe sich in Hypo- oder Hyperfunktionszustand befinden.

Bei den atemtherapeutischen Untersuchungen gingen die chinesischen Ärzte von folgenden Gedanken aus:

a) Mit Hilfe eines Hautwiderstandsmeßgerätes kann man die Änderung eines elektrischen Wertes in den mit der Funktion eines bestimmten Organs in Verbindung stehenden Punkten messen.

b) Eine Änderung der Funktion eines bestimmten Organs wird also durch den ihm zugeordneten Punkt in Form einer elektrischen Wertänderung angezeigt.

c) Wenn aber durch Atemübungen die Tätigkeiten eines Organs verändert werden können, so muß diese Änderung sich ebenso in einer Änderung der elektrischen Potentialwerte in den zugehörigen Punkten vor und nach der Übung zeigen.

Die ersten Untersuchungen, denen später noch viele andere Kontrolluntersuchungen folgten, wurden immer mit drei Personen (zwei kranke Patienten und eine gesunde Kontrollperson) durchgeführt. [100] Die Messungen wurden mit Hilfe eines *Spiegel-Galvanome-*

ters gemacht. Auf dem Meßgerät war im Interesse einer besseren Empfindlichkeitsanzeige anstelle der Stromwertskala eine Eichung in Millimeterwerten angebracht. Die Empfindlichkeit des Instruments entsprach einem Wert von $1{,}7 \times 10^{-3}$ A/mm oder $2{,}4 \times 10^{-4}$ V/mm. Das Gerät war als Meßbrücke geschaltet; außer dem bekannten Widerstand waren Anschlüsse für die beiden Elektroden vorhanden, von denen die eine Elektrode den zu messenden Hautwiderstand nach Schließen der Steckverbindung angab. Die eine Elektrode bestand aus depolarisiertem Kalomel (Hg/Hg_2Cl_2), die andere Elektrode war metallischer Nullpunktleiter. Die Nullpunktelektrode wurde am *Yung-chüan-Punkt* (um die Fußsohlenmitte) angelegt, während mit der Meßelektrode die elektrischen Potentialänderungen von drei gegebenen Körperpunkten *(Chung-kuan, Ch'i-hai, San-li)* abgenommen wurden. Es zeigten sich dabei folgende Meßergebnisse:

Bei der ersten kranken Versuchsperson, die ihre Übungen seit 70 Tagen regelmäßig ausgeführt hatte, änderten sich die Meßwerte der erwähnten drei Punkte während der bei der Messung ausgeführten

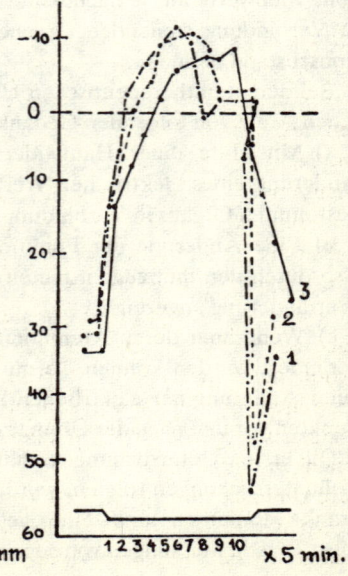

Kurvendiagramm 1. Die elektrische Potentialveränderung in den angegebenen Körperpunkten der ersten Versuchsperson, während der Übungen gemessen.
1. im *»Chung-kuan«*-Punkt
2. im *»Ch'i-hai«*- Punkt
3. im *»San-li«*-Punkt

Abb. 42: Vergleichende Meßwerte, Kurvendiagramm 1.

Kurvendiagramm 2. Die elektrische Potentialveränderung in dem angegebenen Körperpunkt der gleichen Versuchsperson, gemessen während der Übung im Vergleich mit dem Wert neutraler Körperstellen.
1. im »Chung-kuan«-Punkt
2. in neutralem Punkt
Anmerkung: Auf der Abszise ist der Zeitwert in 5-Minuten-Werten aufgetragen; auf die Ordinate sind die Millimeterwerte von 0 nach Plus und Minus hin projiziert.

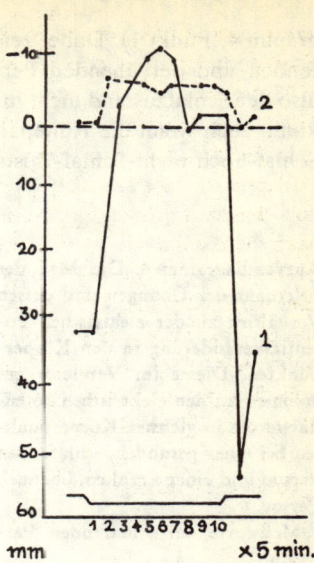

Abb. 43: Vergleichende Meßwerte, Kurvendiagramm 2.

Übung (Kurvendiagramm 1). Nach den Übungen änderten sich wiederum die Werte und verschoben sich in positiver Richtung.

Bei den Übungen wurden auch die Meßwerte von neutralen Stellen des Körpers (wo kein Meridianpunkt vorhanden ist) abgenommen und mit den Meßwerten der Körperpunkte verglichen (Kurvendiagramm 2). Daraus war zu ersehen, daß eine elektrische Potentialänderung nur für die Körperpunkte spezifisch ist.

Bei der anderen kranken Versuchsperson, die erst seit 19 Tagen ihre Übungen ausgeführt hatte, wurde festgestellt, daß die Meßkurve von einem der drei abgemessenen Punkte während der Übungen niedriger verlief, als dies bei der anderen Person der Fall war, die schon länger geübt hatte (Kurvendiagramm 4, Punkt 2). Daraus war zu folgern, daß der Fachmann aus dem Kurvenverlauf solcher Messungen allgemein feststellen kann, inwieweit ein Patient seine Atemübungen schon erlernt hat. Diese Annahme konnte auch durch spätere Untersuchungen bestätigt werden.

Bei der gesunden Kontrollperson wurden die Meßwerte der erwähnten drei Punkte im Schlafzustand abgenommen (Kurvendiagramm 4, Punkt 1). Dabei zeigte sich, daß die Meßwerte der schlafenden und der übenden Personen völlig voneinander abweichen, also der Schlafzustand nicht mit einem Übungszustand identisch sein kann, auch wenn die Ruhepause des Übungszustandes als »Weder-Schlaf-noch-nicht-Schlaf-Zustand« bezeichnet wird.

Kurvendiagramm 4. Das Maß des Erlernens der Übungen und dessen Verhältnis zu der elektrischen Potentialveränderung in den Körperpunkten. Dieses im Vergleich genommen zu den elektrischen Potentialwerten in gleichen Körperpunkten bei einer gesunden, schlafenden Person und einer kranken, übenden Person.
1. **Meßwerte der schlafenden Person**
2. **Meßwerte der Versuchsperson Nr. 2 (19tägige Übungszeit)**
3. **Meßwerte der Versuchsperson Nr. 1 (70tägige Übungszeit)**

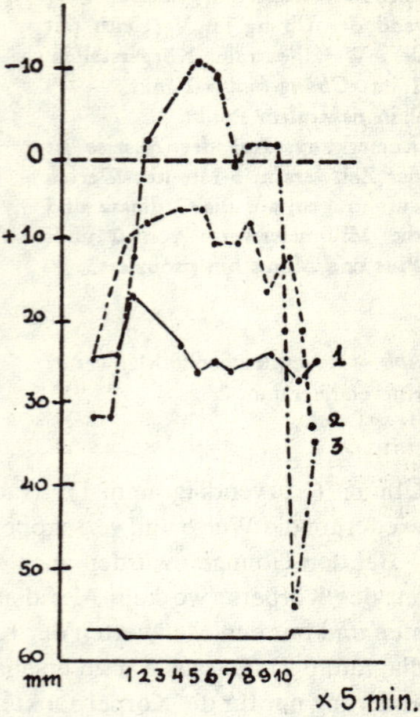

Abb. 44/45: Vergleichende Meßwerte, Kurvendiagramm 4, Punkt 2.

Die bereits reflektorisch gewordenen Übungen unterscheiden sich meßbar von den Übungen, die noch nicht fest eingearbeitet sind. Von den kranken Versuchspersonen waren bei der einen die Übungen noch nicht gut innerviert, während sie bei der anderen schon automatisch geworden waren. Die Meßwerte der gleichen Körperpunkte sind deshalb auch abweichend ausgefallen (Kurvendiagramm 3).

Die ersten Untersuchungen wurden dann später noch an vielen Personen wiederholt, und die Ergebnisse zeigten durchschnittlich ähnliche Werte. Die Ärzte des Atemtherapeutischen Instituts von *Schanghai* begannen dann aber mit umfassenderen und eingehenderen Untersuchungen, um zu beweisen, daß die Atemübungen und die anderen Übungen der Atemtherapie eine harmonisierende Wirkung auf den Gesamtorganismus ausüben.

Zu diesen Untersuchungen verwendete man den *Elektroenzephalograph* und das *Körperpunkt-Meßgerät;* gegenwärtig arbeiten sie an einer Kombinationsmöglichkeit beider Geräte, um zugleich Gehirnströme ableiten und die elektrischen Meßwerte der Körperpunkte aufnehmen zu können. Die EEG-Meßergebnisse und die ausführlicheren Untersuchungen stehen zur Zeit leider noch nicht zur Verfügung.

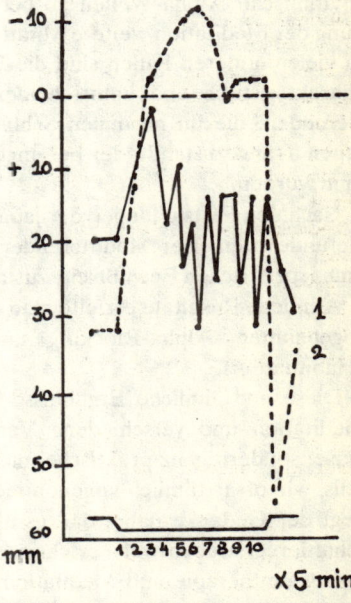

Kurvendiagramm 3. Das Verhältnis der elektrischen Potentialwerte zwischen reflektorisch gewordener Übung und noch nicht reflektorischer Übung.
1. Die Werte des noch nicht automatisch Übenden
2. Die Werte bei ganz reflektorischer Übung

Abb. 46: Vergleichende Meßwerte, Kurvendiagramm 3.

Da aber die atemtherapeutischen Methoden in Ursprung und Entwicklung meist aus der *meditativen Praxis* entstehen, mag es interessant sein, den Bericht von zwei japanischen Ärzten zu erwähnen. Sie beschäftigten sich jahrelang mit der *EEG-Analyse der Meditationszustände*. Diese beiden Ärzte, *Dr. Akira Kasamatsu* und *Dr. Tomio Hirai* von der neuropsychiatrischen Abteilung der Universität in Tokio, veröffentlichten ihre Ergebnisse über eine zehnjährige Forschungsarbeit. Es wurden die Eigenschaften des EEG und die Akkommodationsmöglichkeiten rhythmisch wiederkehrender Reize verschiedener Meditationsmeister untersucht.[101]

Bereits 90 Sekunden nach Beginn der Meditation eines geübten Meisters (Zen-Meisters) war eine deutliche, rhythmische und stufenweise Verminderung der Alpha-Wellen festzustellen. Dieser Fall scheint besonders erwähnenswert zu sein, da die Alpha-Wellen, wie bekannt, nur bei geschlossenen Augen der Patienten entstehen, während der Meditationsmeister mit geöffneten Augen meditierte. Nach 30 Minuten andauernder Meditation waren pro Sekunde 7 bis 8 rhythmische Alpha-Wellen zu beobachten, die auch nach Beendigung der Meditation weitere Minuten anhielten. In diesem Fall sowie in vielen anderen Fällen sind die EEG-Befunde für die Meditation charakteristisch und unterscheiden sich ganz wesentlich von den Befunden, die im normalen Schlafzustand, Wachzustand, hypnotischen Trancezustand oder bei ungeübten Meditierenden aufgenommen wurden.

Nach den Feststellungen der japanischen Ärzte sind also die EEG-Befunde trainierter Meditierender eindeutig fixierte Darstellungen eines spezifischen Bewußtseinszustandes.

Ähnliche Resultate erzielte man auch bei den Untersuchungen der sogenannten »Alpha-Blocking« und der reflektorischen Funktionen (Habituation).

Diese und ähnliche Ergebnisse beweisen also eindeutig, daß die Meditation und verschiedene Vertiefungszustände nicht nur religiöse, sondern ganz praktische, medizinisch beweisbare und keinesfalls, wie oft irrtümlich angenommen, weltfremde Dinge sind. Somit liegt der Gedanke nahe, daß es als künftige Aufgabe der Wissenschaftler erstrebenswert erscheint, ausführlichere Untersuchungen von Atemtherapie und Meditation zu veranstalten, allein im Interesse der Patienten, die einer Beruhigung bedürfen und eine natürliche und gesunde Methode medikamentöser Behandlung vorziehen.

Die mit dem Hautwiderstandsmeßapparat ausgeführten Messungen zeigen, daß in den gegebenen Körperpunkten vor und nach den Übungen verschiedene Meßwerte feststellbar sind. Solche Beispiele werden in der folgenden Tabelle ausgeführt.

1. *Chien*, X. Y., 36 Jahre, Neurastheniker mit schwerer Magen-senkung. [102]

Vergleichswerte vor und nach allgemeinen Atemübungen:

Meßpunkte	Indexwert vor der Übung	Indexwert nach der Übung
T'ai-yüan	7/7	20/35
Ho-ku	7/7	42/50
Shên-mên	8/12	25/30
Wan-ku	21/21	35/35
Ta-ling	8/14	20/30
Yang-chê	5/5	10/42
T'ai-pai	25/50	52/55
T'ai-ch'i	19/20	36/42
T'ai-ch'ung	15/16	44/46
Ching-ku	46/63	50/63
Ch'iu-hsü	5/6	14/14
Ch'ung-yang	11/15	21/21

Die allgemeinen Werte nach einer 40 Minuten dauernden Übung weisen darauf hin, daß die Streuung der Werte vor der Übung größer als nach der Übung ist. Besonders die Meßwerte von den Körper-punkten der Meridiane der Lunge *(T'ai-yüan)*, des Dickdarms *(Ho-ku)* der Gallenblase *(Ch'iu-hsü)* und des »Dreifachen Erwärmers« *(Yang-chê)* erhöhen sich, was eine harmonisierende Tendenz des Gesamtorganismus ankündet.

Die Forschungsgruppe des Atemtherapeutischen Instituts von *Schanghai* hat auch die verschiedenen Meßwerte vor und nach der Heilmassage und den heilgymnastischen Übungen festgestellt. Die Messungen der Potentialwerte vor und nach der Massage zeigen bei den Kranken als Versuchspersonen die folgenden Ergebnisse: [103]

2. *Fu*, X. Y., 40jähriger Mann, Neurasthenie, Auftreibung des Leibes:

Körperpunkt	Vor der Behandlung	Nach der Behandlung
Shang-kuan	49	40
Chung-kuan	31	24
Shên-ch'üeh	35	20
Ch'i-hai	30	25

Die Meßwerte vor und nach den »äußeren Kräftigungsübungen«
weisen gleichfalls auf eine größere Harmonisierung des Organismus
hin: [104]

3. *Fang*, X. Y., Magensenkung, Vergleichswerte:

Meßpunkte	Indexwert vor der Übung	Indexwert nach der Übung
T'ai-yüan	47/52	60/60
Ho-ku	60/67	63/65
Shên-mên	40/53	37/40
Wan-ku	40/50	55/57
Ta-ling	27/52	47/47
Yang-chê	40/48	48/50
T'ai-pai	65/70	72/80
T'ai-ch'i	67/75	65/70
T'ai-ch'ung	60/63	65/66
Ching-ku	50/57	50/57
Ch'iu-hsü	52/53	54/54
Ch'ung-yang	53/56	54/56

Die folgende Tabelle zeigt das Ergebnis eines interessanten Experiments: Das »gedankliche« Aussprechen verschiedener einsilbiger Wörter beim Ausatmen führt zu veränderten Indexzahlen: [105]

Versuche	T'ai-yüan	Shên-mên	Yang-chê	T'ai-ch'i	T'ai-pai	T'ai-ch'ung
Meßwerte vor dem Versuch	74/74	35/38	58/60	48/48	55/57	57/60
1. Versuch: gedankliche Wiederholung von Hsi zwölfmal	74/78	40/54	64/68	56/56	58/62	54/60
2. Versuch: gedankliche Wiederholung von Ch'ui zwölfmal	50/50	35/36	44/48	43/44	42/45	42/44
3. Versuch: fünf Minuten »Verweilen«	50/51	36/39	44/48	40/45	42/46	42/45
4. Versuch: gedankliche Wiederholung von k'o zwölfmal	52/54	24/26	46/47	42/42	42/43	46/46
5. Versuch: fünf Minuten »Verweilen«	48/49	36/37	42/44	38/38	39/40	36/36

Diese Tabelle zeigt, nach Erklärungen chinesischer Forscher, daß die Wiederholungen verschiedener Gedankenwellen, »Biostromvibrationen«, das Gleichgewicht aller Körperfunktionen in ganz verschiedenem Maße beeinflussen können und dadurch in den verschiedenen Körperpunkten auch andere Potentialwerte verursachen. Mit Hilfe dieser Messungen kann auch die Realität solcher Atemübungen festgestellt werden, wie beispielsweise die bereits erwähnten Silben, die gemurmelt werden (Siehe Seite 130) und die bei verschiedenen Krankheiten aus anderen Silbenkombinationen bestehen, oder die von den Buddhisten angewandte »sechssilbige Formel« (Siehe Seite 90), oder aber die in den »Tausend-Dukaten-Rezepten« erwähnten Atmungsformen mit ihren physiologischen Wirkungen (Siehe Seite 179).

Es ist bekannt, daß die inneren Organe reflektorisch gesteuert werden, also nicht unter der Kontrolle des Bewußtseins und des Willens stehen. Die heutigen traditionellen Ärzte in China vertreten ebenfalls die in der historischen heilkundlichen Literatur vertretene Anschauung, daß sich die Funktionen der inneren Organe mit Hilfe der Atemübungen auch bewußt und willensmäßig regulieren lassen. Eine Praxis, die sich auch bei den indischen *Yogis* findet.

Die Atemtherapeutische Forschungsgruppe an der Medizinischen Akademie Nr. 1 in *Schanghai* hat mit einem Mann, der behauptete, Blutdruck und Puls durch Atemübungen regulieren zu können, Versuche durchgeführt. Wir bringen eine Darstellung dieser Versuche.[106]

Es wurde der Blutdruck der Versuchsperson in der Oberarmarterie *(Arteria brachialis)* gemessen. Infolge von Atemübungen stieg der systolische Blutdruck von 132 Hgmm spontan auf 180 Hgmm. Gleichzeitig erhöhte sich auch der diastolische Blutdruck.

Der Blutdruck sank während der Restitutionsphase relativ langsam; zur vollständigen Restitution waren 5 bis 10 Minuten notwendig. Bei öfterer Wiederholung der Demonstration erreichte die Blutdrucksteigerung nicht mehr die Höhe wie beim ersten Versuch. Dieses gelang erst nach einer Ruhepause von etwa einer Stunde wieder.

Gleichzeitig mit der Erhöhung des Blutdrucks ging eine Anspannung der Armmuskulatur der Versuchsperson einher, ohne daß sich allerdings diese Muskelspannung auf die gesamte Muskulatur ausgedehnt hätte. Dieses Phänomen wurde von der Versuchsperson als »natürlich« bezeichnet.

Bei der willkürlichen Änderung von Pulsfrequenz und Pulsstärke wurden zwei gegensätzliche Erscheinungen beobachtet. Erstens: daß sich mit der Blutdrucksteigerung auch die Pulsfrequenz erhöhte, wobei der Puls kräftig war; zweitens: daß mit der Blutdrucksteigerung die Pulsfrequenz nicht nur unverändert blieb, sondern sogar noch zurückging. Bei einer Erhöhung des Blutdrucks war der Puls sehr kräftig, wogegen er bei einer Verringerung des Blutdrucks sehr schwach wurde.

Eine Untersuchung von Bauchatmung und Bauchvolumen ergab, daß der Übende, wenn er den Blutdruck erhöhen wollte, niemals in ausgeatmetem Zustand verharrte. Beim Ausatmen wurde das Bauchvolumen kleiner, beim Einatmen größer. Mit der Steigerung des Blutdrucks nahm das Bauchvolumen ab; diese Verringerung war beim Ausatmen deutlicher zu beobachten als beim Einatmen. Die chinesischen Forscher knüpften an die obigen Beobachtungen die nachstehende Erklärung:

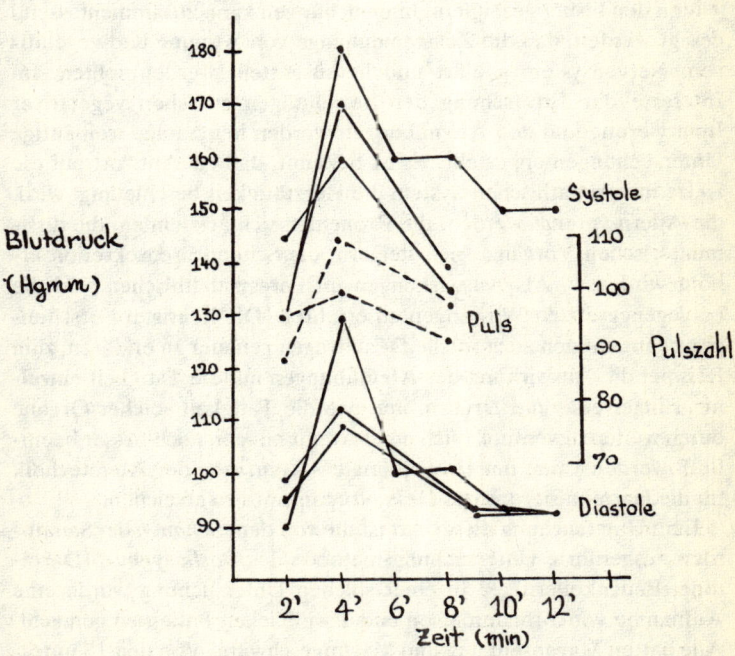

Abb. 47: Verhältnis von Blutdruck, Pulszahl und Herztätigkeit bei speziellen Übungen

163

a) Der Mensch kann mit Hilfe bestimmter Übungen die Funktion der inneren Organe bewußt beeinflussen. Diese regulative Fähigkeit kann stufenweise entwickelt werden. Wie die erwähnten Untersuchungen beweisen, lassen sich sogar die Funktionen von Herz und Blutgefäßen unabhängig voneinander steuern.

b) Das Verhältnis zwischen der Atemperiode der genannten männlichen Versuchsperson und der Tonizität der Blutgefäße steht im Gegensatz zur allgemeinen Erfahrung, derzufolge sich die glatte Muskulatur der Gefäße beim Ausatmen zusammenzieht, beim Einatmen aber ausdehnt.

Das Verhältnis von Blutdruck, Pulszahl und Herztätigkeit nach den obigen Ausführungen kann an dem Kurvendiagramm abgelesen werden (Abb. 47).

Von den bisher gezeigten Untersuchungen kann zusammenfassend gesagt werden, daß die Zusammenhänge von Atmung und vegetativem Nervensystem geklärt und herausgestellt werden sollten. Im Interesse der Erforschung der Beziehungen zwischen vegetativer Innervierung und den Atemübungen werden heutzutage weitläufige Untersuchungen angestellt. Es ist bekannt, daß als Antwort auf die Reize im sympathischen System die Herztätigkeit beschleunigt wird, die Adern verengt werden, die Bronchien sich ausdehnen, die dissimilatorischen Vorgänge sich steigern, die Schilddrüsensekretion erhöht wird usw. Als Auswirkungen im Parasympathischen sind die entgegengesetzten Wirkungen zu erfahren. Die heutigen Forschungen beabsichtigen auch solche Detailfragen genauer zu erklären, zum Beispiel die Auswirkung der Atemübungen auf die Tätigkeit einzelner Eingeweide und Drüsen, und wie die Tätigkeit solcher Organe durch weitere, eventuell auch neue Atemübungen noch besser beeinflußt werden kann, um eine optimale Ausnutzung der Atemtechnik für die Harmonisierung des Gesamtorganismus zu erreichen.

Eine Untersuchung dieser Art ist die von dem *Schanghaier* Sanatorium ausgeführte Untersuchungsmethode des *Borborygmus* (Darmtöne, Bauchkollern).[107] In einer solchen Untersuchung wurde eine Aufnahme von 14 männlichen und 1 weiblichen Patienten gemacht. Alle hatten Magensenkung und Magengeschwüre. Von den 15 untersuchten Personen hatten während des Vorganges der Untersuchung 13 Personen die »inneren erhaltenden Übungen«, 1 Person einfache

Atemübungen und 1 Person Entspannungsübungen gemacht. Über eine Zeitspanne von 70 Minuten, die sich aus den Zeitabschnitten von 10 Minuten vor der Übung, 50 Minuten Übungszeit und 10 Minuten nach der Übung zusammensetzte, wurde die Intensität und die Frequenz (d. h. Stärke und Häufigkeit) des *Borborygmus* festgestellt.

Daraus konnte beobachtet werden, daß bei den 13 Personen und bei der 1 Person, die die normalen Atemübungen machte, die Intensität der Darmtöne stärker geworden war. Bei der Versuchsperson, die die Entspannungsübungen machte, stellte sich keine Änderung ein. Außerdem zeigte es sich, daß sich die Intensität der Darmtöne dann verstärkte, wenn die Zahl der Atemzüge während der Übung verringert wurde. Bei einigen der Übenden war die Höchstfrequenz des *Borborygmus* 5 bis 10 Minuten nach Übungsbeginn festzustellen, bei den anderen Patienten trat diese Steigerung bis zur Höchstfrequenz nur ganz allmählich ein. Diese letzteren Patienten hatten eine chronische Obstipation, mußten sich aber sofort nach den Übungen zur Stuhlentleerung nach draußen begeben. Daraus konnten die Ärzte schließen, daß die Atemübungen auf die Magen- und Darmperistaltik eine große Wirkung ausüben müssen. Die graphische Darstellung zeigt das Ergebnis der obigen Untersuchungen (Kurvendiagramm 1, 2, Abb. 48).

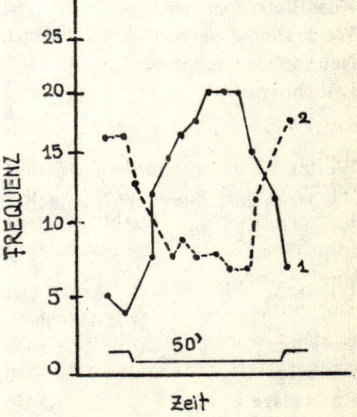

Kurvendiagramm 1. Änderung des Borborygmus durch Änderung der Atmungsfrequenz.

1. Frequenzänderung des Borborygmus
2. Frequenzänderung der Atmung

Abb. 48a: Kurvendiagramm der Darmtonuntersuchungen

Kurvendiagramm 2. Frequenzsteigerung beim Borborygmus
1. schnelle Frequenzsteigerung
2. langsame Steigerung bei Obstipation

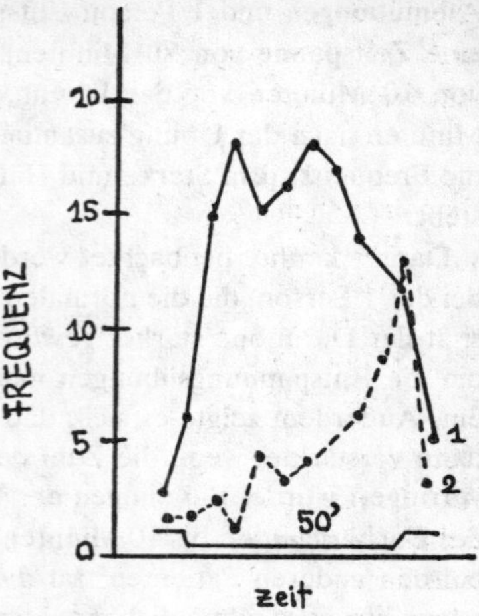

Abb. 48b: Kurvendiagramm der Darmtonuntersuchungen

Im Sanatorium von *T'angschan* wurde beobachtet, daß die Atemübungen auch die *Zusammensetzung des Blutes* beeinflussen können. Die folgende Aufstellung zeigt die Daten der Blutuntersuchung von einem Patienten, die eine Stunde vor und eine Stunde nach den Übungen abgenommen wurde. [108]

Blut	Vor den Übungen	Nach den Übungen
Hämoglobin/gr	15.0	16.0
Rote Blutkörperchen	4 980 000	5 030 000
Weiße Blutkörperchen	6700	7250
Neutrophile Leukozyten	72%	68%
Lymphozyten	28%	32%

Weitere Untersuchungen wurden zur Feststellung der veränderten *Aktivität des Zwerchfelles* nach den Übungen angestellt (von *Dr. Wong Tzû-ch'üan):* [109]

1. Person	Normale Bedingungen (vor Aufnahme der Übungen)	Nach zweimonatiger Übungszeit
Sitzhaltung	1,5—3,0 cm	5,0—10,0 cm
Seitenlage	1,5—3,0 cm	3,0— 9,0 cm
Rückenlage	1,5—3,0 cm	6,0— 9,0 cm

Ebenso stammt aus den Untersuchungen des *Dr. Wong Tzû-chüan*
auch die folgende Aufstellung des *Kalorienverlustes des Körpers*
während einer Stunde, bezogen auf ein Körperkilogramm: [110]

	kg/kal
beim Schlaf	0,9
Ruhelage (ohne Schlaf)	1,10
Stillsitzen	1,43
Stehen (mit Aufmerksamkeit)	1,5
gerades Stehen	1,63
langsames Gehen	2,56

Heutzutage, besonders nach der Auswertung der Arbeiten von *Prof.
Kim Bong Han,* wird die Aufmerksamkeit auf die festgestellten Beziehungen zwischen der Atemtherapie und dem chinesischen Körper-
meridianensystem gerichtet, wobei alle diesbezüglichen histochemischen, biochemischen und bioelektrischen Fragen geklärt werden
müssen. Die Forschungen und Feststellungen zeigen täglich neue
Ergebnisse und werfen ebenso auch wieder neue Fragen auf. Die
Darstellung in diesem Buch bezieht sich nur auf die medizinische
Lage des augenblicklichen Zeitpunktes und kann dem ständig än-
dernden Bilde noch nicht Rechnung tragen.

Es wurde nur ein Querschnitt aus den Forschungsarbeiten gegeben
und bewußt auf solche chinesischen Untersuchungen verzichtet, die
eigentlich mehr in das Fachgebiet der Lungenheilkunde gehören als
zum spezifischen Bereich der Atemtherapie.

Der heutige Stand der Forschungen kann in der folgenden Zusammenfassung gewürdigt werden. In dem bisher Gesagten wurde versucht, die hervorragenden Erfahrungen auf dem Gebiet der chinesischen Atemtherapie zu umreißen. Die wissenschaftlichen Untersuchungen stehen aber zur Zeit noch im Anfangsstadium. Der Wert der
Untersuchungen ist heute noch teilweise umstritten und kann noch
nicht voll und ganz akzeptiert werden. Um diese Tatsache wissen
auch die chinesischen Forscher selbst, und sie versuchen deshalb,
täglich neue Möglichkeiten aus dem großen Arsenal der Wissenschaften anzuwenden. In den Umwertungsarbeiten und Kommenta-
ren zu den alten traditionellen Werken finden die modernen Forscher
und ihre Methoden auch immer mehr Erwähnung; so beispielsweise

Heymanns, Somogyi, Kussmaul, Goetz-Bolton, Biot, Cheyne-Stokes und andere.

Es stellt nur einen Teilbereich der Aufgaben dar, die Methodik der europäischen Wissenschaftler kennenzulernen und anzuwenden. Die andere Aufgabe ist aber nicht weniger wichtig, nämlich die alten chinesischen Terminologien auf eine moderne, wissenschaftlich akzeptierbare Art zu erklären. So könnte man beispielsweise die Yin-Yang-Beziehung vielleicht mit Sympathicus-Parasympathicus-Verhältnis verständlich machen oder die Theorie der Fünf Elemente in der heutigen Medizin wissenschaftlich erklären.

Nach den wertvollen ersten Schritten der Forschungen ist zu erwarten, daß die weiteren Forschungen möglichst durch einen großen Personenkreis mit der Erarbeitung kontrollierter Angaben und Spezialmethoden durchgeführt werden. Diese Untersuchungen beziehen sich besonders auf die Elektroenzephalographie, Biochemie, Histologie, die Zellenbiologie, die Bioelektrizität und weitere Grenzgebiete der modernen Medizin. Auf die Biometrie und deren Methoden kann keinesfalls verzichtet werden. Die weiteren Untersuchungen müssen noch eine ausführliche und genaue Antwort darauf geben, wie und warum durch die Atemübungen und die Atemtherapie die physische und psychische Genesung erreicht werden kann. Obwohl die Erfahrung die positive Wirkung der Atemtherapie beweist, würden genauere Untersuchungen noch weitere Anwendungsbereiche erschließen.

In China wurden erst seit 1949 regelmäßige Untersuchungen auf dem Gebiet der traditionellen Medizin angestellt. Die seitdem vergangene Zeit reichte keinesfalls für eine Lösung der gestellten Aufgaben aus. Die Gefahr einer zu schnellen Arbeit würde die eventuell sehr wertvollen, alten Überlieferungen spurlos verschwinden lassen. Manches darunter, das bisher als bloßer Aberglaube galt, stellte sich in seinem Kern später doch als sehr wichtiges Material heraus, das mit den modernsten Erkenntnissen Schritt halten konnte. Es konnte außerdem bewiesen werden, daß die heutige Form der chinesischen Atemtherapie aus der hervorragenden Praxis buddhistischer und taoistischer Mönche stammt. Aufgrund dessen kann diese Atempraxis als eine gut brauchbare Vorstufe der Meditation betrachtet werden.

Das Ziel dieser Arbeit war es, den heutigen Stand dieser For-

schung aufgrund chinesischer Originalquellen *sine ira et studio* darzustellen und auf die meditativen Beziehungen hinzuweisen. Es sollte
nicht Aufgabe sein, Urteile und Kritiken über den Wert der chinesischen Atemtherapie abzugeben, sondern diesen heutigen Stand –
abgesehen von dem chinesischen Sprachgebiet – überhaupt erst
einmal darzulegen und als eine hervorragende und praktische Vorstufe der Meditation herauszustellen.

Deshalb hat sich der Verfasser auch an den Grundsatz gehalten,
von den vorhandenen Originalen alle möglichst ohne Kürzungen und
auch ohne zusätzliche Kommentare wiederzugeben. Die Erklärungen
und die eventuell auftretenden Wiederholungen dienten einem leich-
teren Verständnis der Zusammenhänge. Die sich stark verzweigen-
den Traditionen chinesischer Kultur und Medizin und die von den
westlichen Wissenschaften abweichende Betrachtungsweise kann den
Leser leicht vor unüberwindliche Schwierigkeiten stellen.

Im chinesischen »Sūtra über den Heilenden Buddha« *(Yao-shih-
ching),* den Meister der Genesung, steht folgendes geschrieben:

»... als der Erhabene der Meister der Genesung geworden war,
erblickte er durch die Kraft seiner Gelübde, daß die Lebewesen alle
Arten von Krankheiten erleiden müssen. Einige leiden an Tuberku-
lose, andere an Gelbsucht und Fieber, wiederum andere sind in der
Macht böser Geister oder Vergiftung. Einige leben nach ihrer Natur
nur kurz, andere sterben gewaltsamen Todes ... Und der Erhabene
befand sich in Verinnerlichung *(Samādhi)* ... Er wurde vom großen
Licht umgeben, und verkündete das große *Mantra* (Formel):

›Seid geheilt, seid geheilt, seid vollkommen geheilt!‹«

Mögen alle Lebewesen wohl und glücklich sein!

II. TEIL

ORIGINALTEXTE

Im zweiten Teil des Buches werden einige, meist noch nicht in europäische Sprachen übersetzte Textdokumente in möglichst wortgetreuer Wiedergabe des Autors aus der chinesischen Originalliteratur veröffentlicht. Sie befassen sich mit dem Thema der Atemtherapie oder beziehen sich direkt darauf. Es war Absicht des Autors, nur einen Querschnitt durch dieses Thema zu geben, ohne es jedoch erschöpfend behandeln zu können. Einige bereits zuverlässig übertragene Texte *(H. Maspero, J. Dudgeon)* wurden hier als allgemein bekannt vorausgesetzt und konnten deshalb übergangen werden.

Die Textsammlung bringt Übersetzungen aus dem Bereich der alten und modernen chinesischen atemtherapeutischen Literatur, die entweder aus dem weltlichen Bereich oder aus taoistischer und buddhistischer heilkundlicher Tradition stammen. Einige Texte tragen einen religiösen Charakter und beinhalten zugleich atemtherapeutische Erfahrungen.

Andere Texte oder Textauszüge stammen aus Erfahrungsberichten, die früher in Form mündlicher Überlieferung weitergegeben wurden und erst nach 1949 in China zur Veröffentlichung gelangten. Den Schluß des zweiten Teils bilden verschiedene Eigenberichte von Patienten.

Ānāpānasati

Vergegenwärtigung der Ein- und Ausatmung

Die Methode der »Vergegenwärtigung der Ein- und Ausatmung«, genannt *Ānāpānasati*, findet sich mehrmals in den ältesten kanonischen Schriften und der Kommentarliteratur des Buddhismus. Der hier zitierte Originaltext aus dem *Pali-Kanon* ist fast zweieinhalbtausend Jahre alt.[111]

Die in Urtexten niedergelegte Methode besteht aus 16 aufeinanderfolgenden Stufen. Die einzelnen Stufen und die Wirkung dieser Meditationspraxis können durch folgenden Text dargestellt werden:

... »Da begibt sich, ihr Mönche, ein Mönch in den Wald oder an den Fuß eines Baumes oder in ein leeres Gebäude. Dort setzt er sich nieder, mit untergeschlagenen Beinen, aufrecht gehaltenem Körper, auf die Vergegenwärtigung gerichtet. Achtsam atmet er ein, achtsam atmet er aus.

Körperbetrachtung

1. Lang einatmend weiß er: ›Lang atme ich ein‹, lang ausatmend weiß er: ›Lang atme ich aus‹.

2. Kurz einatmend weiß er: ›Kurz atme ich ein‹, kurz ausatmend weiß er: ›kurz atme ich aus‹.

3. ›Den ganzen Körper klar wahrnehmend will ich einatmen‹: so übt er sich; ›den ganzen Körper klar wahrnehmend will ich ausatmen‹: so übt er sich.

4. ›Die Körperfunktion besänftigend will ich einatmen‹: so übt er sich; ›Die Körperfunktion besänftigend will ich ausatmen‹: so übt er sich.

Gefühlsbetrachtung

5. ›Die Verzückung *(Hsi, Pīti)* empfindend will ich einatmen‹: so übt er sich; ›Die Verzückung empfindend will ich ausatmen‹: so übt er sich.

6. ›Das Glücksgefühl *(Lo, Sukha)* wahrnehmend will ich einatmen‹: so übt er sich; ›Das Glücksgefühl wahrnehmend will ich ausatmen‹: so übt er sich.

7. ›Die Denktätigkeit *(Hsin-hsing, Citta-sankhāra)* empfindend will ich einatmen‹: so übt er sich; ›Die Denktätigkeit empfindend will ich ausatmen‹: so übt er sich.

8. ›Die Denktätigkeit besänftigend will ich einatmen‹: so übt er sich: ›Die Denktätigkeit besänftigend will ich ausatmen‹: so übt er sich.

Bewußtseinsbetrachtung

9. ›Das Bewußtsein *(Hsin, Citta)* wahrnehmend will ich einatmen‹: so übt er sich; ›Das Bewußtsein wahrnehmend will ich ausatmen‹: so übt er sich.

10. ›Das Bewußtsein erheiternd will ich einatmen‹: so übt er sich; ›Das Bewußtsein erheiternd will ich ausatmen‹: so übt er sich.

11. ›Das Bewußtsein sammelnd will ich einatmen‹: so übt er sich; ›Das Bewußtsein sammelnd will ich ausatmen‹: so übt er sich.

12. ›Das Bewußtsein befreiend will ich einatmen‹: so übt er sich; ›Das Bewußtsein befreiend will ich ausatmen‹: so übt er sich.

Bewußtseinsobjekt-Betrachtung

13. ›Die Vergänglichkeit *(Wu-ch'ang, Anicca)* betrachtend will ich einatmen‹: so übt er sich; ›Die Vergänglichkeit betrachtend will ich ausatmen‹: so übt er sich.

14. ›Das Verblassen (der Wünsche) *(Wu-yü, Virāga)* betrachtend will ich einatmen‹: so übt er sich; ›Das Verblassen (der Wünsche) betrachtend will ich ausatmen‹: so übt er sich.

15. ›Die Erlöschung *(Mieh, Nirodha)* betrachtend will ich einatmen‹: so übt er sich; ›Die Erlöschung betrachtend will ich ausatmen‹: so übt er sich.

16. ›Das Entrücken *(Ch'u-li, Patinissanga)* betrachtend will ich einatmen›: so übt er sich; ›Das Entrücken betrachtend will ich ausatmen‹: so übt er sich.«

... »Zu einer Zeit, ihr Mönche, wo dem mit Freude erfüllten Mönch der Körper sich beruhigt, der Geist (Denkorgan) sich beruhigt, zu dieser Zeit regt sich bei dem Mönch die Bereitschaft zur Beruhigung, zu dieser Zeit entwickelt der Mönch die Bereitschaft zur Beruhigung, zu dieser Zeit kommt bei dem Mönch die Bereitschaft zur völligen Entwicklung. Im entspannten Körper des Beglückten neigt sich der Geist zur Vertiefung.«

Über diese Übungen schreibt der buddhistische Mönch *Nyana-ponika* folgendermaßen:[112]

»Die Atmungs-Achtsamkeit dient zunächst der körperlichen und geistigen Beruhigung. Sie ist ferner ein einfaches Mittel anfänglicher Konzentration. Für eine fortgeschrittenere oder vollständige Sammlung des Geistes ist sie freilich ein nicht einfaches, doch um so lohnenderes Objekt. Sie führt dann zu den höchsten meditativen Versenkungen.«

Die Stufen der Vertiefung

In den alten buddhistischen Schriften, wie beispielsweise in dem fast zweieinhalbtausend Jahre alten *Majjhimanikāya,* wurden die Stufen der Vertiefung ausführlich dargestellt. Diese buddhistische Einteilung und die klinische Darstellung in der heutigen chinesischen medizinischen Praxis sind identisch.

Ein diesbezüglicher Text über die *Vier Vertiefungen der Feinkörperlichen Sphäre (Ssû-chie, Rūpa-jjhāna)* und die *Vier Unkörperlichen Vertiefungen (Wu-ssû-chieh, Arūpa-jjhāna)* lautet folgendermaßen:[113]

1. »Der Mönch, der von seinen Begierden getrennt und von den unheilsamen Geisteszuständen frei ist, verweilt in der *ersten Stufe* der Versenkung, die mit Erfassen *(Vitakka)* und diskursivem Denken *(Vicāra)* verbunden, in der Abgeschiedenheit entstanden ist und die Verzückung *(Piti)* und Freude *(Sukha)* in sich enthält.

2. Nach dem Zur-Ruhe-Kommen des Erfassens und diskursiven Denkens erlangt er den inneren Frieden und die Einheit des Geistes, jene *zweite Stufe* der Versenkung, die vom Erfassen und diskursiven Denken frei, in der Vertiefung entstanden, und mit Verzückung und Freude erfüllt ist.

3. Nach Aufhebung der Verzückung aber verweilt er gleichmütig, besonnen (achtsam) und bewußt. Er fühlt in seinem Körper jenes Glück, von dem die Edlen sprechen: ›Mit Gleichmut und achtsam, vollbewußt verweilt er im Glück.‹ So erreicht er die *dritte Stufe* der Versenkung.

4. Nachdem der Mönch Freude und Leid aufgegeben hatte, verweilt er, den früheren Frohsinn und die Betrübnis hinter sich lassend, leidlos und freudlos, in der Reinheit des gleichmütigen Geistes. (Das ist) die *vierte Stufe* der Versenkung.

5. Durch das völlige Überschreiten jeglicher Formwahrnehmung, durch das Schwinden des Bewußtseins von der Wahrnehmung der Sinnesorgane und dadurch, daß er seine Aufmerksamkeit nicht auf die Wahrnehmung der Verschiedenheit der sinnlichen Eindrücke

hinlenkt, erreicht er den ›Bereich der Raumunendlichkeit‹, indem er wahrnimmt: ›Unendlich ist der Raum‹ *(K'ung-wu-pien-ch'u-ti).*

6. Nachdem der Mönch den Bereich der Raumunendlichkeit völlig überschritten hat, erreicht er den Bereich der ›Unendlichkeit des Bewußtseins‹ *(Shih-wu-pien-ch'u-ti),* indem er wahrnimmt: Unendlichkeit ist das Bewußtsein‹.

7. Nachdem er den Bereich der Unendlichkeit des Bewußtseins überschritten hat, nimmt er wahr: ›Nichts ist da‹. So erreicht er den ›Bereich, wo nichts mehr da ist‹ *(Wu-so-you-ch'u-ti).*

8. Nachdem er das Gebiet der Nicht-Irgendetwasheit überschritten hat, erreicht er ›das Gebiet der Weder-Wahrnehmung-noch-Nicht-Wahrnehmung‹ *(Fei-hsiang-fei-fei-hsiang-ti).*

Den Bereich der Grenzscheide der Weder-Wahrnehmung-noch-Nicht-Wahrnehmung überschritten habend, verweilt er und erreicht das Verschwinden des Bewußtseins und des Gefühls.«

Wu-chin-hsi

Über die Übungen der »Gymnastik der Fünf Tiere«

Hua T'o, der berühmte Arzt des 2. bis 3. Jahrhunderts nach unserer Zeitrechnung, der Wegbereiter der Anästhesie, stellte zur Kräftigung des Körpers gymnastische Übungen zusammen, bei denen die Bewegungen von Tigern, Hirschen, Bären, Affen und Vögeln nachzuahmen waren. Diese Übungen hatte der Arzt seinen Jüngern weitergegeben.

Über sein Leben und über die erwähnten Übungen, die teils als weltliche, teils aber als taoistische Traditionen weitergegeben worden sind, berichten verschiedene Aufzeichnungen, beispielsweise die »Annalen der Späten Han-Dynastie« *(Hou-Han-shu):*[114]

… »Er wanderte und lernte überall. Da er mit vielen klassischen Werken vertraut war, verstand er die ›Kunst des Pflegens der (menschlichen) Naturanlagen‹ so gut, daß er, obwohl er fast hundert

177

Jahre alt war, sein jugendliches Aussehen bewahrte und die derzeitigen Menschen ihn für einen Weisen hielten ...«

... »*Hua T'o* sprach (einmal) zu *(Wu) P'u:* ›Der menschliche Körper beansprucht die Arbeit und die Bewegung, jedoch ohne Übertreibung. Bewegt er sich, dann verbraucht er Nährstoffe; das Blut zirkuliert in seinem Körper (richtig), und es entsteht keine Krankheit; ebenso wie eine Türangel nie verfault (wenn sie ständig in Bewegung ist). Deshalb war es so, daß die Weisen des Altertums beim Üben der ›Technik der (Atem)-Führung‹ *(Tao-yin)* sich wie die Bären benahmen und ihren Kopf gleich wie die Eulen hin- und herdrehten; ihre Lenden und Gliedmaßen streckten und einzogen, einfach alle Gelenke bewegten; dadurch beugten sie den Schwierigkeiten des Alterns vor. Ich besitze eine Methode, welche die ›Gymnastik der Fünf Tiere‹ heißt, nämlich die des Tigers, des Hirschen, des Bären, des Affen und des Vogels. Damit schließe ich die Krankheiten aus. (Diese Übungen) sind auch für die Füße vorteilhaft und der Atemführung *(Tao-yin)* von Nutzen. Fühle ich mich einmal unpäßlich, so beginne ich mit einer Übung aus der ›Gymnastik der Fünf Tiere‹; schon fühle ich mich wieder wohl und schwitze. Bestreue ich zusätzlich noch meinen Körper mit Reispulver, fühle ich mich leicht und angenehm und bekomme Appetit.‹ *(Wu) P'u* hat es ebenso getan. So wurde er mehr als neunzig Jahre alt. (Trotz des hohen Alters) war sein Gehör fein, seine Augen gut, die Zähne vollzählig und fest ...«

Über die noch heute zurückgebliebenen Überlieferungen im Zusammenhang mit der »Gymnastik der Fünf Tiere« berichtet der Arzt *Dr. Chou Ch'ien-ch'uan* folgendermaßen:[115]

»Durch meine Kontakte mit dem Arzt *Chang Tang-jên* und mit dem berühmten Alten, *Wang Sung-shêng* aus *Szechuan* konnte ich feststellen, daß diese Übungen eine sehr tiefgehende Bedeutung haben und äußerst vorteilhaft sind. Leider werden sie aber von den Leuten nicht besonders geschätzt; einige sind sogar der Meinung, daß diese Übungen nur vereinfachte Überbleibsel älterer heilgymnastischer Übungen sind. Deshalb ist das Verständnis (gegenüber diesen Traditionen) ungenügend ...«

178

Aus den »Tausend-Dukaten-Rezepten«

Das Buch wurde von dem Taoisten und Eremiten-Arzt *Sun Ssû-miao* (581–682) geschrieben.[116]

Über die *Leberkranken*[117]

... »Der Leberkranke muß *K'o-Atemzüge* machen. Solche Kranken sind niedergeschlagen, traurig und geben sich dem Kummer hin. Sie haben Kopf- und Augenschmerzen. Ihr Gesicht ist leberfarben, grünlich-bläulich. Wenn diese Kranken im Traum einen in grüner Kleidung gehüllten Mann sehen, der ein grünliches Messer oder einen grünlichen Stock hält, oder aber, wenn sie einen Löwen, Tiger oder Leoparden sehen, der sich ihnen nähert, um sie zu erschrecken, dann soll als Heilmethode die *K'o*-Aus- und Einatmung angewendet werden. Und zwar (in der Art), daß die große *K'o*-Atmung dreißigmal und die feine *K'o*-Atmung ebenso dreißigmal ausgeführt wird. Dazu ist die linke und die rechte Bewegungsübung *(Tao-yin)* dreihundertsechzigmal auszuführen. Dann wird die Heilung eintreten.«

Über die *Herzkranken*[118]

... »Die an einer Herzkrankheit mit kalter Eigenschaft leiden, sollen die *Hu-Ausatmung* üben; die an einer Herzkrankheit mit warmer Eigenschaft leiden, sollen die *Ch'ui-Ausatmung* üben und zwar (auf folgende Art): Um Mitternacht einundachtzigmal, beim Hahnenschrei zweiundsiebzigmal, bei der Morgendämmerung zweiundsechzigmal, bei Sonnenaufgang vierundfünfzigmal, zur Zeit des *Ch'ên* (des Morgens zwischen 7 und 9 Uhr) fünfundvierzigmal und zur Zeit des *Ssû* (vormittags von 9 bis 11 Uhr) sechsunddreißigmal.

Bei dieser Krankheit ist der Körper entweder kalt oder warm. Nach der Physiognomie ist die Farbe des Herzens rot. Wenn die

Kranken in ihren Träumen einen Mann in roten Gewändern sehen, der ein rotes Messer, roten Stock oder Feuer trägt, womit er andere bedroht, dann müssen (die Kranken) die *Hu-* oder *Ch'ui-*Atmungsmethode üben. Die *Hu-*Form beeinflußt die kalte Energie und die *Ch'ui-*Form die warme Energie ...«

Über die *Lungenkranken*[119]

»Die Lungenkranken müssen nach der »Sechssilbigen Formel« (siehe Seite 90) die *Hsü-Atmung* ausführen. Diese Kranken haben ein Völlegefühl im Brustraum und im Rücken, ihre Extremitäten finden sie lästig und müde. Nach den Physiognomikern ist die Gesichtsfarbe der Lungenkranken weiß. Die Kranken sehen mit Vorliebe in ihren Träumen schöne weibliche Gestalten, Männer und Menschen, die ihnen als Verwandte oder Nachbarn erscheinen, die die Kranken gerne zu sich ziehen oder die ihnen (im Traume) zu Eltern, Geschwistern oder Ehepartnern werden (vergleiche *S. Freud: Traumdeutung*). Die Heilmethode ist die *Hsü-*Ausatmung. Die Kranken müssen die große *Hsü-*Ausatmung dreißigmal und die feine zehnmal ausführen: dazu ist die rechte und linke Bewegungsübung *(Tao-yin)* dreihundertsechzigmal auszuüben. Dann wird die Heilung eintreten.«

Über die Verhinderung von *Zahnfäulnis*[120]

... »Beim Aufstehen frühmorgens nimm gemahlenes Salz in den Mund, spüle es mit warmem Wasser durch, kaue mit den Zähnen hundertmal und (die Zähne) werden nie mangelhaft. Man braucht kaum fünf Tage dazu, und schon sind die Zähne gesund und kräftig ...«

Über die *Kreuzschmerzen*[121]

... »(Die Kranken mit Kreuzschmerzen) nehmen eine gerade sitzende Haltung, nach Osten gerichtet, ein und verschränken die Arme vor der Brust. Einer hält vorn die Knie fest, ein anderer stützt den Kranken am Hinterkopf und läßt ihn sich auf den Rücken legen, so daß sein Kopf den Boden berührt. Dreimal (so) sich wieder erheben und dreimal sich wieder zurücklegen, und die Wirkung ist dauerhaft ...«

Über die *Nierenerkrankungen*[122]

»Die ›Sechssilbige Formel‹ (Siehe Seite 90) ist der Grund aller Atemregulierungen: Der Nierenkranke muß *Ssû-Ausatmung* üben.

... Der Körper der Nierenkranken ist kalt und hat eine Yin-Eigenschaft. Die Kranken sind niedergeschlagen, ihr Gesicht und die Augen sind wie bei Gelähmten. Nach den Physiognomikern ist die Farbe der Nieren schwarz. Die Kranken sehen in ihren Träumen menschliche Gestalten mit schwarzem Gewand oder tierischem Wesen, die Messer oder Stöcke halten und schreckliche Gesichtsausdrücke haben. Es ist die *Ssû*-Atmungsform wirksam. Der Nierenkranke muß die große *Ssû*-Atmung fünfzigmal und die feine dreißigmal ausführen. Dazu ist die linke und die rechte Bewegungsübung *(Tao-yin)* dreihundertsechzigmal zu üben; die Heilung wird dann eintreten.«

Shao-lin-nei-kung

Aus den Übungen der Shao-Lin-Schule

Das buddhistische Kloster *Shao-lin* (Honan-Provinz) war sehr berühmt, da der aus Indien stammende Mönch *Bodhidharma* im 6. Jahrhundert dort lebte.

Das Kloster hatte viele Traditionen auch auf dem Gebiet der Medizin. Eine dieser Überlieferungen alter Erfahrungen sind wahrscheinlich die »Inneren Übungen der Shao-lin-Schule«, die auch heute noch in China lebendig sind und allgemein angewendet werden. Ihr Anwendungsbereich ist einerseits die Atemtherapie, andererseits die Heilmassage.

Die alten Benennungen der einzelnen Übungen wurden meist mündlich weitergegeben. Der zitierte Text entstammt aus einer kommentierten Ausgabe der alten Überlieferungen:[123]

»Die einzelnen Übungen bestehen aus aufmerksam ausgeführten Bewegungen und kontrollierter Aus- und Einatmung, die mit einer natürlichen Bewegungskraft verbunden sind. Die ganze Übungsfolge wird gegebenenfalls drei- bis fünfmal nacheinander ausgeführt. Es kann entweder eine Übung oder die ganze Übungsfolge mehrmals wiederholt werden. Die Ausführung der einzelnen Bewegungen erfordert aber eine gewisse Kraftanwendung. Bei allen Übungen müssen jedoch die Bewegung und die innere Ruhe harmonieren. Die Dauer der Übung beträgt drei bis zehn Minuten.« Soweit der Kommentar.

Shao-lin-Übungen

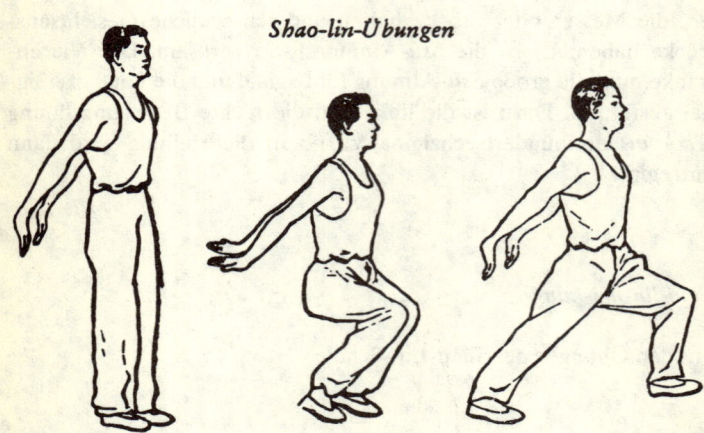

Abb. 49: Stehen   *Abb. 50:* Reiterhaltung   *Abb. 51:* »Pfeil-und-Bogen-Haltung«

Die drei *Grundstellungen* der Übungen sind:
1. *Das Stehen (Chan-tang-shih),*
2. *Die Reiterhaltung (Ma-tang-shih),*
3. *Die »Pfeil-und-Bogen-Haltung« (Kung-chien-tang-shih).*

Mit Hilfe dieser Grundhaltungen können die einzelnen *Bewegungs-übungen* ausgeführt werden. Die Benennungen der überlieferten Übungen sind folgende:

1. »Von vorne acht Pferde schieben«
2. »Neun Ochsen zurückschieben«
3. »Das Boot in Stromrichtung schieben«
4. »Das Phönix-Paar streckt seine Flügel aus«
5. »Den Himmel mit ausgestreckten Armen halten«
6. »Der Wind bewegt die Lotusblätter«
7. »Den Mond im Schoß hüten«
8. »Den Mond aus der Meerestiefe fangen«
9. »Der Phönix blickt in die Sonne«
10. »Der Unsterbliche weist den Weg«
11. »Der schwarze Drache gräbt sich eine Höhle«
12. »Hungernder Tiger greift nach seiner Beute«

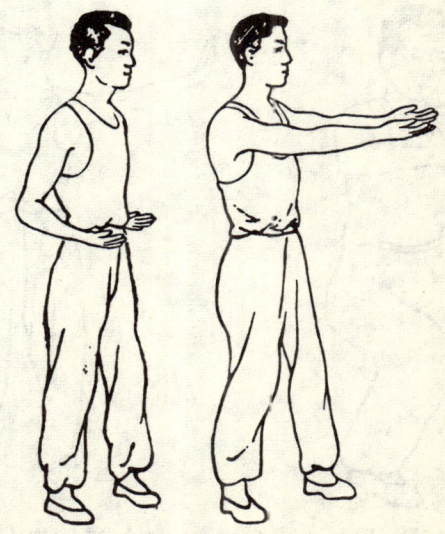

Abb. 52: »Von vorne acht Pferde schieben«

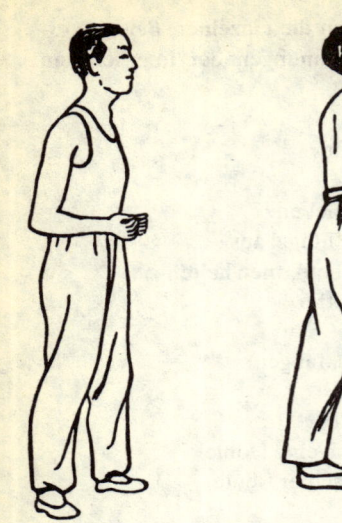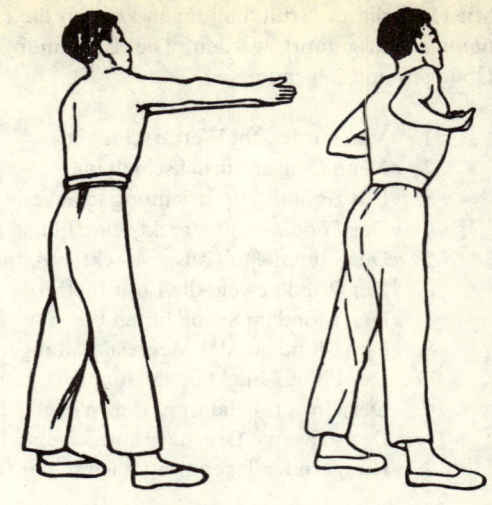

Abb. 53: »Neun Ochsen zurückschieben«

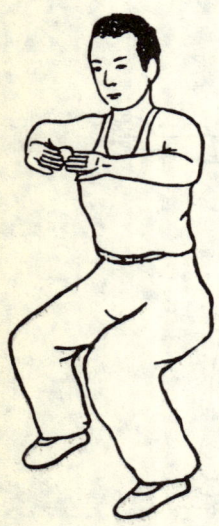

Abb. 54: »Das Boot in
Stromrichtung schieben«

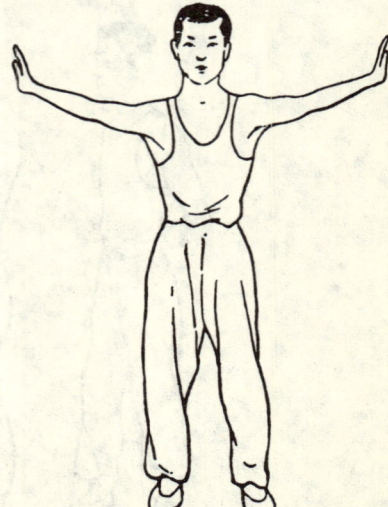

Abb. 55: »Das Phoenix-Paar
streckt seine Flügel aus«

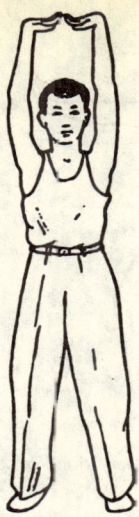

Abb. 56: »Den Himmel mit ausgestreckten Armen halten«

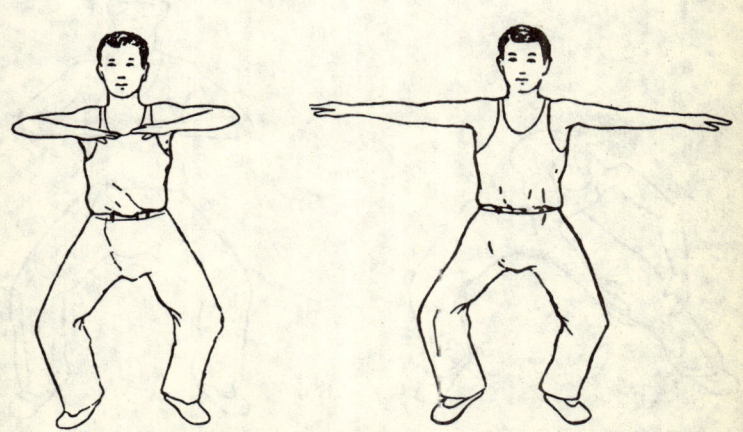

Abb. 57: »Der Wind bewegt die Lotosblätter«

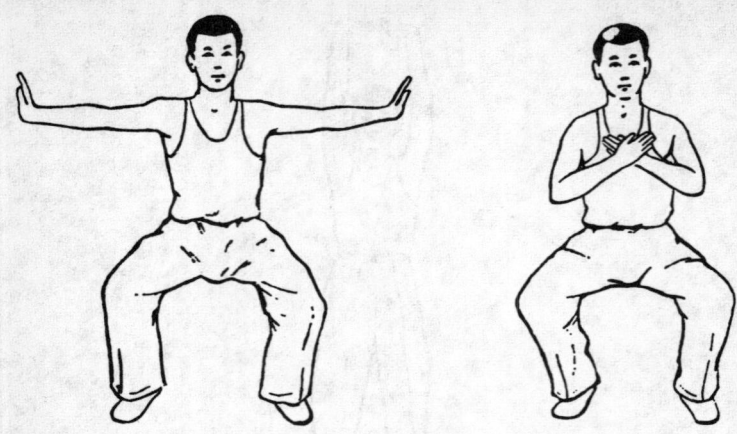

Abb. 58: »Den Mond im Schoß hüten«

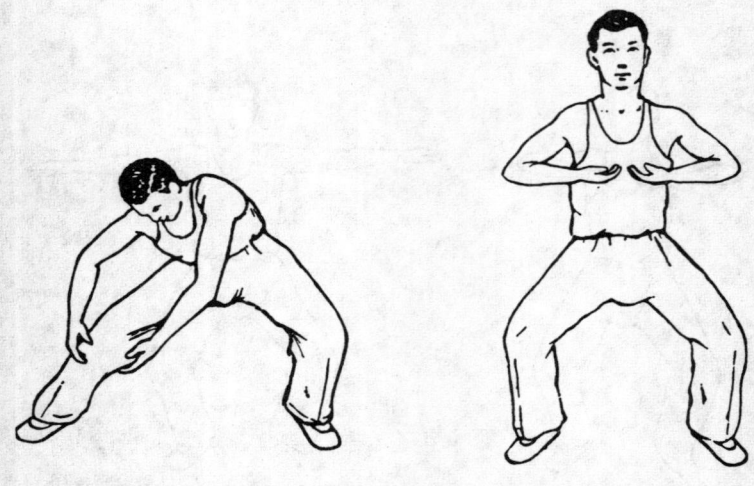

Abb. 59: »Den Mond aus der Meerestiefe fangen«

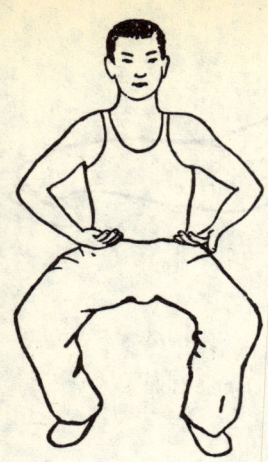 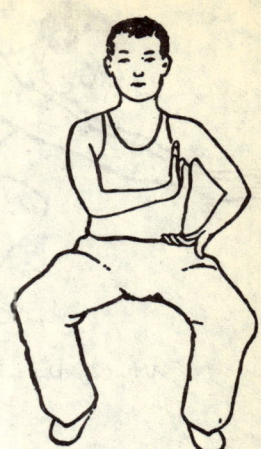

Abb. 60: »Der Phoenix blickt in die Sonne«

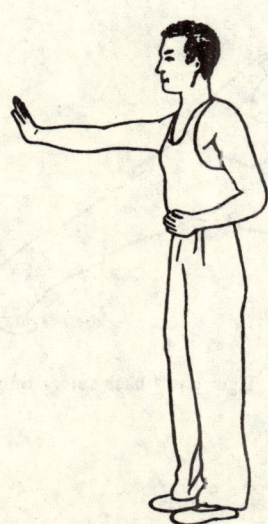

Abb. 61: »Der Unsterbliche weist den Weg«

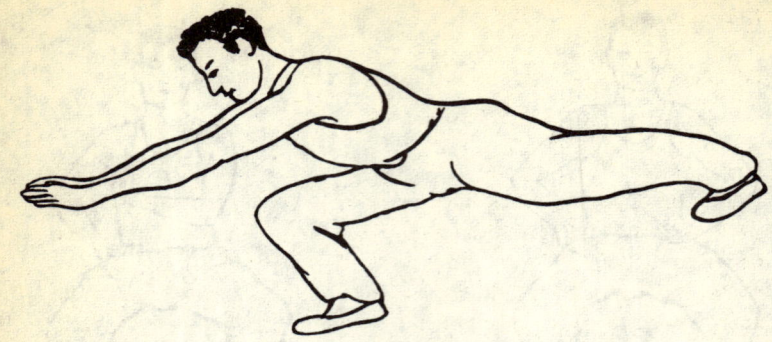

Abb. 62: »Der schwarze Drache gräbt sich eine Höhle«

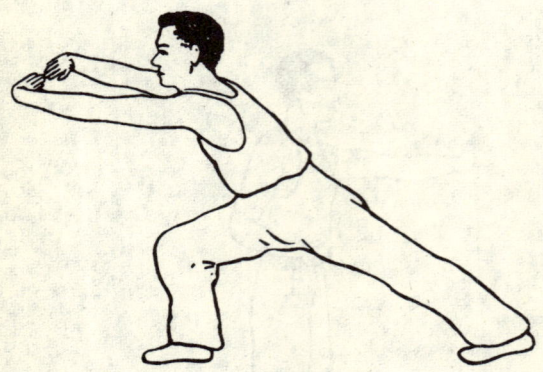

Abb. 63: »Hungernder Tiger greift nach seiner Beute«

Liu-miao-fa-mên

Die »Sechsfache esoterische Methode«

Unter diesem Namen hatte der Gründer der *T'ien-t'ai-Schule, Chih Chih* (538–597) ein Werk über den Weg nach Innen zusammengestellt, welches später verloren ging und dann wieder von Japan nach China zurückkam.

Das medizinisch Wesentliche dieser buddhistischen Methode, die auch die Atemkontrolle fordert, wird heute in der klinischen Praxis in China als »allgemeine Harmonisierungsmethode« angewendet. Denn diese Methode reguliert die Organtätigkeit, die Atmung und die geistige Tätigkeit. Zu der buddhistischen Darstellung ist auch eine nichtreligiöse moderne Zusammenfassung zum Vergleich beigefügt. Die Schilderung der Methodik ist nach buddhistischer Darstellung folgende:[124]

»Die ›Sechsfache Esoterische Methode‹ hat sechs (verschiedene) Bezeichnungen:

1. Zählen *(Shu)*
2. Folgen *(Sui)*
3. Anhalten *(Chih)*
4. Betrachten *(Kuan)*
5. Rückkehr *(Huan)*
6. Reinheit *(Ching)*

1. Was bedeutet das Wort ›Zählen‹? Es bedeutet das Zählen der Atemzüge. Dieses Zählen hat zwei Arten:

a) ›Übendes Zählen‹: Nach der (geeigneten) Sitzhaltung muß zuerst der Schüler die Atmung harmonisieren, so daß diese weder grob noch zu ›glatt‹ ist, sondern äußerst ruhig und sorgfältig (ausgeführt) wird. Der Übende zählt langsam von eins bis zehn, entweder während der Einatmung oder während der Ausatmung, nach persönlichem Belieben; es darf nur bei der Ein- oder Ausatmung gezählt werden. Die Aufmerksamkeit muß auf das Zählen gerichtet sein. Zählt man nicht bis zehn und denkt man plötzlich an etwas anderes, dann muß man sich sammeln und das Zählen wiederum beginnen. Dieses nennt man ›Übendes Zählen‹.

b) ›Erreichtes Zählen‹. Übt jemand die Atmung mit dem Zählen zusammen eine Zeitlang, so wird diese (Methode) langsam eingeübt und (die Aufmerksamkeit wird) nicht zerstreut. Entweder muß das Zählen bei der Ausatmung oder bei der Einatmung ausgeführt werden, mit äußerster Leichtigkeit. Dann fühlt der Übende, daß er nicht weiter zählen muß. Das heißt: ›Erreichtes Zählen‹.

2. Danach muß er auf das weitere Zählen verzichten und das ›Folgen‹ üben. Dieses hat wiederum zwei Arten:

a) ›Übendes Folgen‹: Nach dem Aufgeben des Zählens folgt der Übende dem Aus- und Einatmungsprozeß. Die Aufmerksamkeit geht der Atmung nach, und auch die Atmung folgt der Aufmerksamkeit. So lehnen die Aufmerksamkeit und die Atmung sich gegenseitig aneinander an, sanft und ›verbunden‹. Dies heißt das ›Übende Folgen‹.

b) ›Erreichtes Folgen‹: Die Aufmerksamkeit wird langsam verfeinert und nimmt die Länge der Atemzüge so wahr, daß (die Luft) auch durch die Poren aus- und einzuströmen (scheint) und die mentale Tätigkeit eine Ruhe und Stille erreicht. Das heißt: ›Erreichtes Folgen‹. Im Laufe der Zeit hat der Übende das Gefühl, daß das ›Folgen‹ der Atmung zu grob ist. Dann muß er auch auf diese Stufe verzichten und übt das ›Anhalten‹.

3. Das ›Anhalten‹ (physische Ruhe) hat wiederum zwei Arten:

a) Das ›Übende Anhalten‹, nämlich nicht den Atemzügen folgen, sondern die Aufmerksamkeit auf die Nasenspitze richten (›anhalten‹), unabhängig davon, ob diese absichtlich oder unabsichtlich geschieht. Das heißt: ›Übendes Anhalten.‹.

b) Nach der Übung des ›Anhaltens‹ entsteht plötzlich das Gefühl, als ob der Körper und die Denktätigkeit nicht mehr existieren, sondern völlig in die Ruhe (Konzentration) eingetreten sind. Es heißt: ›Erreichtes Anhalten‹. Ist diese Stufe erreicht, dann muß der Übende wissen, daß das Konzentrationsobjekt zwar gut, dennoch nur eine Widerspiegelung des (mentalen) Lichts war. Ist das klar geworden, so setzt der Übende das ›Anhalten‹ nicht einfach fort (wört-

190

lich: bleibt der Übende nicht ›stumpf‹ stehen), sondern er fängt an, die ›Betrachtung‹ zu üben.

4. Auch das ›Betrachten‹ (Ruhe der geistigen Tätigkeiten) hat zwei Arten:

a) Das ›Üben des Betrachtens‹. In dieser Zeit wird die mit mentaler Tätigkeit betrachtete feine Ausatmung und Einatmung so erscheinen wie der Wind, der (vorübergehend) nicht die eigentliche Wirklichkeit ist. Das heißt ›Üben des Betrachtens‹.

b) Dauert diese Betrachtung länger, dann öffnen sich die geistigen Augen und der Übende merkt, daß die Aus- und Einatmungsprozesse sich auch auf die Poren des gesamten Körpers ausdehnen (und in dem Herz die allumfassende Barmherzigkeit und Freude entsteht. Variante). So nennt man diese (Phase): ›Erreichtes Betrachten‹.

5. Die ›Rückkehr‹ hat wiederum zwei Arten:

a) Das ›Üben der Rückkehr‹. Da wir diese Atmung mit Hilfe eines Denkorgans betrachten, ist dieses Wissen, das man betrachten kann, nur ein Objekt, welches betrachtet worden war. Objekt (Gebiet, Beschränkung) und Wissen sind Gegensätze, jedoch nur anscheinend und nicht in absolutem Sinne. Man muß nur zu der Urquelle des Denkens zurückkehren, und das heißt: ›Üben der Rückkehr‹. (Anmerkung: d.h. erfahren, daß der Denkende, also der Faktor, der beim Betrachten wirkt, nicht die eigentliche Wirklichkeit ist).

b) Dieses Wissen, welches betrachtet wird, entsteht im Denkorgan. Entsteht es aber auch aus dem Denkorgan, dann muß es nachher vergehen, weil es in seinem Wesen nicht die eigentliche Realität ist, sondern nur Illusion und Täuschung. Man muß wissen, daß das Entstehen und Vergehen im Denkorgan den Wellen ähnlich ist, die nur auf der Wasseroberfläche entstehen und vergehen. Werden aber diese Wellen nicht bewegt (›glatt‹), dann ist es möglich, das wahre Gesicht des Wassers wahrzunehmen. Das Entstehen und Vergehen im Denkorgan ist den Wellen ähnlich: Sie sind nicht die wahre Essenz. Man muß die wahre Geist-Essenz wahrnehmen, die an und für sich nicht ›entsteht‹. ›Entsteht‹ sie nicht, so ›existiert‹ sie auch nicht, und weil sie nicht ›existiert‹, ist sie die ›Leere‹. Und weil sie die ›Leere‹ ist, ist keine ›mentale Betrachtung‹ und kein Objekt da vorhanden. (Die Unterscheidung) von Objekt und Wissen hört völlig auf. Dieser Zustand wird als ›Erreichte Rückkehr‹ bezeichnet. Danach übt man die ›Reinheit‹.

6. Das ›Üben der Reinheit‹ hat wiederum zwei Phasen:

a) Es entsteht eine allgemeine Reinheit; der Geist ist klar, keine Unterscheidungen entstehen in ihm. Dieser Zustand wird als das ›Üben der Reinheit‹ bezeichnet.

b) Ist der Geist einem ruhigen Wasser ähnlich und existieren keine Illusionsbilder, dann offenbart sich die wirkliche Geist-Essenz. Es sind auch keine Illusionsbilder oder Täuschungen von einer äußeren irgendwie wahren Essenz da; man muß wissen, daß die Wahrheit im Zurückkehren von den Illusionen liegt, wie wenn die Wellen still geworden und dem Wasser einig sind. Dieses nennt man: ›Erreichte Reinheit‹.«

Der moderne chinesische Arzt *Dr. Li Hung* faßt diese Methode folgendermaßen zusammen:[125]

1. »Zählen« heißt, ruhig die Nacheinanderfolge der Atemzüge zählen.

2. »Folgen« heißt, mit Vergegenwärtigung den Aus- und Einatmungen folgen.

3. »Anhalten« heißt, die Atmung auf den *Tan-t'ien-Punkt* bewahren, wie sie ist.

4. »Betrachten« heißt, die Atmung innerlich sehen, wahrnehmen, wie einen weißen (leuchtenden) Lichtfaden, welcher von den Nasenlöchern fein austritt und hineingeht.

5. »Rückkehr« heißt die Methode, nach welcher während der Atmung überhaupt keine bewußte Tätigkeit notwendig ist.

6. »Ruhe« (er schreibt »Ruhe« statt »Reinheit«) heißt während der Atmung eine Stille mit langsamen Atemzügen, in welcher der Geist ist wie das stehende, ruhige Wasser, wobei keine Illusionen entstehen.

I-chin-ching

Das »Buch der leichten Muskeln«

Das ursprünglich aus zwei Bänden bestehende Buch beinhaltet ganz langsam und locker ausgeführte Körperertüchtigungsübungen für buddhistische Mönche des *Shao-lin*-Klosters. Laut allgemeiner Überlieferung wurden sie im 6. Jahrhundert von dem berühmten indischen Mönch *Bodhidharma* zusammengestellt und im 8. Jahrhundert von *Paramiti* ins Chinesische übertragen. Dieses Buch ging später verloren, und die Übungsbeschreibungen wurden nur in mündlicher Form weitergegeben.

Der folgende Text entstammt einer Zusammenfassung der zwölf Übungen, welche im Jahre 1859 in China veröffentlicht wurde. Diese Variante war angeblich im Besitze einer Familie namens *Wang,* welche diese Überlieferungen von anderen Familien erworben hatte. In den heutigen Fachbüchern der chinesischen Medizin befindet sich auch eine praktische Anweisung zu dem überlieferten Text, der folgendermaßen lautet:[126]

1. Übung: »Richte dich im Stehen gerade auf; die zusammengelegten Hände umfassen den Brustkorb; die Atmung ist ruhig (fest), die Aufmerksamkeit konzentriert, das Herz ist rein, und das Benehmen würdevoll.«

2. Übung: »Die Zehen liegen fest auf dem Boden; beide Arme müssen (in Schulterhöhe) hochgehoben werden. Das Herz (Geist) ist ruhig, die Atemzüge sind lautlos, die Augen müssen auf einen bestimmten Punkt fixiert sein, und die Mundhaltung ist natürlich.«

3. Übung: »Die Handteller sind himmelwärts hochgehoben und die Augen aufwärtsgerichtet; die Zehenspitzen liegen fest auf dem Boden; so zirkuliert die Energie in den Beinen und Rippen genauso wie in den Pflanzen. Die Zähne hält man fest zusammen, und der Mund bleibt ungeöffnet. Entsteht Speichel, dann hebe diesen mit der Zunge zum Gaumen hinauf. Sind die Atemzüge in der Nase reguliert, und fühlt man eine geistige Ruhe, dann müssen beide Hände langsam

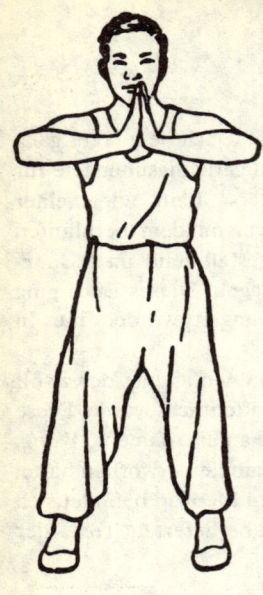
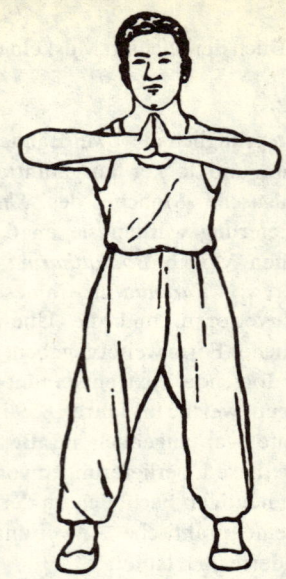

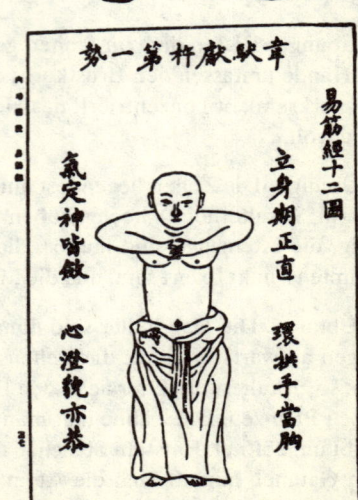

Abb. 64: 1. Übung
Alte und moderne Darstellung

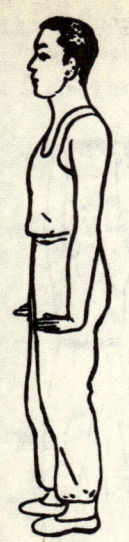
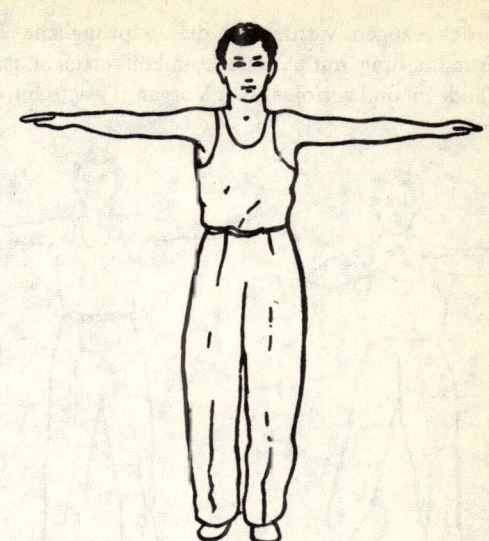

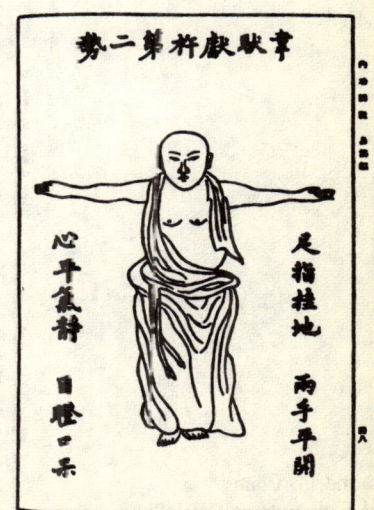

Abb. 65: 2. Übung
Alte und moderne Darstellung

zurückgezogen werden in die ursprüngliche Haltung. Wenn die Grundhaltung mit Aufmerksamkeit erreicht ist, dann ›presse‹ die Hände an und verfolge (den Vorgang) wachsam.«

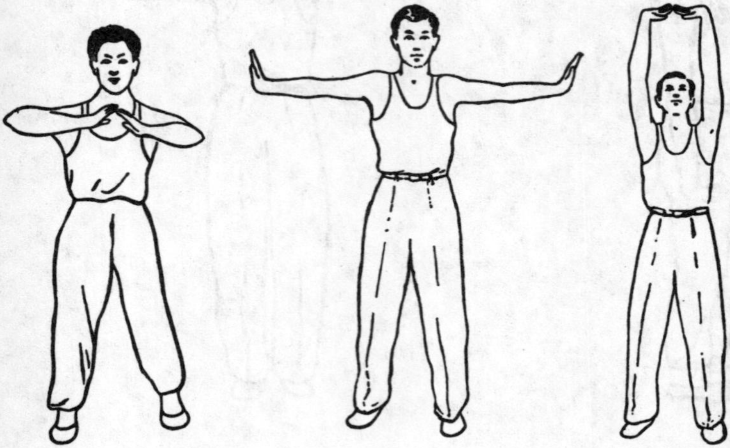

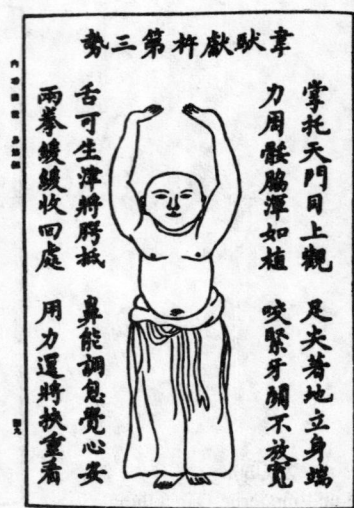

Abb. 66: 3. Übung
Alte und moderne Darstellung

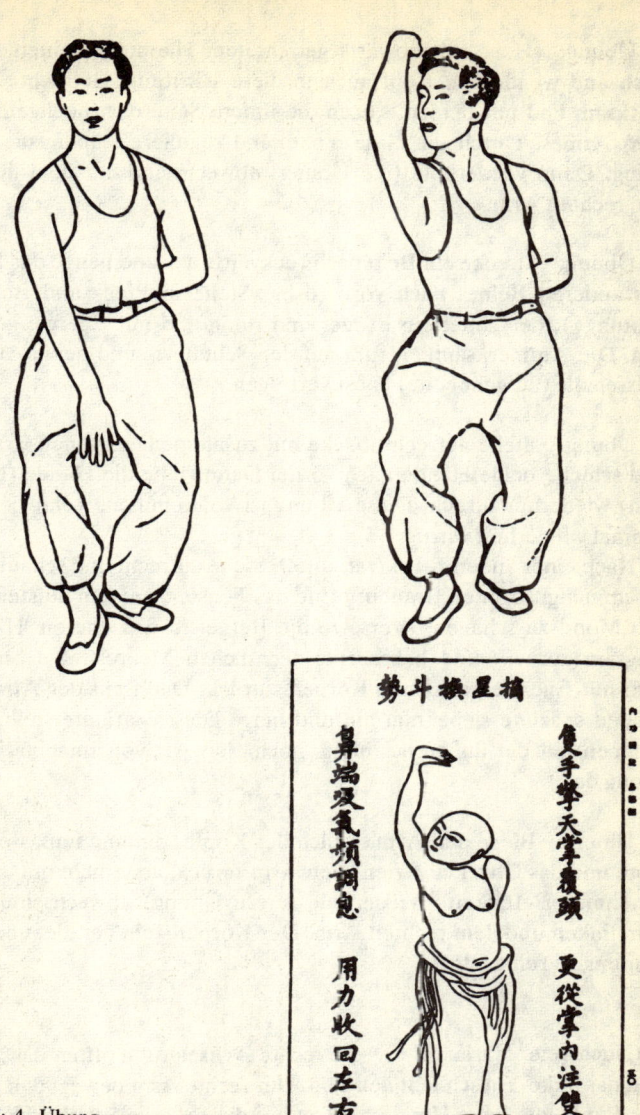

Abb. 67: 4. Übung
Alte und moderne Darstellung

4. Übung: »Hebe mit abwärts gerichtetem Handteller einen Arm hoch und wende den Kopf auch in diese Richtung. Betrachte aufmerksam und mit beiden Augen die innere Seite des (hochgehobenen) Armes. Durch die Nase einatmend reguliere ständig die Atmung. Dann wiederhole (die Übung) abwechselnd mit dem linken und rechten Arm.«

5. Übung: »Strecke ein Bein nach rückwärts aus und beuge das Knie des anderen Beines nach vorn (d.h. »Stehe in Pfeil- und Bogen-Haltung«); der Unterleib ist leer und ruhig und mit Energie versehen. Die Aufmerksamkeit ruht auf den Schultern, und beide Augen müssen die (aufgehobene) Faust verfolgen.«

6. Übung: »Stehe aufrecht, blicke mit zusammengezogenen Brauen und schiebe beide Hände nach vorne. Dann ziehe die Hände (langsam) wiederum zurück. Diese Übung ist vollkommen, wenn sie siebenmal wiederholt wird.«
   (Nach einer anderen Textvariante: »Stehe aufrecht und schaue mit zusammengezogenen Brauen; öffne das Fenster, um den aufsteigenden Mond zu schauen. ›Versetze die Berge‹ (d.h. ziehe die Hände langsam zurück) und kehre zur ›nächtlichen Meeresflut‹ (d.h. zu dem mit Energie geladenen Körper) zurück. Dann mit der Atmung gehend spaziere siebenmal hin und her.« Diese Variante stellt, zusammen mit der äußeren Übung, noch eine Art von Imaginationsübung dar.)

7. Übung: »Biege den Arm seitlich des Kopfes ein und umfasse den Kopf und das Ohr. Dann ziehe den Arm zurück, aber nicht mit unangenehmer Heftigkeit. Wiederhole (diese Übung) abwechselnd mit dem linken und dem rechten Arm. Der Körper steht gerade, und die Atmung ist ruhig (still).«

(Nach einer Variante: »... die rechte Achselgrube öffnet das Yang und das linke Yin schließt den Tod. Der rechte Arm bewegt den *Kun-lun-Punkt,* die linke Hand liegt fest auf der unteren Schulterblattgegend ...«)

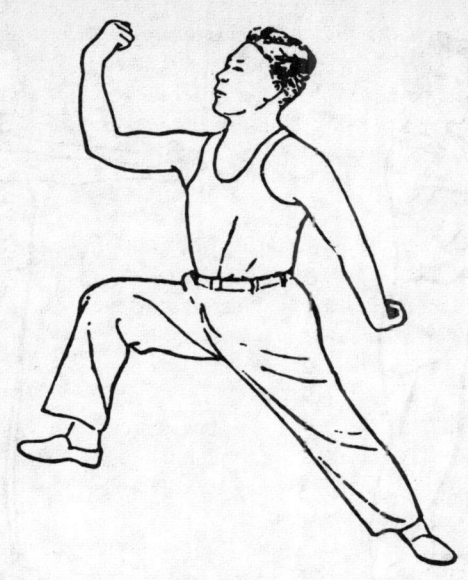

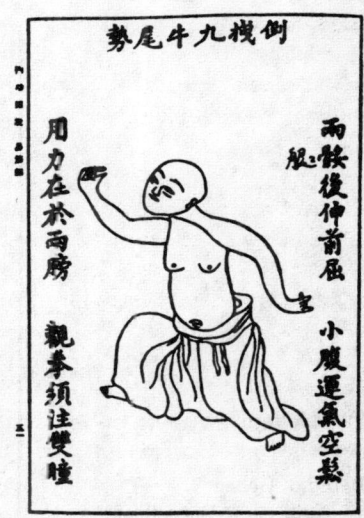

Abb. 68: 5. Übung
Alte und moderne Darstellung

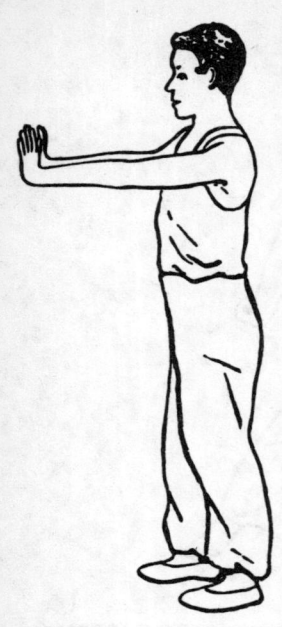

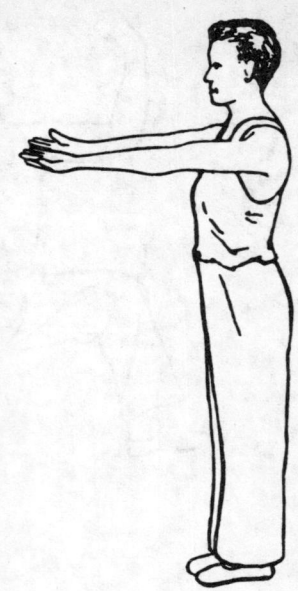

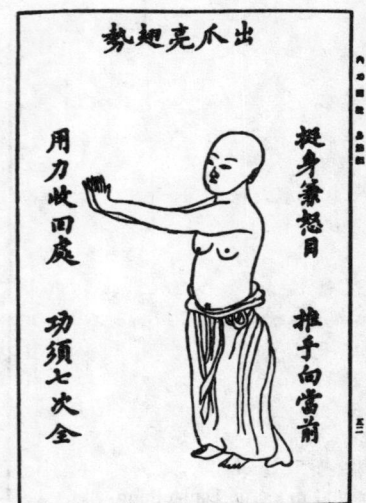

出爪亮翅勢

挺身兼怒目　推手向當前

用力收回處　功須七次全

Abb. 69: 6. Übung
Alte und moderne Darstellung

200

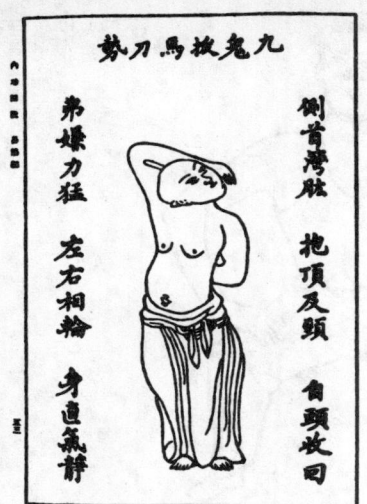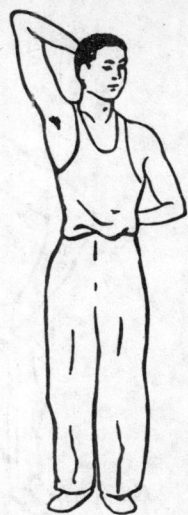

Abb. 70: 7. Übung. Alte und moderne Darstellung

8. Übung: »Hebe die Zungenspitze zum Gaumen, öffne die Augen weit und achte aufmerksam auf die Zähne (d.h. konzentriere dich auf sie). Die Knie stehen voneinander entfernt (d.h. »Reiterhaltung«), sägenförmig gebogen, und die Handhaltung ist so, als ob man etwas anfassen möchte. Dann wende die Handteller aufwärts, als ob diese mit tausend Pfund belastet wären. Die Augen sind geöffnet, und der Mund ist geschlossen. (Hier folgt nach einer Textvariante: »Atme durch den Mund aus und durch die Nase ein«). Bei dieser Übung darf man sich nicht seitwärts gebeugt halten.«

9. Übung: »Der grüne Drache spürt seine Krallen, die rechten Krallen ausstreckend und die linken ihnen nachziehend. Wenn die Übenden (d.h. des religiösen Weges) (diese Haltung) nachmachen, dann müssen sie ihre (ausgestreckte) Hand gerade halten und richtig atmen. So zirkuliert die Energie durch die Schultern und den Rücken und zieht sich bis zu den Knien hinunter. Die Augen sind ebenfalls (auf die vorgestreckte Hand) gerichtet, die Atmung ist reguliert und der Geist bleibt ruhig (friedlich).«

201

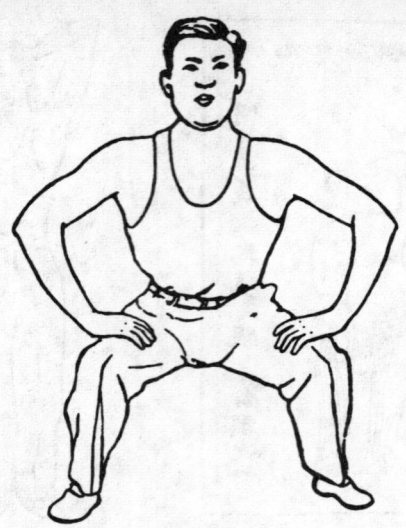

Abb. 71: 8. Übung. Alte und moderne Darstellung

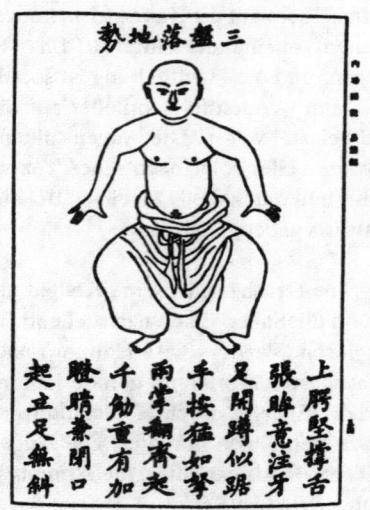

三盤落地勢

上齶堅撐舌
張睢意注牙
足開蹲似踞
手按猛如拏
兩掌翻齊起
千觔重有加
瞪睛兼閉口
起立足無斜

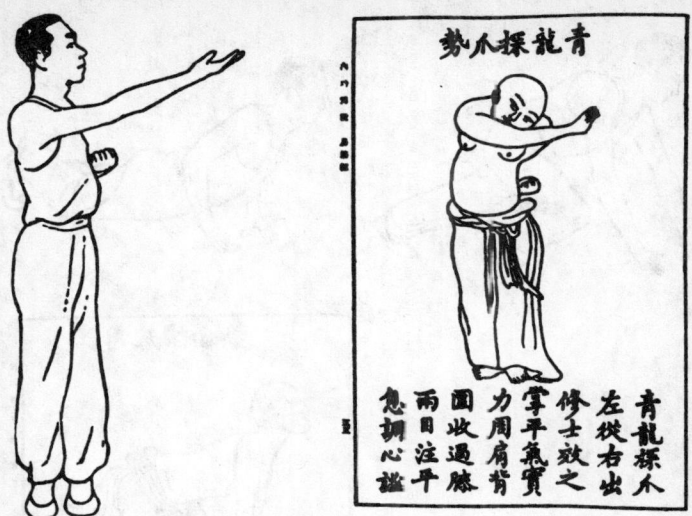

Abb. 72: 9. Übung. Alte und moderne Darstellung

10. Übung: »Beide Beine getrennt hocke dich nach vorne geneigt nieder; diese Haltung ähnelt der ›Pfeil-und-Bogen-Haltung‹. Der Kopf ist hochgehoben und der Brustkorb nach vorne gerichtet. Den Rücken und die Lende hält man gerade und eben, dabei muß man gleichmäßig die ausströmende und eindringende Luft durch die Nasenlöcher regulieren. Die Fingerspitzen liegen auf dem Boden, und man stützt sich auf die Arme, als wenn der ›Unsterbliche den Drachen bezwingt und den Tiger zu Gehorsam bekehrt‹. Die Aneignung der richtigen Form ist auch aus gesundheitlichen Gründen vorteilhaft.«

11. Übung: »Halte beide Hände auf dem Genick fest zusammen, beuge dich nach vorn, so daß der Kopf zwischen den Knien bis zum Unterschenkel hinabreicht. Den Mund und die Zähne halte geschlossen. Dann bedecke die Ohren und führe die ›Himmlische-Trommelschlag-Übung‹ aus. Reguliere die Ur-Energie (Ur-Atmung) einfach ohne besondere Kraftanwendung; die Zungenspitze führe zum Gaumen; die Aufmerksamkeit (muß) auf den beiden gekrümmten Ellenbogen ruhen.«

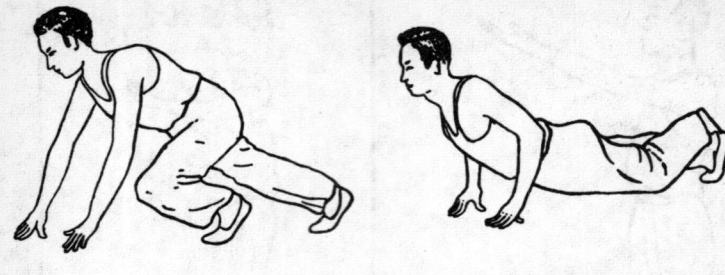

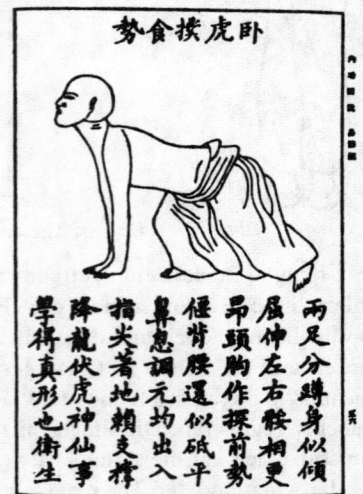

勢食撲虎臥

両足分蹲身似傾
屈伸左右腿相更
吊頸胸作探前勢
僵背展還似砥平
鼻息調元均出入
指尖着地頼支撐
降龍伏虎神仙事
學得真形也衛生

Abb. 73: 10. Übung
Alte und moderne Darstellung

12. Übung: »Die Beine halte gerade, die Hüftgegend wird (nach vorne) gebeugt, die Hände werden bis zum Boden vorgeschoben. Man blickt mit nach vorn gerichteten Augen und mit aufgehobenem Kopf. Die Aufmerksamkeit ist auf einen einzigen Gegenstand gerichtet. Nach dem Aufrechtstehen ›stampfe‹ einundzwanzigmal mit dem Fuß und strecke (entspanne) die Hände siebenmal aus. Diese (Vorschrift) behalte fest im Gedächtnis.

Danach kann man noch die ›sitzende Übung‹ (d. h. Stillsitzen) ausführen, mit gekreuzten Beinen und mit herabgelassenen Augenlidern. Die Anweisung dieser Übung erläutert sich aus dem Herzen. Die Atemregulierung geschieht durch die Nase. Dann entstehen die Sammlung und die Ruhe.«

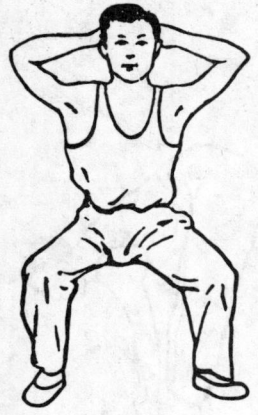
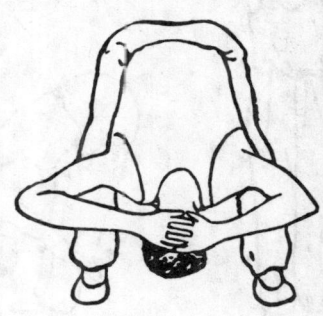

Abb. 74: 11. Übung. Alte und moderne Darstellung:

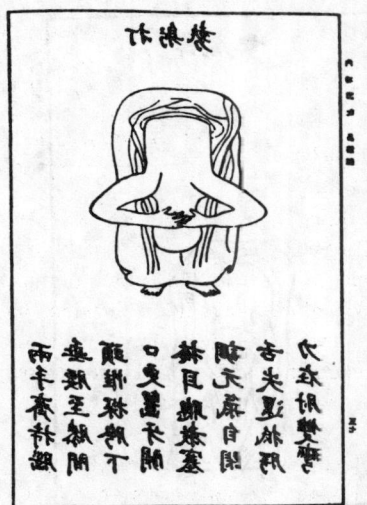

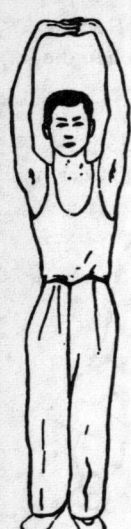
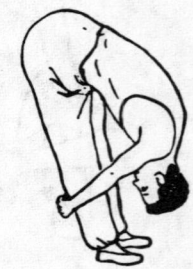
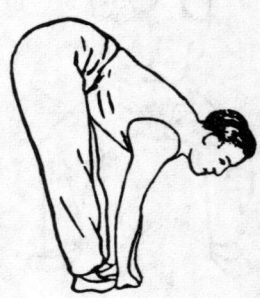

Abb. 75: 12. Übung. Alte und moderne Darstellung

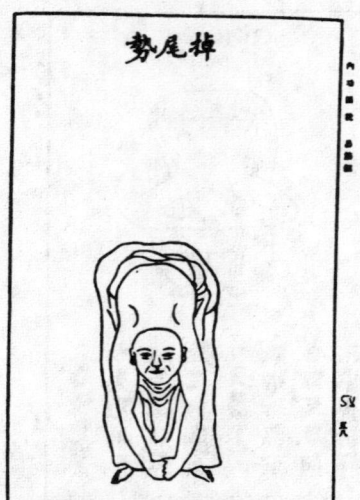

Kolophon *: »Die Übungen sind festgelegt und behütet, in zwölf Abbildungen zusammengestellt und weitergegeben worden für alle, die diese ausführen und die Methoden prüfen wollen. In der Zeit der Fünf-Dynastien kam *Bodhidharma* vom Westen (nach China); er hat (diese Übungen) dem *Shao-lin*-Kloster als Erbe überlassen. Während der *Sung*-Dynastie gerieten sie in den Besitz des Adeligen *Yo* und die Kenntnisse wurden weiterhin überprüft. (Diese Übungen) beseitigen die Krankheiten. Mit ihrer Hilfe erreicht man ein hohes Alter, und ihre guten Eigenschaften sind unzählige.«

Pa-tuan-chin

Die »Achtfache und elegante Bewegungsreihe«

Die älteste Form der Übungen stammt angeblich aus dem 12. Jahrhundert und besteht aus acht aufeinanderfolgenden Bewegungselementen. Nach späteren Überlieferungen wurden diese »Hauptbewegungen« durch kleinere zusätzliche, wahrscheinlich aus anderen Übungen entstammende Elemente von zwölf bis auf zwanzig erhöht.[127]

Die Übungen sind wahrscheinlich *taoistischen* Ursprungs. Sie teilen sich in eine schwierigere nördliche und eine leichtere südliche Form. Die südliche Form geht zurück auf *Liang Shih-ch'ang* und die nördliche Form auf *Yo Fei*. Nach unserer heutigen Ansicht können aber beide Formen auf eine noch unbekannte Familientradition zurückgeführt werden. Eine Formvariante übersetzten *J. Dudgeon* und *H. Maspero*.[128]

* Anmerkung: Der Kolophon fehlt in den heutigen chinesischen Textausgaben. Die Datierung des Textes weicht von der allgemeinen Tradition nur insofern ab, als daß *Bodhidharma* nicht in der Zeit der Fünf-Dynastien, d. h. zwischen 907 und 960, sondern im 6. Jahrhundert von Indien nach China kam.

两手托天理三焦

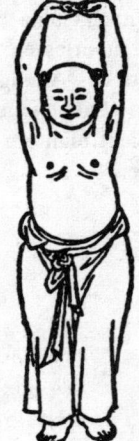

左右開弓似射鵰

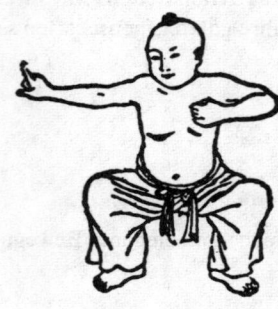

調理脾胃須單舉

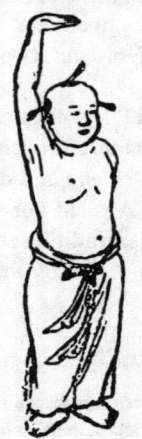

五勞七傷往後瞧

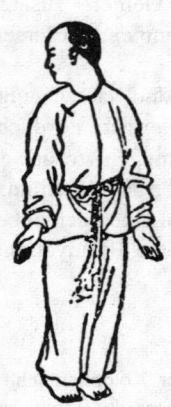

Abb. 76: Die »achtfache und elegante Bewegungsreihe«
1.–4. Übung

背後七顛百病消

搖頭擺尾去心火

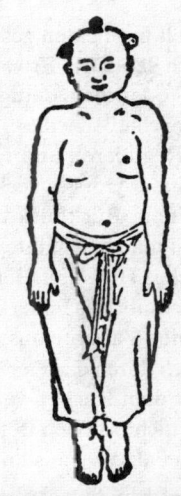

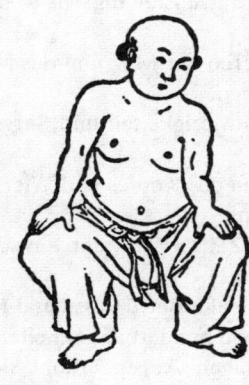

攢拳怒目增氣力　　　兩手攀足固腎腰

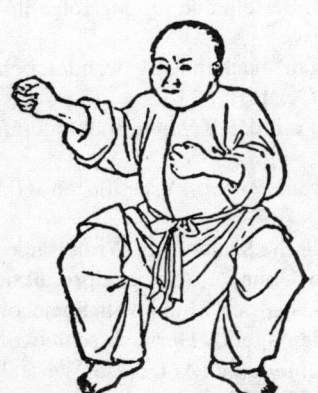

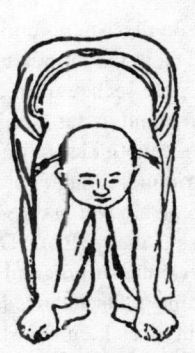

Abb. 77: Die »achtfache und elegante Bewegungsreihe«
5.–8. Übung

Die Übungen werden sowohl im *Stehen* als auch im *Sitzen* ausgeführt.

Nach dem Urtext lauten die Bezeichnungen der Bewegungsabläufe im *Stehen,* wie folgt:[129]

1. »Man hält mit beiden gestreckten Händen den Himmel und reguliert dadurch den ›Drei Erwärmer‹.

2. Links- oder rechtsseitige Bogenschützenstellung, wie wenn man einen Adler schießen will.

3. Zum Regulieren und Harmonisieren der Milz und des Magens muß man einen Arm gestreckt hochheben.

4. Mit einem Rückblick auf die Schwierigkeiten und Sorgen des Lebens sieht man nach hinten.

5. Seitliches Hin- und Herschwenken des Kopfes und Wiegen des Gesäßes vertreibt das Feuer des Herzens.

(Nach einer Variante aus der *Yüan*-Zeit: »Wie wenn ein schwimmender Fisch durch das Herz schwänzelt«).

6. Hinter dem Rücken verschwinden alle Betrübnisse und Krankheiten (wörtlich: »sieben Betrübnisse und hundert Krankheiten«).

7. Mit geballten Fäusten und zornigen Augen erhöht sich die Intensität der Energie.

8. Mit beiden Händen die Fußspitzen umfassen, festigt die Nieren und Hüften.«

Eine spätere, aus *zwölf* Elementen bestehende Übungsfolge im *Sitzen:*[130]

1. »Schließe die Augen und sitze ganz nach innen gewendet, behalte die Ruhe fest in Gedanken und im Geiste.

2. Klappere sechsunddreißigmal mit den Zähnen, sodann umfasse mit beiden Händen das Genick.

3. Höre den (gleichzeitig) links und rechts ausgeführten ›Himmlischen Trommelschlag‹.

4. Bewege ein wenig die ›Himmlische Säule‹ (d. h. Wirbelsäule).

5. Führe die ›Rote-Drachen-Übung‹ (Speichelproduktionsübung) sechsunddreißigmal durch, bis der Mund voll Speichel ist, sodann spüle plätschernd damit den Mund. Hernach schlucke den Speichel in drei kleinen Mengen hinunter. Auf diese Weise läuft Flüssigkeit (›Drache‹) und Energie (›Tiger‹) spontan hinunter.

6. Atem anhalten, Hände warm reiben, dann das ›Energie-Tor‹ *(Ching-mên)* massieren (d. h. Nierengegend).

7. Halte eine Mundvoll Atem zurück und stelle dir gleichzeitig vor, daß es um den Nabel herum brennt.

8. Drehe dich links und rechts (in den Schultern) wie eine Winde.

9. Mit beiden Füßen nach vorne ausgestreckt strecke die gefalteten Hände nach oben. (Nach dem Kommentar: ›Wie wenn man einen Stein nach oben stemmt‹.)

10. Den Kopf senken und mit beiden Händen die Fußspitzen umfassen.

11. Dann warte, bis sich der Speichel wieder sammelt; spüle ihn und schlucke ihn auf neunmal ebenfalls hinunter. (Das Hinunterschlucken) soll hörbar sein, wie ein Tropfenfall. Dadurch werden alle Meridiane spontan ausgeglichen.

12. (Nach der Übung) stelle dir vor, daß im Körper ein brennendes Feuer entsteht. Die alte Benennung (dieser Übungen) war ›die achtfache und elegante Bewegungsreihe‹. Nach Mitternacht (zwischen 11 und 1 um Mitternacht) und vor Mittag (zwischen 11 und 1 um Mittag) fleißig und ständig ausgeführt, schwinden alle Krankheiten (wörtlich: ›zehntausend Krankheiten wenden sich zu Staub‹).«

Pao-shêng Mi-yao

Aus der »Sammlung über die Geheimnisse der Bewahrung des Lebens«

Dieses Werk wurde im Ming-Zeitalter von *Ts'ao Shih-hêng* zusammengestellt. Über die genaue Entstehung des Werkes fehlen jegliche Angaben. Dem Inhalte nach geht es wahrscheinlich auf taoistische Ursprünge zurück.[131]

Behandlung der *Herzkrankheiten*[132]

... »Den aufgefundenen Steißbeinpunkt behandle (massiere) sedierend mit den Fingern und dann verteile die Energie vom Brustkorb bis zu den seitlichen Rippen mit beiden Fingern.«

Behandlung der *Kopfschmerzen*[133]

... »Bei den Kopfschmerzen wendet man die Handmethode (Massagemethode) an. Massiere den *Pai-hui-Punkt* vierundsechzigmal (der Punkt befindet sich auf der Höhe des Scheitels in der sog. *Lambda-Naht);* ebensooft reibe denselben Punkt; dann folgen Bewegungsübungen. Bei linksseitigen Kopfschmerzen denkt und stellt man sich vor, daß man einen, unter der linken Brust befindlichen großen Muskel von dort nach der rechten Brustseite zieht (Imaginationsübung). Bei rechtsseitigen Kopfschmerzen umgekehrt. Gegebenenfalls ist die Übung (in Gedanken) zwölfmal zu wiederholen.

Bei Kopfschwere und Sternchensehen schaut man in die Leere, dann setzt man sich fest und sicher hin und schließt die Energie. Nun vollzieht man mit den an beide Ohren gepreßten inneren Handflächen die Übung des ›Himmlischen Trommelschlages‹ und reibt danach den *Yung-ch'üan-Punkt* (dieser Punkt befindet sich am distalen Ende des zweiten und dritten Mittelfußknochens, welcher als Sedierungspunkt bekannt ist). Dann reibt man auch die innere Seite der Kniekehle, sitzt ruhig und vollzieht in gewöhnlicher Sitzhaltung neunmal die *K'o-Atmung;* die Aufmerksamkeit muß dabei nach den Vorschriften beliebig fixiert bleiben ...«

Behandlung bei *Ohrenschmerzen*[134]

»Man stelle sich vor, daß die eigenen Nieren in einem Feuer gebrannt werden (Imaginationsübung). Sodann werden die Säfte der Nieren angesammelt, welche die Nieren durchspülen. Oder man massiere die Ohreingänge so stark, daß man die Bewegungen hören kann,und zugleich verschlucke man den vorhandenen Speichel. Dann ›sinkt die Energie‹ (Spannung) herab, und es entsteht eine Beruhigung (des Patienten) ...«

Über *Augenkrankheiten* und Vorbeugung gegen den *grauen Star*[135]

... »Zuerst muß der *Kun-lun-Punkt* gedrückt werden (dieser Punkt liegt zwischen dem *Calcaneus* und *Malleolus externus,*) dann den Kopf hochheben und die ›Energie‹ ausatmen. Bei der Atmung kann man entweder die *Hsü-* oder die *K'o-Form* anwenden und diese jeweils mehrmals. Danach müssen beide Augen nach rechts oben und nach links unten gedreht werden. Während dieser Übung müssen die

Augen abwechselnd hintereinander geöffnet und geschlossen werden.«

Über die *Rippenschmerzen*[136]

»Bei Rippenschmerzen ist es gut, an die schmerzende Stelle zu denken und sie mit Wärme zu durchdringen« (Imaginationsübung).

Über die *Hüftschmerzen*[137]

»Das ›sekundäre Feuer‹ (d. h. die im Unterleib entstehende Hitze) erwärmt die Nieren; zuerst erwärmt man die Handteller durch Reiben, und dann massiert man damit die schmerzenden Hüftstellen …«

Behandlung des *Durchfalls*[138]

… »Zuerst konzentriere dich auf die Nabelgegend, dann lege beide Handteller wiederholt darauf, mit deinen Augen diese Stelle fixierend. Oder drei- bis viermal stark einatmen, wobei die Bauchdecke eingezogen wird …«

Beseitigung der *Verstopfung*[139]

… »Führe die Zunge zum Oberkiefer und dann denke an das Wort ›Ruhe‹. Dabei entsteht automatisch Speichel. Sodann bewege die Zunge kreisförmig im Munde (Rote-Drachen-Übung) und schlucke den Speichel in kleinen Mengen hinunter. Du mußt hören, wie dieser Speichel bis zum *Tan-t'ien-Punkt* hinabfließt; dann verhalte dich etwas ruhig und wiederhole dasselbe (denselben Vorgang). (Mit dieser Übung) wird dem Dickdarm Feuchtigkeit zugeführt, (welche die Verstopfung aufhebt).«

Wie man *Bluterbrechen* stillen kann[140]

»Sitze fest und bequem, dann bedecke mit beiden Händen das Genick. Nach vorn beugend ›schließe die Energie‹ (Atempause) so lange wie nötig, um drei- bis viermal einen ›mundvoll‹ Atem zu nehmen. Wenn die Energie (Atemnot) drängt, lasse etwas ab an Luft und halte den Atem weiter an. Am besten ist es, diese Übungen täglich fünfmal zu vollziehen, einschließlich Bewegungsübungen.«

Heilung der *Erkältung*[141]

... »Bei Erkältung ist eine gute Schwitzmethode, das ›Herz bis zum Nabel schieben‹ (sich mehrmals nacheinander nach vorn beugen).

... Zuerst muß man heiße Suppe oder Tee trinken, die Halsgegend aufrecht halten, sodann die Zunge einrollen und fest gegen den Gaumen drücken. Beide Hände zur Faust machen, und zur gleichen Zeit an beiden Füßen die Zehen spreizen. Auf diese Weise wird leicht Schweiß erzeugt, und du wirst gesund ...«

Yang-hsing-shu

Aus dem »Buch von der Erhaltung der menschlichen Natur«

Dieses Werk ist sehr alt; der Verfasser und die Zeit der Niederschrift sind unbekannt. Es wird aber öfter in der »Kaiserlichen Enzyklopädie« *(Ku-chin T'u-shu Chi-ch'êng, I-pu,* 18. Jahrhundert) zitiert. Das Buch kann als eine taoistische Erfahrungssammlung angesehen werden.

Über die *Leberkranken*[142]

»Heile die Leberkranken mit der *Hsü-Atmung.* Sitze gerade, harmonisiere zuerst die Energie in dir und bringe sie ins Gleichgewicht. Dann führe sie langsam durch die Nase (Einatmung), dann mache winzige Ausatmungen mit *Hsü,* so daß auch du selbst es nicht hörst. So muß es sechsunddreißigmal gemacht werden ...

Nach der Übung der *Hsü*-Atmung wende dich nach Osten und atme dreimal ein, schlucke deinen Speichel, schließe deine Zähne zusammen und verweile so eine Zeitlang.«

Über die *Herzkranken*[143]

»Die Herzkranken müssen geradesitzen, ihre Hände fest zur Faust geschlossen halten und damit sechsmal nach links und nach rechts schlagen; dann wieder geradesitzen. Dann drücken sie (massieren) ihre Arme und strecken sie nach oben weit aus, so als ob die Hände von einem schweren Stein gezogen würden. Dann verschränken sie wiederum die Arme.

Bei den Herzkranken beruhigen die *Ho-Ausatmung* und die *K'o-Ausatmung;* die *Hsü-Einatmung* verstärkt (tonisiert).«

Über die *Lungenkranken*[144]

»Bei den Lungenkranken ist die *Ssû-Atmung* erfolgreich. Die *Ssû-Ausatmung* beruhigt, die *Hsi-Einatmung* verstärkt ...

Die große *Ssû*-Atmung übe sechsunddreißigmal, die feine *Ssû*-Atmung übe zwölfmal ...

Die *Ssû*-Atmung ist in entsprechender Anzahl erforderlich: bei allen Hustenfällen mit Energieverstopfung, Hautausschlägen, Gelenkschmerzen, Nasenverstopfung und bei Schmerzen des Brustkorbs und des Rückens ...«

Äußere Übung bei den *Ohrenkrankheiten*[145]

... »Massiere deine Ohrmuscheln und halte dich nicht an (eine bestimmte) Anzahl. Durch die Wiederherstellung der ›Innenstadt‹ und der Außenstadt‹ (innerer und äußerer Ohrbereich) kräftige die Energie der Nieren; so kannst du das Taubwerden verhindern ...«

Über die *Milzkranken*[146]

»Die für einen Milzkranken geeignete Atmungsmethode ist die *Hu-Atmung,* sechsunddreißigmal ausgeübt. Mit ihr kann man aus der Milz alle ›kalte Energie‹ entfernen, welche Fieber oder Cholera verursacht. (Diese Atmungsform) kann auch die Schwerverdaulichkeit abgestandener Lebensmittel verhindern, weiterhin bildet sie eine Vorbeugung gegen einseitige Paralyse. (Sie wirkt auch gegen) Verknotungen des Abdominalraums. Nach Erfolg der Heilung ist diese (Atmung) zu unterlassen ...«

Über die *Nierenkranken*[147]

»Die Atmungsmethode für den Nierenkranken ist die *Ch'ui-Atmung.* (Sie hat eine pfeifende Ausdrucksform.) Diese Atmungsform wird sechsunddreißigmal geübt. Dadurch wird die ›kalte Energie‹ der Nieren günstig beeinflußt. Ferner Hüftschmerzen, bleiernes

Gefühl in den Knien, die Unfähigkeit lange zu stehen, Schwäche der männlichen Geschlechtsorgane, Ohrensausen *(Tinnitus aurium)*, weiterhin noch Aphthen des Mundes (?) und hitzige, erschlaffende Krankheiten der Nierengegend. Nach Erfolg der Heilung ist diese Übung zu unterlassen.

Die dazugehörenden Bewegungsübungen sind folgende: Aufrechtsitzend führe beide Hände von der rechten und linken Ohrgegend abwärts zu den Rippen herunter drei- bis fünfmal. Die Hände können auch direkt auf die Brust gelegt werden, dann werden sie nach beiden Seiten schnell weggestoßen, dabei muß der Rumpf entspannt bleiben.

Diese Übung wird drei- bis fünfmal ausgeführt. Man kann auch noch zehnmal die ausgestreckten Beine abwechselnd rechts und links überkreuzen. Dadurch kann man in den Nieren und in der Blase gestaute Krankheitsenergie abbauen.«

O-mei-tsung-ti Shih-êrh-chuang

Die zwölf Übungsserien der O-mei-Schule

Der *O-mei-Berg* in der Szechuan-Provinz war sehr berühmt, da dort ein altes buddhistisches Kloster, das Kloster *Kuang-hsiang-shih,* stand. Die Mönche führten verschiedene Übungen aus, die später in Form von mündlicher Überlieferung weitergegeben wurden. Die Vorschriften der Übungsgruppen beinhalten taoistische und buddhistische *(Ch'an-)* Elemente. Für ein besseres Aufmerken wurden diese Vorschriften in gereimter Form zusammengestellt. Der Text vermittelt atemtherapeutische Kenntnisse. Die Zeit der Entstehung der Traditionen ist bis heute noch nicht aufgeklärt. *Dr. Chou Ch'ien-ch'uan,* in dessen Besitz sich diese Überlieferungen befanden, veröffentlichte diese Kenntnisse im Jahre 1960.

Der folgende Text ist die wortgetreue Wiedergabe einer Übungsreihe aus den zwölf Serien. Der Kommentar zum Urtext ist eine gekürzte Zusammenfassung der Anmerkungen des Arztes *Chou Ch'ien-ch'uan.*[148]

»Formeln zu Übungen des Fliegenden Kranichs«

1. »Hebe den Kopf himmelwärts und ändere deine Haltung in der Form eines ›Himmel‹-Schriftzeichens;
in der ›Leere‹ muß die ›Fülle‹ entstehen und in der ›Fülle‹ die ›Leere‹.«

Anmerkung: »*Himmel*«-Schriftzeichen, d.h. Arme in Schulterhöhe heben. Die Körperhaltung ist dem chinesischen »Himmel«-Schriftzeichen ähnlich.

2. »(Die Energie) wirkt in den Yin-Meridianen, die auf der inneren Seite des rechten Fußes verlaufen, sehr kräftig.«

Anmerkung: »In der *Leere* muß die *Fülle* entstehen« usw., d.h. Stabilität der Fußsohlen mit nicht gespannter Körperhaltung.

3. »Die ruhige und blühende Energie muß bewußt wahrgenommen werden.«

Anmerkung: »*Die ruhige und blühende Energie.*« Das Wort »ruhig« bezieht sich auf die äußere Einstellung und »blühend« auf die innere Einstellung.

4. »Die Hände bewegen sich kreisförmig, die Aufmerksamkeit ist auf die Finger(spitzen) gerichtet; die Pulsation (Ader-Bewegung) im Handgelenk darf nicht fehlerhaft (unregelmäßig) sein. Dann strecke den rechten Fuß nach vorne, und so steigen die Meridiane und die Energie läuft bis zum Ende der Extremitäten.«

Anmerkung: »*... die Pulsation im Handgelenk darf nicht fehlerhaft sein ...*«, gemeint ist damit eine Art von zitternder Bewegung mit völlig gelockerter Fingermuskulatur, den Bewegungen der Seidenraupen-Puppen ähnlich.

5. »Sind die Arme mit langsamen Kreisen bis zur Schulterhöhe aufgehoben, dann steigt auch die Energie bis zu dem *T'an-chung*-Punkt auf und darf nicht fortbewegt werden.«

Anmerkung: »*Der T'an-chung-Punkt*« befindet sich in der vorderen Körpermitte, am Sternum, in der Höhe des vierten intercostalen Raumes.

6. »Der Brustkorb ist hohl (eingezogen), und mit der Bauch-Atmung (erreicht die Energie) die Ohrwurzel; die gefestigte Lende und die ›Eisen-Beine‹ dürfen nicht unser sein.«

Anmerkung: »Ohrwurzel« (Parotisgegend). »... *die gefestigte Lende und die* ›*Eisen-Beine*‹.« Eine bildhafte Darstellung, als ob um die Hüftgegend ein Gürtel befestigt und die Beine aus Eisen gegossen wären.

7. »Ist der linke Fuß ›leer‹ (entspannt), dann öffnet sich vorne der *Yin*-Meridian; sind die Zehen und die Fersen bequem (ruhig), dann wird die Muskelkraft vollständig.«

8. »Den rechten Fuß strecke nach vorne aus wie einen Eisenstab; dann schließe den *Yung-ch'üan*-Punkt und fasse den Boden an.«

Anmerkung: *Der Yung-ch'üan-Punkt* befindet sich zwischen dem zweiten und dritten Metatarsalknochen am distalen Ende:

9. »Die Kraft von der Ohrwurzel läuft in den *Pai-hui*-Punkt weiter; die Zehen und die Ferse des linken Fußes liefern die *Yin*- und *Yang*-Energie weiter.«

Anmerkung: *Der Pai-hui-Punkt* gilt als ein Sammelpunkt aller *Yang*-Meridiane und liegt an der Mittellinie des Kopfes an der Lambda-Naht *(Satura lambdoides).*

10. »Dann hebe die Zehen auf und beuge ein wenig das rechte Knie, ziehe die Ferse zurück, wölbe den Brustkorb ein wenig hervor und schaue aufwärts.«

11. »Dann führe die ›Adler- und Tiger-Krallen-Übung‹ aus, und halte zwischen der Einatmung und Ausatmung eine Atempause und Ruhe.«

Anmerkung: »*Adler- und Tiger-Krallen-Übung.*« Bei dieser Übung werden die Arme mit langsamen Aufwärtsbewegungen und gegenübergestellten Handflächen bis zur mittleren Brusthöhe gehoben.

12. »Gestalte mit beiden Händen die ›Pfeil- und Bogen-Haltung‹; dann ziehe die Hände langsam zurück und umfasse kreisförmig den mittleren Meridian.«

Anmerkung: »*Pfeil- und Bogen-Haltung.*« Siehe auch bei den Übungen der *Shao-lin*-Schule, Seite 181.

13. »Entspanne den Brustkorb, dann die Hände und die Lendengegend; dann öffne (vergrößere) die ›Pfeil- und Bogen-Haltung‹ und wende die ›drei Spitzförmigen‹ in eine andere Richtung (seitlich).«

Anmerkung: »... *Die ›drei Spitzförmigen‹*, d.h. das Schulterblatt, den Ellenbogen und die Zehenspitzen in eine andere Richtung wenden.

14. »In der Richtung von linkem Yang und rechtem Yin atmet man die ›Zinnober-Energie‹ aus.«

15. »Halte den Mond fest im Schoß, dann setze die obige Übung auch mit dem rechten Fuß fort.«

Anmerkung: »*Halte den Mond fest im Schoß.*« Siehe auch bei den Übungen der *Shao-lin*-Schule, Seite 181.

16. »Wiederhole die Bewegungen und die Unbewegtheit (auch an der anderen Seite), wie sie in den Formeln vom ›Fliegenden Kranich‹ dargestellt wird.«

Die Atemtherapie hat mich ausgeheilt

(Die Aufzeichnungen von *Ch'êng Chung-lu*)[149]

Ich bin 24 Jahre alt. 1944 hatte ich Verdauungsstörungen. Dieser Zustand verschlechterte sich bis zum Herbst 1947. Vor und nach dem Essen hatte ich das Gefühl, als ob meine Bauchgegend angeschwollen wäre. Der obere Teil des Bauches war empfindlich, zugleich bestand Übelkeit mit teilweisem Erbrechen. Daneben hatte ich Schwindelgefühle, verbunden mit Stumpfheit und Unlust. Die ärztliche Untersuchung stellte schlechte Verdauung fest. Trotzdem wirkten die diesbezüglichen Arzneien nicht. Die Dosis der gegen starke Kopfschmerzen eingenommenen Tabletten mußte ständig erhöht werden.

Mein Zustand verschlechterte sich von 1952 bis zum Jahre 1953 zusehends. In dieser Zeit verlor ich durch mangelnden Appetit sieben Kilo. Die starken Schmerzen steigerten sich soweit, daß täglich Morphiumspritzen nötig waren. Manchmal waren die Schmerzen so unerträglich, daß ich mich mit Gewalt gegen eine Tischecke preßte, was wenig half. Eine Untersuchung im Volkskrankenhaus *T'angschan* ergab, daß ich ein Zwölffingerdarmgeschwür hatte. Diese Diagnose wurde durch vier weitere Untersuchungen bestätigt. Neben der Tablettentherapie bekam ich im Krankenhaus noch Gewebs-Extrakte und Plasmen; ich wurde auch mit der »Hühnerembryo-Gewebe«-Methode behandelt.

Diese über ein Jahr dauernde Behandlung hatte keinen Erfolg. Nicht einmal die Symptome verschwanden. Die gleichbleibenden Schmerzen verstärkten sich sogar, dazu kamen noch Schmerzen in der Rückengegend und ebenfalls Schwierigkeiten, sich aufrecht zu halten. Der obere Teil meines Leibes war stark druckempfindlich und ständig angeschwollen. Die Appetitlosigkeit bestand weiter und auch das Erbrechen nach dem Essen. Eine Verstopfung bestand von drei bis zu sieben Tagen. Wenn ich Stuhlgang hatte, war er trocken und hart. Dabei nahm ich immer Abführmittel. Ich magerte zusehends ab, meine Gesichtsfarbe war fahl und grünlich, und ich war ständig müde.

Trotzdem hatte ich Arbeit in einer Weberei, aber ich konnte schon nicht mehr durchhalten. Alle Arzneimittel wirkten nicht, und ich war am Ende. Da hörte ich irgendwo von der Atemtherapie des Chefarztes vom Sanatorium *T'angschan*. Ein Verwandter riet mir, diese Methode einmal zu versuchen. Halb zuversichtlich und doch mit Zweifel ging ich in das Sanatorium. Dies war am 15. März 1954.

Der Chefarzt, *Dr. Liu Kui-chên* behandelte mich wohlwollend, und nach vier- bis fünftägiger Übung empfand ich eine leichte Besserung. Meine Zuversicht zu dieser Therapie wuchs. Nach sechstägiger Übung hatte ich normalen Stuhlgang, zugleich verstärkte sich mein Appetit. Nach zwanzigtägiger Behandlung konnte ich neben den Mahlzeiten noch etwa dreißig kleine Eier vertragen. Meine Verdauung funktionierte seitdem. In dieser Zeit trank ich täglich vier bis sechs Flaschen warmes Wasser (etwa 2,5 Liter). Die Urinmenge vergrößerte sich ebenfalls, mein Gemütszustand wurde heiter, die Depressionen verschwanden und ich hatte das Gefühl, daß (die alte Energie und) Lebenskraft zurückkehrte. Die Gesichtsfarbe gewann die gesunde Röte wieder, und ich bekam eine glatte Haut.

Drei Monate führte ich täglich die Übungen aus. Am vierzigsten Tage wurde ich völlig beschwerdefrei. Mein Körpergewicht, welches zu Anfang 54 kg betrug, stieg auf 67 kg an. Eine Ende Juni 1954 durchgeführte Untersuchung ergab am Orte des früheren Geschwürs am Zwölffingerdarm ein beginnendes Narbengewebe. Eine weitere Untersuchung am 10. Juli zeigte die völlige Vernarbung. Die Untersuchung im Jahre 1955, also ein Jahr später, zeigte sogar das völlige Verschwinden jeglicher Vernarbung. Selbst der behandelnde Arzt konnte sein Erstaunen über diese Entwicklung nicht verbergen. Am 10. Juli 1954 wurde ich aus dem Krankenhaus als geheilt entlassen. Seitdem fühle ich mich beschwerdefrei, kräftig und gesund. Die Atemtherapie hat mir geholfen.

Die Methoden der Atemtherapie sind verschiedenartig. Die Anweisungen variieren je nach Lebensalter, Konstitution und Krankheitsform. Einmal verspürte ich ein Größerwerden meines Kopfes während der Übungen; ein anderes Mal eine Schwerelosigkeit des

221

Körpers. Wenn ich die Augen öffnete, waren diese Empfindungen weg. Manchmal empfang ich auch ein rechtsseitigen Vorwölben der Bauchgegend, und gleichzeitig spürte ich dort eine Art von kühler Strömung. Bei Befühlen der Gegend empfand ich eine Leere. Diese Erscheinungen traten nur auf, wenn ich ruhig und konzentriert war.

Die »inneren erhaltenden Übungen« habe ich im Sitzen ausgeführt. Trotz trockener Schuhe und Strümpfe erlebte ich manchmal bei den Übungen eine Feuchtigkeit der Fußsohle. Der behandelnde Arzt meinte auf Befragen über diese Vorgänge, ich solle mich nicht darum kümmern. Meine Heilung blieb von diesen Dingen unbeeinflußt. Ich bemerkte während der Zeit der Übungen jedoch ein schnelleres Wachstum von Fingernägeln und Körperhaaren. Die Urinmenge vergrößerte sich, auch die Ausscheidung der Fettdrüsen erhöhte sich, meine Gesichtsfarbe gewann die natürliche Röte wieder und meine Haut wurde glatt.

Trotz meiner geringen Kenntnisse versuchte ich, die Vorgänge wahrheitsgetreu darzustellen, und möchte hiermit die Erfolge dieser Atemtherapie denen weitergeben, die daran Interesse haben.

Die Atemtherapie hat meine schlechte Verdauung und mein Herzleiden geheilt

(Bericht des Arztes *Ts'ao Wan-chên*)[150]

Seit 1946 wirkte ich als Arzt bei meiner militärischen Einheit. 1954 wurde ich von meinen Vorgesetzten in das Sanatorium *T'angschan* versetzt. Dies war eine atemtherapeutische Anstalt. Ich hatte über die Atemtherapie sehr unklare Vorstellungen und bezweifelte grundsätzlich, daß man mit Atemübungen Krankheiten heilen könne. Diese Zweifel und Irrtümer meinerseits wurden nach einem halben Jahr beseitigt, nachdem ich die Wirkungen am eigenen Leibe erfahren hatte. Außerdem wurde ich vom Leiter der Anstalt, *Dr. Liu Kuichên* gründlich aufgeklärt. Bevor ich die Übungen kennenlernte, glaubte ich, daß die Atemtherapie allenfalls Magengeschwüre und neurasthenische Zustände beeinflussen könne. Der Direktor der Anstalt überzeugte mich jedoch, daß diese Übungen selbst bei Herzerkrankungen gute Erfolge zeitigen.

Das war eine große Überraschung für mich. Im Oktober 1955 hatte ich, durch Verschlechterung meines eigenen Zustandes hinsichtlich Herz- und Verdauungsbeschwerden, die Gelegenheit, die Erfolge der Atemtherapie am eigenen Leibe zu erfahren. Nach zwei Monaten Übung waren nicht nur meine Verdauungsbeschwerden, sondern auch die hauptsächlichsten Symptome meiner Herzkrankheit behoben. Zunächst möchte ich mir erlauben, meinen Krankheitszustand zu beschreiben.

Nach einem anstrengenden Marsch mit meiner Einheit im Jahre 1947 verspürte ich zum ersten Mal starkes unregelmäßiges Herzklopfen, große Unruhe, Schwindelgefühle und Sternchensehen vor den Augen sowie Wasseranschwellungen (Ödeme) an den Füßen. Infolge schwieriger Umstände war eine Behandlung unmöglich. Als ich im Jahre 1949 im Zentralen Militärhospital in Peking untersucht wurde, stellte man fest, daß meine Herzkrankheit rheumatischen Ursprungs war. Eine Zeitlang wurde ich mit westlichen Medikamenten behandelt, und die Beschwerden verminderten sich etwas.

1953 hatte ich anstrengende Arbeiten zu verrichten. Dadurch aber verschlechterte sich meine Herzkrankheit mehr und mehr, so daß ich gezwungen war, meine Arbeit aufzugeben. Eine neuerliche, drei Monate dauernde Behandlung mit westlichen Medikamenten begann. Trotzdem blieben die Symptome meiner Herzbeschwerden unverändert. Tagsüber litt ich an Kraftlosigkeit und dumpfer Müdigkeit. Nachts quälten mich Alpträume, verbunden mit starken Schmerzen in der Herzgegend. Wenn ich aus einem Traum aufschreckte, wurde das Herzklopfen unerträglich (manchmal mehr als 130 Schläge pro Minute). Dann zitterte ich überdies am ganzen Körper. Ich hatte wegen dieser Zustände ständig Angst, ins Bett zu gehen. Außerdem hatte ich Schmerzen in der Rückengegend, den Schultern und in den Hüftgelenken. Dazu kamen noch Verdauungsbeschwerden und Säureaufstoßen des Magens. Ich hatte schon Angst, mehr zu essen am Tag, als eine kleine Semmel *(Man-t'ou)*. Die Röntgenuntersuchung ergab eine drei Finger breite Vergrößerung des Herzens auf der linken Seite sowie systolische Geräusche in der Gegend der Herzspitze.

Ich begann mit den Atemübungen im September 1955. Innerhalb von zwei Monaten verschwanden sämtliche Schmerzen und Beschwerden im Verdauungstrakt. Der Appetit verdoppelte sich. Die Gewichtszunahme in der Zeit betrug 11 kg. Auch meine sonstigen Herz-, Rücken- und Hüftschmerzen verschwanden, und ein ruhiger und tiefer Schlaf ohne Alpträume stellte sich ein. Durch meine regelmäßige und fleißige Übungsarbeit wurde ich innerhalb von zwei Monaten geheilt. Bei meiner Entlassung hatte die Röntgenuntersuchung eine nur noch zwei Finger breite Vergrößerung der linken Herzseite ergeben. Die Stethoskopuntersuchung ergab eine starke Verminderung der systolischen Herzgeräusche. Infolge genauer Ausführung der Übungen (täglich ein bis zwei Stunden) hatte die Untersuchung nach vier Monaten nur noch eine einen Finger breite Vergrößerung des Herzens ergeben sowie auch eine Verminderung der Herzspitzengeräusche. Mein Herz ist jetzt völlig ausgeheilt und beschwerdefrei. Dies erscheint beinahe unvorstellbar in der kurzen Zeit.

Nun möchte ich berichten, wie es in so kurzer Zeit zu dieser Heilung kam.

Bei Herzkranken werden in erster Linie die »inneren erhaltenden Übungen« und die »inneren Stärkungsübungen« angewendet. Zuerst machte ich nur die »inneren Stärkungsübungen«, je eine halbe Stunde vor dem Essen. Nach einem halben Monat nahm ich dann die »inneren erhaltenden Übungen« hinzu. Ich übte anfangs in sitzender Haltung, wobei der behandelnde Arzt die Dauer der Übung ständig erhöhte. Später wurde die Zeitdauer teils vermindert, teils erhöht, je nach bestimmten Umständen. Die kürzeste Zeit der Übung jedoch bestand in mindestens eineinhalb Stunden täglich.

Während dieser Übungen machte ich folgende Erfahrungen:

1. Im ersten halben Monat hatte ich großen Appetit, ich wollte viel essen, ebenso war es mit dem Trinken; ich hatte außerdem viel Schweiß, viel Urinabgang, jedoch weniger Stuhl. Kopf- und Körperbehaarung sowie Fingernägel wuchsen schneller in diesem Zeitraum, meine Haut glättete sich und bekam gesundes rötliches Aussehen. Auch meine Geschlechtsbedürfnisse stiegen wieder an. Zusammenfassend kann ich sagen, daß sich meine Verdauungstätigkeit bedeu-

tend erhöhte, auch die Stoffwechseltätigkeit hatte sich erhöht und Blut- und Lymphzirkulation wurden gebessert.

2. Am sechzehnten Tag der Behandlung spürte ich starken Juckreiz im Gesicht und zeitweise auch an anderen Körperteilen. Zuerst kratzte ich mich, wobei sich der Juckreiz noch verstärkte. Als ich mich vom Kratzen zurückhielt und meine Aufmerksamkeit auf den *Tan-t'ien*-Punkt konzentrierte und mir dabei vorstellte, daß dort eine schöne Blume entstand, verschwand der Juckreiz völlig. Während der Übungen hatte ich manchmal ein ticartiges Zittern in den Muskeln der Brust, des Rückens und auf den inneren Arm- und Fußseiten.

3. Nach dem zwanzigsten Übungstag empfand ich eine angenehme Wärme in den Extremitäten sowie später auch im abdominalen Raum (Unterbauch). Ich erkannte dies als gutes Vorzeichen. Ich hatte immer die Anweisung des *Dr. Liu Kui-chên* im Kopf: »Die Herzkranken dürfen nie starke Bauchatmungen ausführen. Es gibt Leute, die teils früher, teils später diese Wärme verspüren. Andere verspüren wieder gar nichts, trotzdem werden sie alle gesund. Deshalb darf man diesen genannten Dingen keine übermäßige Bedeutung beimessen, da ihr Auftreten unregelmäßig ist.« Ich selber erfuhr als Arzt bei Gesunden und Kranken, daß die einen im *Tan-t'ien*-Punkt große Wärme empfanden, während andere sie sowohl in Armen wie in Füßen oder in der Hüftgegend verspürten. Manchmal gibt es auch Patienten, bei denen die Wärme am kranken Körperteil entsteht, von dort sich zum *Tan-t'ien*-Punkt bewegt und danach im ganzen Körper ausdehnt.

4. Nach einem Monat Übung verspürte ich ein Schwerwerden des Kopfes, und es war, wie wenn jemand die Schultern herabdrückte. Ich wußte, daß dies aus irgendeiner Spannung heraus entstand. Nach der Anweisung des *Dr. Liu* darf man in dieser Zeit solchen Erscheinungen keine Bedeutung beimessen; man muß ruhig weiterüben. Ich sammelte meine Aufmerksamkeit auf den *Tan-t'ien*-Punkt und nach einigen Wiederholungen der Symptome verschwanden diese plötzlich. Später hatte ich dann im Unterbauch Empfindungen, wie wenn man mit »Tigerbalsam« *(Wan-chin-you)* eingeschmiert ist, was eine angenehme Kühle erzeugt. Als ich auch diese Empfindung ignorierte, verschwand sie.

5. Nach einem Monat der Kräftigungsübungen übte ich jedesmal

eine halbe Stunde. Wenn ich meine Gedanken gesammelt hatte und mich in einem Ruhestand befand, hatte ich mehrmals das Gefühl, als ob in meiner inneren Stirngegend ein kleiner schwerer Gegenstand drückte. Wenn ich meine Augen öffnete, blieb dasselbe Gefühl. Nach der Übung jedoch fühlte ich sowohl meinen Kopf klar, wie auch meinen ganzen Körper frisch und energiegeladen. Die Zeit verflog so rasch, daß ich nicht gewußt hatte, daß ich schon eine Stunde übte.

6. Nach dem vierzigsten Tag – ich übte je zehn Minuten – war es mir, als ob ich keinen Boden mehr unter mir hätte, frei schwebte und riesengroß würde. Manchmal hatte ich die Empfindung zu schaukeln, und ich hatte Angst, aus dem Bett zu fallen. Ich wurde aufgeklärt, daß diese Erscheinungen nur in meiner Phantasie bestanden und Illusionen waren. Ich durfte mich nicht verkrampfen und mußte diese Erscheinungen als Erscheinungen nehmen, ohne sie zu verhindern. Ich konzentrierte nach wie vor meine Aufmerksamkeit auf den *Tant'ien*-Punkt. Manchmal öffnete ich meine Augen und mußte feststellen, daß alles ganz normal war. Damit hörten diese Erscheinungen auf. Wenn ich mich mit diesen Vorstellungen beschäftigte, bekam ich Kopfschmerzen, Schwindelgefühle, Schlaflosigkeit und fühlte eine unangenehme Mattigkeit.

7. Die Hauptbedingungen der Übungen sind: Vertrauen, Entschlußkraft, Geduld sowie Ausharren. Man sollte diese Übungen niemals forcieren und muß gelassen ohne Angst und Ärger in die Übung gehen. Dies ist besonders wichtig bei den Atemübungen. Die Muskeln muß man entspannt halten, die Aufmerksamkeit ohne Verkrampfung konzentrieren und damit eine gemütliche, entspannte Atmosphäre schaffen.

Folgende Bemerkung noch über die Konzentration auf den *Tant'ien*-Punkt: Der Übende konzentriert seine Aufmerksamkeit auf diesen Punkt, als wäre er weder aufmerksam noch unaufmerksam. Man darf sich niemals verkrampft konzentrieren; wichtig ist nur, diesen Punkt niemals zu vergessen. Wenn die verschiedenen Geschehnisse des Lebens als Gedanken in uns entstehen, so muß man versuchen, sie ganz ruhig wieder zu entlassen und dann zum *Tant'ien*-Punkt zurückzukehren. Das Kommen und Gehen der Gedanken ist eine rhythmisch bedingte Reflextätigkeit. Ist bei den »inneren Stärkungsübungen« der ausgeglichene Weder-Schlaf-noch-Nicht-

Schlaf-Zustand erreicht, dann ist auch alles einschließlich des *Tant'ien*-Punktes selbst zu vergessen.

Die Atemtherapie ist eine wertvolle Tradition unseres Landes und ist wirklich imstande, viele chronische Krankheiten auszuheilen. Aus diesem Grunde lohnt es sich auch, für ihre Verbreitung zu sorgen und weitere Untersuchungen durchzuführen. So dient ein gutes Mittel der Heilung. Als völlig Ausgeheilter kann ich jetzt als Arzt in einem atemtherapeutischen Institut arbeiten.

QUELLENHINWEISE

1. Cf. Zdorovie (Gesundheit), Moskau, Nr. 4, Okt. 1958.
2. Cf. Wilhelm Helmut: Eine Chou-Inschrift über Atemtechnik. Zitiert auch von Needham, op. cit., Bd. II, S. 143.
3. Su-wên, Kap. 1–4.
4. Cf. Maspero: Les procédés de nourrir le principe vital dans la réligion taoiste ancienne. Journal Asiatique, 1937. S. 182, 197, 380, 409–11.
5. Needham, op. cit., Bd. I., S. 144.
6. Maßgebende Stellen in Chên-tuan-hsüeh-ming-tzû; Chung-i Ch'ang-yung Ming-tzû Chien-shih; Chung-kuo I-hsüeh Ta-t'zû-tien; Ku-shu Chên-wei Chi Ch'i Nien-tai; Ku-tai Chi-ping Ming-hou Shu-i.
7. Ch'i-kung-liao-fa Shih-chien, S. 2–3.
8. Cf. Su-wên, Kap. 1–4.
9. Cf. Su-wên, Kap. 3, 5–7.
10. Cf. Hou-Han-shu, Fang-shu-chuan.
11. H. Maspero: Les réligions chinoises. Publications du Musée Guimet, Bd. LVIII. 1950.
12. Cf. E. W. und I. R. Stiefvater: Chinesische Atemlehre und Gymnastik. Ulm 1962.
13. Das Geheimnis der Goldenen Blüte von R. Wilhelm – C. G. Jung, Zürich 1928.
14. Su-wên, Kap. 1, 2, 5.
15. Cf. Needham, op. cit., Bd. II., S. 244.
16. Ausführlichere Darstellung in: Chinesische Heilkunst von S. Pálos, München 1966.
17. Cf. Bernhard Karlgren: Grammata Serica recensa. Stockholm, Museum of Far Eastern Antiquities, 1957. Nummer 517 a–c.
18. Cf. Ch'i-kung K'e-hsüeh Ch'ang-shih, S. 1–6 und 23,32–34.
19. Cf. Sarat Chandra Das: A Tibetan-English Dictionary, Calcutta 1903, S. 1196–1197.
20. Cf. Helmut von Glasenapp: Der Hinduismus, München 1922.
21. Dr. Max Schneider: Einführung in die Physiologie des Menschen, Berlin 1964, S.186.
22. Chung-i-hsüeh Kai-lun, S. 141–151; Ch'i-kung-liao-fa Chiang-i, S. 7–8.
23. Ch'i-kung-liao-fa Chiang-i, S. 732 ff.; Ch'i-kung K'e-hsüeh Ch'ang-shih, S. 32 ff.; Chung-i-hsüeh Kai-lun, S. 149 ff.

24. *Cf. Ling-shu, Kap. 8; Su-wên, Kap. 2 und 39; Chung-i-hsüeh Kai-lun, S. 148 ff.*

25. *Cf. Ch'i-kung-liao-fa Shih-chien, S. 1–4.*

26. *Wie beispielsweise Ch'i-kung-liao-fa Chiang-i, S. 10–18.*

27. *Cf. Ch'i-kung-liao-fa Chiang-i, S. 3–6.*

28. *Cf. Ku-chin-t'u-shu Chi-ch'êng I-Pu Ch'üan-lu, Bd. 4, S. 193, 281, 282, 859, 1024–25.*

29. *Chung-i-hsüeh Kai-lun, S. 550.*

30. *Chung-i-hsüeh Kai-lun, S. 542–43; Ch'i-kung-liao-fa Chiang-i, S. 10–11.*

31. *Cf. Ch'i-kung K'e-hsüeh Ch'ang-shih, S. 1–11 und 25–31.*

32. *Cf. Went: Elettan (Biologie), Budapest, Medicina, 1958, und Ch'i-kung K'e-hsüeh Ch'ang-shih, S. 1–12.*

33. *Siehe Note 32.*

34. *Cf. Ch'i-kung K'e-hsüeh Ch'ang-shih, S. 7–12.*

35. *Cf. Ch'i-kung-liao-fa Chiang-i, S. 41–60.*

36. *Siehe Note 35, S. 18–24.*

37. *Siehe Note 35, S. 10–18.*

38. *Cf. Ch'i-kung-liao-fa Shih-chien, S. 5–10.*

39. *Cf. Ch'i-kung-liao-fa Chiang-i, S. 14–15.*

40. *Went, op. cit., S. 192–215.*

41. *Cf. Ch'i-kung-liao-fa Shih-chien, S. 5–16; Ch'i-kung-liao-fa Chiang-i, S. 13–14.*

42. *Cf. Ch'i-kung-liao-fa Chiang-i, S. 13–14.*

43. *Cf. Ch'i-kung-liao-fa Shih-chien, S. 57–59.*

44. *Cf. Ch'i-kung-liao-fa Chiang-i, S. 14–15.*

45. *Ch'i-kung-liao-fa Chiang-i, S. 14; Ch'i-kung-liao-fa Shih-chien, S. 5–16.*

46. *Ch'i-kung-liao-fa Chiang-i, S. 15–16.*

47. *Ch'i-kung-liao-fa Shih-chien, S. 27–28.*

48. *Wie beispielsweise: Ch'i-kung-liao-fa Chiang-i, S. 10–14.*

49. *Cf. Ch'i-kung-liao-fa Shih-chien, S. 16–17.*

50. *Siehe Note 49, S. 12–14.*

51. *Siehe Note 49, S. 12–15.*

52. *Siehe Note 49, S. 13–15.*

53. *Siehe Note 49, S. 18, 29.*

54. *Siehe Note 49, S. 57 ff.*

55. *Siehe Note 49, S. 31–40 und Ch'i-kung-liao-fa Chiang-i, S. 24–28.*

56. *Cf. The Path of Freedom (Vimuttimagga, Chieh-t'o Tao-lun). D. Weerasuria Vlg. Colombo, 1961, S. 160–164.*

57. *Ching-tso-fa Chi-yao, S. 44–55.*

58. *Cf. Fo-hsüeh Tz'û-tien, S. 427.*

59. *Hou-Han-shu, Fang-shu-chuan, in Ku-chin T'u-shu Chi-ch'êng I-pu Ch'üan-lu, Kap. 606, Bd. 12, S. 97–102.*

60. *Cf. Pa-tuan-chin; I-chin-ching; O-mei Shih-êrh-chuang Shih-mi; Ch'i-kung Yao-êrh-liao-fa Ch-'üan-shu, etc.*

61. *Cf. Ch'i-kung-liao-fa Shih-chien, S. 48–56; Wogralik-Wiasmensky, op. cit., S. 88–95.*

62. *Cf. T'ai-chi-ch'üan Ch'ang-shih Wên-ta, S. 11.*

63. *Cf. Yearning Chen, op. cit., S. 10–30.*

64. *Cf. Chien-hua T'ai-chi-ch'üan, Einführung; T'ai-chi-ch'üan Ch'ang-shih Wên-ta, S. 28–66.*

65. *Cf. Ch'i-kung Yao-êrh-liao-fa Ch'üan-shu, S. 258–59.*

66. *Siehe Note 65, S. 283–89.*

67. *Siehe Note 65, S. 289.*

68. *Siehe Note 65, S. 290–92.*

69. *Siehe Note 65, S. 292–97.*

70. *Siehe Note 65, S. 297–304 und O-mei Shih-êrh-chuang Shih-mi.*

71. *Siehe Note 65, S. 316–330.*

72. *Siehe Note 65, S. 331–37.*

73. *Siehe Note 65, S. 337–40.*

74. *Siehe Note 65, S. 340–43.*

75. *Siehe Note 65, S. 346–48.*

76. *Chung-i T'an Ch'i-kung-liao-fa, S. 108–114.*

77. *Chung-i T'an Ch'i-kung-liao-fa, S. 115–128.*

78. *Ch'i-kung Yao-êrh-liao-fa Ch'üan-shu, S. 293–97 und 348–49.*

79. *Siehe Note 78, S. 349–352.*

80. *Siehe Note 78, S. 352–53.*

81. *Siehe Note 78, S. 353–54.*

82. *Cf. Ch'i-kung-chien-shên-fa, S. 18–22.*

83. *Siehe Note 82, S. 18.*

84. *Siehe Note 82, S.20.*

85. *Siehe Note 82, S. 21–22.*

86. *Siehe Note 82, S. 22–24.*

87. *Siehe Note 82, S. 17–18.*

88. *Siehe Note 82, S. 24.*

89. *Ch'i-kung-liao-fa Chiang-i, S. 22–23.*

90. *Cf. Chung-i-hsüeh Kai-lun, S. 549–551.*

91. *Cf. Ch'i-kung-liao-fa Chiang-i, S. 32–40.*

92. *Cf. Wogralik-Wiasmensky, op. cit.*

93. *Siehe Note 91, S. 38–42.*

94. *Siehe Note 91, S. 41–42.*

95. *Siehe Note 91, S. 42.*

96. *Siehe Note 91, S. 43–48.*

97. *Ch'i-kung-liao-fa Shih-chien, S. 41–47.*

98. *Ch'i-kung-liao-fa Chiang-i, S. 66.*

99. *Siehe den Artikel von Prof. Kim Bong Han in Renminribao, 14. Dezember 1963, S. 4–6; On the Kyungrak System (In Journal of the D. P. R. K. Academy of Medical Sciences 1963, No. 5., Pyongyang, Korea); Kyungrak System and Theory of Sanal (In proceedings of the Academy of Kyungrak of the DPRK, 1965, No. 2, Pyongyang, Korea); entgegengesetzte Meinung von G. Kellner: Bau und Funktion der Haut (In Deutsche Zeitschrift für Akupunktur, Ulm, Bd. XV. Heft 1, S. 1–31.)*

100. *Cf. Ch'i-kung-liao-fa Chiang-i, S. 66–69.*

101. *The Science of Zazen (16 mm Tonfilm mit Text) von Dr. A. Kasamatsu und Dr. T. Hirai, Tokyo-University, April 1963; und Dr. Douglas M. Burns: Buddhist Meditation and Depth Psychology, Wheel Publications, No. 88–89, Kandy 1966, S. 62 ff.*

102. *Cf. Ch'i-kung-liao-fa Chiang-i, S. 55.*

103. *Siehe Note 102, S. 59.*

104. *Siehe Note 102, S. 57.*

105. *Siehe Note 102, S. 57.*

106. *Siehe Note 102, S. 71–72.*

107. *Siehe Note 102, S. 70–74.*

108. *Ch'i-kung-liao-fa Shih-chien, S. 31.*

109. *Chung-i T'an Ch'i-kung-liao-fa, S. 96–98.*

110. *Chung-i T'an Ch'i-kung-liao-fa, S. 99–100.*

111. *Dīgha-Nikāya 22; Visuddhimagga II. 272; Vimuttimagga Fasc. VII. Kap. VIII. Sect. IV; der zitierte Text ist aus der chinesischen Ausgabe von Majjhima-Nikāya 118 entnommen und mit der zitierten Stelle des Vimuttimagga verglichen: Taisho Tripitaka Bd. 13, No. 1648.*

112. *Nyanaponika: Satipattāna, Christiani Vlg. Konstanz, 1950. S. 47.*

113. *Majjhima-Nikāya 43 und Vimuttimagga, Fasc. v. Kap. VIII. Sed. II: Taisho Tripitaka Bd. 13, No. 1648.*

114. *Hou-Han-shu, Fang-shu-chuan: Siehe in Ku-chin T'u-shu Chi-ch'êng I-pu Ch'üan-lu, Bd. 12. S. 97–99.*

115. *Ch'i-kung Yao-êrh-liao-fa Ch'üan-shu, S. 282*

116. *Cf. Chung-i-hsüeh Kai-lun, S. 2.*

117. *Ku-chin T'u-shu Chi-ch'êng I-pu Ch'üan-lu, Kap. 96, Bd. 4, S. 193.*

118. *Siehe Note 117, Kap 98, Bd. 4, S. 134.*

119. *Siehe Note 117, Kap. 102, Bd. 4, S. 236.*

120. *Siehe Note 117, Kap. 157, Bd. 5, S. 1426.*

121. *Siehe Note 117, Kap. 188, Bd. 5, S. 2039.*

122. *Siehe Note 117, Kap. 104, Bd. 4, S. 281.*

123. *Chung-i T'ui-na-hsüeh Chiang-i, S. 21–31.*

124. *Ching-tso-fa Chi-yao, S. 52–55.*

125. *Chung-i T'an Ch'i-kung-liao-fa, S. 92.*

126. *Nei-kung T'u-shuo, S. 47–59; Kommentar in Chung-i T'ui-na-hsüeh Chiang-i, S. 6–21 und in Ch'i-kung Yao-êrh-liao-fa Ch'üan-shu, S. 259–282.*

127. *Cf. Pa-tuan-chin, S. 1–2.*

128. *Dudgeon, John: Kung-fu or Medical Gymnastics (In Journal of the Peking Oriental Society, Bd. III. No. 4, Tientsin 1895); Maspero: Mélanges posthumes, Bd. 1–3. Paris 1950; und Les procédés de nourrir le principe vital dans la réligion taoiste ancienne (In Journal Asiatique, 1937, S. 182, 197, 380, 409–11).*

129. *Pa-tuan-chin, S. 1–4.*

130. *Nei-kung T'u-shuo, S. 11–22.*

131. *Vergleiche die Benennungen von Tao-tsang.*

132. *Ku-chin T'u-shu Chi-ch'êng I-pu Ch'üan-lu, Kap. 98, Bd. 4, S. 135.*

133. *Siehe Note 132, Kap. 129, Bd. 4, S. 859.*

134. *Siehe Note 132, Kap. 137, Bd. 4, S. 1025.*

135. *Siehe Note 132, Kap. 150, Bd. 4, S. 1274.*

136. *Siehe Note 132, Kap. 174, Bd. 5, S. 1739.*

137. *Siehe Note 132, Kap. 188, Bd. 5, S. 1240.*

138. *Siehe Note 132, Kap. 256, Bd. 6, S. 799.*

139. *Siehe Note 132, Kap. 267, Bd. 6, S. 1024.*

140. *Siehe Note 132, Kap. 277, Bd. 6, S. 1233.*

141. *Siehe Note 132, Kap. 357, Bd. 7, S. 3007.*

142. *Siehe Note 132, Kap. 96, Bd. 4, S. 95.*

143. *Siehe Note 132, Kap. 98, Bd. 4, S. 134.*

144. *Siehe Note 132, Kap. 102, Bd. 4, S. 236.*

145. *Siehe Note 132, Kap. 137, Bd. 4, S. 1024.*

146. *Siehe Note 132, Kap. 100, Bd. 4, S. 193.*

147. *Siehe Note 132, Kap. 104, Bd. 4, S. 282.*

148. *O-mei Shih-êrh-chuang Shih-mi, S. 70–77.*

149. *Siehe Note 148, S. 75–77.*

150. *Siehe Note 148, S. 78–83.*

BIBLIOGRAPHIE

Alphabetisch geordnet nach dem Namen des Verfassers

中国历代名医錄

1. *Chung-kuo Li-tai Ming-i-lu* (Namen und Werke berühmter Ärzte) von Dr. Chan Kui Lam. The Institute of Present-day Chinese Medicine, Hongkong, 1955.

太极拳常识问答

2. *T'ai-chi-ch'üan Ch'ang-shih Wên-ta* (Erklärung der allgemeinen Kenntnisse der Heilgymnastik) von Chang Wên-yüan. Jên-min-t'i-yü Vlg. Peking, 1962.

简易推拿疗法

3. *Chien-i T'ui-na-liao-fa* (Einfache Heilmassage) von Chao Chêng-shan Jên-min-wei-shêng Vlg. Peking, 1962.

4. Chen, Yearning K.: *T'ai-chi Ch'üan its effects and practical applications*, Millington, Schanghai, 1947.

诊断学名词

5. *Chên-tuan-hsüeh Ming-tz'û* (Diagnostisches Wörterbuch). Jên-min-wei-shêng Vlg. Peking, 1955.

气功科学常识

6. *Ch'i-kung K'e-hsüeh Ch'ang-shih* (Allgemeine Kenntnisse über Atemtherapie) von Dr. Ch'ên T'ao. K'e-hsüeh-chi-shu Vlg. Schanghai, 1958.

静坐法輯要

7. *Ching-tso-fa Chi-yao* (Zusammenfassung des Stillsitzens) von Chiang Wei-chiao. T'ai-wan-yin-ching-ch'u Vlg. Taipei, 1962.

中医接气功疗法

8. *Chung-i T'an Ch'i-kung-liao-fa* (Die chinesische Medizin berichtet über die Atemtherapie) von Dr. Chiang Wei-chiao und Dr. Liu Kui-chên. T'ai-p'ing Vlg. Hongkong, 1964.

气功疗法讲义

9. *Ch'i-kung-liao-fa Chiang-i* (Vorträge über die Atemtherapie). K'e-hsüeh-chi-shu Vlg., Schanghai, 1958.

气功药饵疗法全书

10. *Ch'i-kung Yao-êrh-liao-fa Chüan-shu* (Sammlung atemtherapeutischer
und pharmakologischer Methoden). Von Dr. Chou Ch'ien-ch'uan. T'ai-
p'ing Vlg. Hongkong, 1962.

峨嵋十二庄释密

11. *O-mei Shih-êrh-chuang Shih-mi* (Die O-mei-Übungen mit Erläuterungen).
Zusammengestellt von Dr. Chou Ch'ien-ch'uan. Shan-hsi-jên-min Vlg.
T'aiyüan, 1960.

中医常用名词简解

12. *Chung-i Ch'ang-yung Ming-tz'û Chien-shih* (Einfache Deutung der ge-
bräuchlichsten Begriffe der chinesischen Medizin). Chengtu, Jên-min Vlg.
1959; Neudruck: T'ai-p'ing Vlg. Hongkong, 1964.

中医学概论

13. *Chung-i-hsüeh Kai-lun* (Zusammenfassung der traditionellen chinesischen
Medizin). Jên-min-wei-shêng Vlg. Peking, 1959.

中医推拿学讲义

14. *Chung-i T'ui-na-hsüeh Chiang-i* (Vorträge über die chinesische Heilmassage). Jên-min-wei-shêng Vlg. Peking, 1962.

中英佛学辞典

15. *Chung-ying Fo-hsüeh Tz'û-tien* (A Dictionary of Chinese Buddhist
Terms). Buddhist Culture Service, Taipei, 1962.

中国医学大辞典

16. *Chung-kuo I-hsüeh Ta-tz'û-tien* (Handwörterbuch der traditionellen chinesischen Medizin) von Hsieh Kuan etc. 4 Bd. Commercial Press, Schanghai, 1954.

气功健身法

17. *Ch'i-kung-chien-shên-fa* (Methoden der Heilatmung und Körperertüchti-
gung) von Hu Yao-chên. T'ai-p'ing Vlg. Hongkong, 1963.

黄帝内经素问译解

18. *Huang-ti Nei-ching Su-wên I-shih* (Die »Innere Heilkunde des Gelben
Kaisers«. Urtext und Übersetzung ins Neuchinesische). K'e-hsüeh-chi-shu
Vlg. Schanghai, 1959.

古今图书集成

19. *Ku-chin T'u-shu Chi-ch'êng* (Sammlung alter und neuer Bilder und Bücher). Kaiserliche Enzyklopädie aus dem XVIII. Jahrhundert (1726). Neuausgabe, als photolithographische Reproduktion der »Palast-Ausgabe«. 800 Heft. Peking, 1934.

古今图书集成医部全录

20. *Ku-chin T'u-shu Chi-ch'êng I-pu Ch'üan-lu* (Sammlung heilkundlicher Werke in der Kaiserlichen Enzyklopädie aus dem XVIII. Jahrhundert). 12 Bände. Jên-min-wei-shêng Vlg. Peking, 1962—63.

简化太极拳

21. *Chien-hua T'ai-chi-ch'üan* (Vereinfachte Bewegungstherapie) von Ku Liu-hsing. Chiao-yü Vlg. Schanghai, 1962.

古书真伪反其年代

22. *Ku-shu Chên-wei Chi Ch'i Nien-tai* (Authentizität und zeitliche Feststellung klassischer Bücher) von Liang Ch'i-ch'ao. Chung-hua Vlg. Peking, 1962.

气功疗法实践

23. *Ch'i-kung-liao-fa Shih-chien* (Praxis der chinesischen Atemtherapie) von Dr. Liu Kui-chên. Hopei-jên-min Vlg. Paoting, 1957.

24. *Science and Civilisation in China* von Joseph Needham. University Press, Cambridge. I. Bd: 1954; II. Bd: 1956.

中拉医学词汇

25. *Chung-la I-hsüeh Tz'û-hui* (Medizinisches Wörterbuch chinesisch-lateinisch) von Stephan Pálos., Manuskript. Budapest, 1962.

26. *Buddhist Meditation in Theory and Practice* von Dr. Paravahera Vajirañāṇa Mahathera. Gunasena Vlg. Colombo, 1962.

实用佛学辞典

27. *Shih-yung Fo-hsüeh Tz'û-tien* (Praktisches buddhistisches Wörterbuch). Fo-ching-liu-t'ung-ch'u Vlg. Hongkong, 1934.

八段锦

28. *Pa-tuan-chin* (Die achtfache und elegante Übungsreihe) von T'ang Hao etc. T'ai-p'ing Vlg. Hongkong, 1963.

道藏

29. *Tao-tsang* (Sammlung alter taoistischer Werke). 1464 Werke. I-wên-yin-shu-kuan Vlg. Taipei, 1962.

解脫道論

30. *Chieh-t'o-tao-lun* (Freiheitspfad). In Taisho Tripitaka, No. 1648; aus dem Pāli übertragen von Ehara, Soma Thera und Kheminda Thera unter dem Namen: The Path of Freedom (Vimuttimagga). Weerasuria Vlg. Colombo, 1961.

外伤中医按摩疗法

31. *Wai-shang Chung-i An-mo-liao-fa* (Chinesische chirurgische Heilmassage). Von Dr. Ts'ao Hsi-chên. Jên-min-t'i-yü Vlg. Peking, 1962.

内功圆说

32. *Nei-kung T'u-shuo* (Innere Übungen mit Abbildungen) von Wang Tsu-yüan. Reproduktionsausgabe des Ch'ing-Zeitalterlichen Werkes. Peking, 1956; Nachdruck: T'ai-p'ing Vlg. Hongkong, 1962.

33. W. G. Wogralik - E. S. Wiasmensky: *Otscherki kitaiskoi medicinü* (Grundlagen der chinesischen Medizin). Medgiz Vlg. Moskau, 1961.

呼吸習静養生法

34. *Hu-hsi Hsi-ching Yang-shêng-fa* (Methoden der Heilatmung und der Erhaltung der natürlichen Anlagen), von Yin Shih-tzû. T'ai-p'ing Vlg. Hongkong, 1963.

古代疾病名候疏義

35. *Ku-tai Chi-ping Ming-hou Shu-i* (Alte Krankheitsbenennungen mit Erläuterungen) von Yü Yün-hsiu. Jên-min-wei-sheng Vlg. Peking, 1955.

實驗氣功療法

36. *Shih-yen Ch'i-kung-liao-fa* (Experimentelle Atemtherapie) von Dr. Liu Kui-chên. T'ai-p'ing Vlg. Hongkong, 1965. Das Werk ist identisch mit dem Werk No. 23.

Über den Verfasser:

Stephan Pálos wurde 1922 in Ungarn geboren. Er studierte zunächst Philosophie und Theologie (1946), später noch Heilpädagogik (1950), Sinologie und Tibetologie (1960) in Budapest. Da er sich vor allem mit der Erforschung des chinesischen und tibetischen Kulturgutes befaßte, wandte er sich als Heilpädagoge dem Studium der fernöstlichen Medizin zu. Vom *Alexander Csoma de Körös* Internationalen Forschungsinstitut für Buddhologie in Budapest hatte er 1963 für seine Forschungen das Ehrendoktorat der Buddhistischen Philosophie erhalten. Außer seiner heilpädagogischen Arbeit war er als Sinologe und Professor für die chinesische Medizin an diesem Hochschulinstitut tätig.

1964 kam er nach Deutschland. Seit 1968 lebte er als buddhistischer Mönch in tibetischen, chinesischen und thailändischen Klöstern. Anfangs 1973 kehrte er wieder nach Deutschland zurück.

Stephan Pálos ist in Ungarn durch eine Reihe von Übersetzungen chinesischer Werke und seine chinesisch-medizinischen Forschungen bekannt geworden. 1962 stellte er ein chinesisch-lateinisches, medizinisches Wörterbuch zusammen. Im Delp-Verlag in München erschien 1966 sein bekanntes Werk *Chinesische Heilkunst*, die deutsche Übertragung seines ungarischen Werkes. Sein Hauptforschungsgebiet ist die chinesische und tibetische Medizin und deren Zusammenhänge mit der fernöstlichen Geistesgeschichte und Kultur.

Die Werke des Autors:

Chinesische Heilkunst, München 1966.
The Chinese Art of Healing, New York 1971 und 1972.
Die Muskel-Meridiane, Heidelberg 1967.
Lebensrad und Bettlerschale, München 1968.
Las Ensenanzas de Buda, Barcelona 1972.

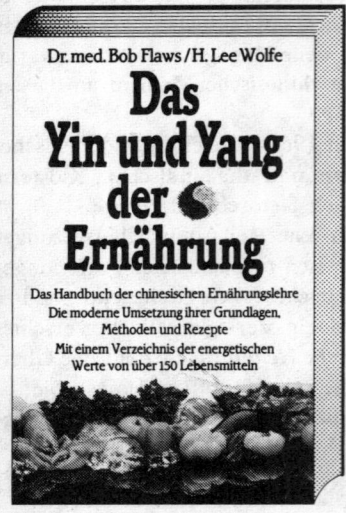
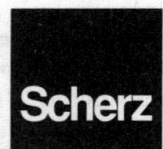

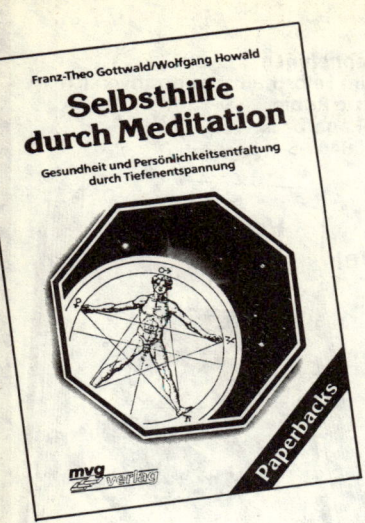
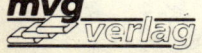

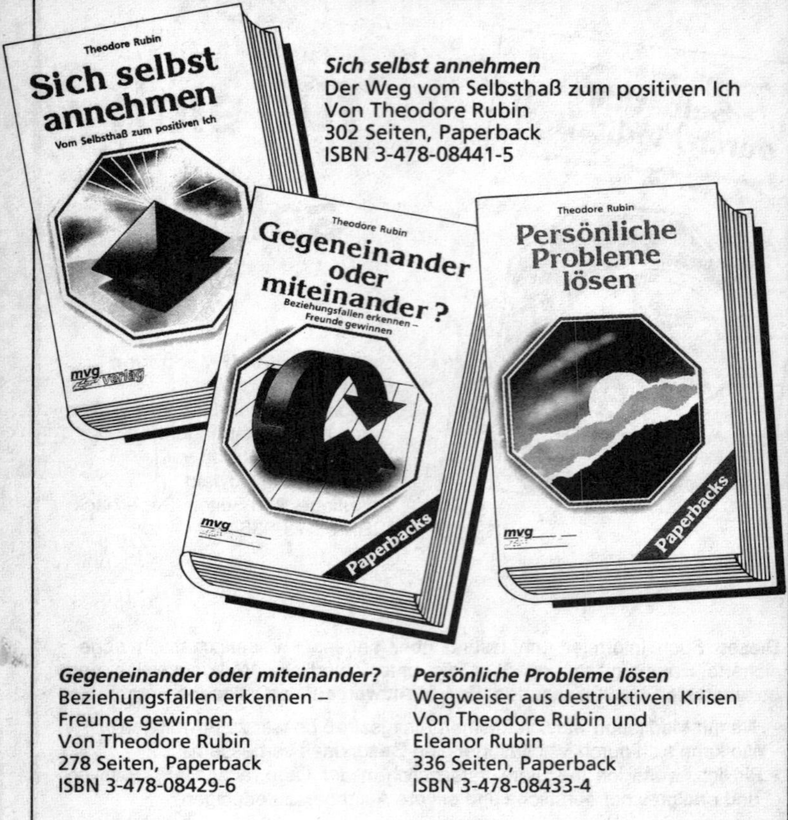

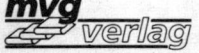